老いて賢くなる脳

The Wisdom Paradox

Elkhonon Goldberg　Translated by Rumi Fujii

エルコノン・ゴールドバーグ 著
藤井留美 訳

NHK出版

老いて賢くなる脳

装丁　森デザイン室

頑固で強靭なベビーブーマーへ

老いて賢くなる脳　目次

＊本文中の（　）内は原注、〔　〕内は訳注を表す。
本文中の書名については、基本的に、邦訳のあるものは邦題を、ないものは逐語訳に原題を併載した。

知恵は不思議に思うことから始まる。

——ソクラテス

はじめに

ベビーブーム世代の神経科学者がつれづれに思うこと

トルストイは『アンナ・カレーニナ』の冒頭で、「不幸な家庭はそれぞれ不幸のありかたが異なる」と書いたが、いわゆる中年の危機というやつも、訪れかたは人それぞれだ。私の場合、「それ」が迫ってきたことに気づいたきっかけは、五五歳をすぎて、カタルシス的な体験をしたくなったことだった。私は時間が対称だという奇妙な感覚に襲われた。未来と過去が同じ重みを持ちはじめ、過去をもっと深く掘りさげたいと強く思うようになったのだ。自分の人生をじっくり振りかえり、ばらばらに存在しているできごとをつなぎあわせたい——そんな衝動に駆られた私は、二六年ぶりに生まれた国を再訪し、長らく会っていなかった旧友を探した。回想録風の本を書いたのも、自分の過去と現在、そして未来の予想をひとつながりで展望したかったからだ。

さらに私は、時とともに古ぼけてきた自分の身体を総点検しようと思いたった。それは、切実かつ現実的な理由があったわけではなく、もっと根源的な必要に突きうごかされてのことだ。わが身をろくに気づかわない私は、長いあいだ運動というものをまったくやってこなかった。それでも医学的な基準からすると文句なしの健康体であり、肉体年齢は実際より若かった。そのことはうれしかったが、当然という気もした。心身は快調だし、生命力が枯れた感じは少しもなかったからだ。

不安もあったが、私はさらに脳のＭＲＩ検査も受けてみることにした。ＭＲＩとは「磁気共鳴映像法」のことで、頭蓋骨のなかがどんな様子か映像で見ることができる。もっとも、自分では精神活動が衰えたという実感があるわけではない。それどころか、知的能力は研ぎすまされていると思う。出版した著書は売れゆきも良かったし、世界各地を訪れては、手ごわい聴衆を前に、メモなしで専門的な内容の講演を行なっている。これまで私は、いつも複数の活動を並行させながら、しかもそつなくこなしてきた。私の精神活動は豊かでエンジン全開である。私が開いている神経心理学の診療所は繁盛しているし、私自身のキャリアも順調だ。精神的なスタミナも集中力も自分のほうが上だと言って、年下の助手や学生をからかうこともある。

だが私には、遺伝的に気がかりな面もある。ただし認知症になった親族は、父方、母方のどちらにもいない。母は脳卒中で死んだが、九五歳という人もうらやむ長寿をまっとうした。母の弟である叔父は、頭はしっかりしていたものの、多発性脳梗塞をわずらっていた。なぜそれがわかったかというと、私が叔父のＭＲＩ画像を見て診断を下したからだ。

さらに問題なのは、きわめて不健康なライフスタイルを長年続けてきたことだ。私はロシア（正確には旧ソ連）で生まれそだち、二七歳のときアメリカにやってきた。といっても否定したのは政治体制だけで、かの国の人びととの破滅的な生きかたはしっかり踏襲した。タバコは一〇代から吸いはじめ、ずっとチェーンスモーカーだったが、四〇代になってから意を決して縁を切った。

酒のほうも、大西洋のこちら側にいるユダヤ系アメリカ人とは比較にならないほどたくさん飲む。要するに私は、ニコチンやアルコールといった神経を冒す物質を大量に摂取してきたことになる。

認知神経科学者である私は、研究室で脳を冷静に、そして客観的に観察する。また臨床の神経心理学者として、脳の異常や損傷を示すどんな小さな手がかりも見逃さないように教育を受けている。だからMRI検査を受ければ、自分の脳の状態がいやでもわかってしまうことになる。そう思うと恐ろしかった。

こうした葛藤を抱えるのは、私だけではない。私の友人には、世界的に評価されている神経科学者、神経科医、精神科医がいるが、彼らも自分のこととなると、首から下しか気にせず、頭のなかまで探ろうとはしないのである。彼らは神経症的な笑いをもらしながら、「どうせわかるはずがない」と決めてかかるのだが、その心情はよくわかる。

しかし私にとって、どっちつかずの状態は不安のもとであり、結果はどうあれ白黒をはっきりさせることが、次の一歩を踏みだすきっかけになる。私の性格は、敵味方に関係なく周囲の人間からいろんな動物にたとえられるが、あいにく現実を直視できない臆病なダチョウと言われたことは一度もない。それどころか自分では、そこそこ勇気があって、困難に直面しても頭から突っこんでいくことに誇りを抱いてきた。だから、巨大な磁気コイルでできたMRI装置にも、あえて頭を突っこんでみることにしたのだ。検査は神経外科医の友人ジム・ヒューズに頼むことにした。話を持ちかけられたジムは最初笑いとばし、それから私を思いとどまらせようと説得をはじめた。

「もし良性腫瘍が見つかったらどうする？　そのことばかり気になって、人生がめちゃくちゃになるぞ！」ジムは、アメリカ神経外科学の父とも言われているハーヴェイ・クッシングの例を持ちだした。クッシングも良性の脳腫瘍があったのだ。

ジムの言葉に、私はこう返した。どんな病気が見つかっても、それを受けとめるだけの強さが自分にはある。知らないままでいるより、知っておいたほうがいい――われながらおめでたい答えだ。

「きみの脳に悪いものが見つかったら、ぼくのほうが気に病んで、人生がめちゃくちゃになってしまう」ジムは不機嫌そうに言った。

私たちはしばらく議論して、私の困った好奇心を満たすために、ジムの人生が破滅することになっても、それはそれでしかたないという結論に達した。ジムはしぶしぶ同意した。

私は臨床神経心理学者として、また認知神経科学者として三五年のキャリアがある。脳が受けるさまざまな損傷が、精神におよぼす影響を研究するうえで、脳のCTスキャンやMRI画像を数えきれないほど見てきた。ほんの小さな損傷が、精神や心を破壊しかねないことも、よくわかっている。そんな私だが、自分の脳の画像を見るのは生まれてはじめてだ。それでもジムに言った言葉に偽りはなかった。たとえ悪い結果でも、受けいれることはできるだろう。どんな状況だろうと、知らないよりは知っていたほうがよい。こうして四月の晴れた日、私はマンハッタンのコロンバス・サークルにあるMRI検査機関を訪れた。

検査から数日たって、所見と画像フィルムが送られてきた（フィルムは患者に渡さないのがふつうだが、私は専門家ということで特別にもらうことができた)。私の脳は、はっきり悪いところがあるわけではなかったが、かといって素直に喜ぶことはできなかった。所見によると、脳溝という脳の表面に刻まれたしわや、髄液が入っている脳室の大きさは「正常」ということになっている。だが私の目には、たしかに脳溝はふつうだが、脳室のほうは、私の年齢で考えられるより大きく見える。つまり脳が萎縮しているということだ。

さらに所見では、左半球の白質(脳のあちこちを接続する長い神経線維の集まりで、ミエリンと呼ばれる物質がたくさんあるので白く見える)に小さな濃い影が二つあることが記されていた。その影は私の目でも確認できるが、何を意味するのかはっきりしない。おそらく、酸素が不足してそこだけ壊死したのだろう。ミエリンが失われた可能性もないではないが、私の場合は考えにくい。要するに、脳にごく軽い損傷があったということだ。

だが悪いことばかりでもない。内頸動脈および脳底動脈には「フローボイド」と呼ばれる黒い影があったが、これは血流が速いことを意味しており、拡散画像でも異常はなかった。つまり大きな血管はふさがったり、詰まったりしていないということだ。私の血管は頑丈にできているらしい。実は数か月前の健康診断で、頸動脈のドップラー超音波検査を受けていたが、その結果とも一致していた。血圧も高めだが、正常な範囲におさまっている。以上のことを考えあわせると、生命にかかわるような脳卒中や動脈瘤破裂にとつぜん襲われる危険は低い。記憶に重要な役割を果たしている海馬も、ふつうの大きさだ——これは朗報だった。なぜなら海馬の萎縮は、アルツハイマー病の一般的な予兆だからだ。

それでも不安を完全に消しさりたかった私は、ニューヨークきっての神経科医であるジョン・カロンナ博士のもとを訪ねた。博士が勤務するニューヨーク・プレスビテリアン病院は、その昔、ソ連から移住したばかりの私が職を得たところでもある。にこやかで親しみやすい博士は、私をていねいに診察し、スキャン画像をじっくり眺めた。さらにコーネル大学ワイル・メディカルスクールで神経放射線学の責任者を務める同僚とも、画像を見て検討してくれた。二人が出した結論は、「一個の小さな影」も含めて、私の年齢にしてはまったく問題なしということだった。

「まあ要するに、使いこんだ脳ということだね」カロンナ博士は、楽しいユーモア精神の持ち主だ。

だが、何百例というスキャン画像を見てきた私は、どうしても疑念がぬぐえない。自分の脳室は年齢のわりに大きいような気がするし、血液不足による壊死にしても、年をとるとかならず起こるというものでもない。不安を解消したかった私は、MRIのスキャン画像をサンフォード・アンティン博士に見せた。アンティンは長年の友人であり、豊かな経験を持つ神経放射線学者だ。彼と共同で行なったいくつかの研究プロジェクトは、私のキャリアを形成するうえで重要な役割を果たした。

アンティンはMRI画像のフィルムを見るなり、小さな影のうちひとつは偽像と呼ばれるものだと断定した。そして、なぜそうした影ができるのか、ていねいに説明してくれた。さらに残りの影も、「心配にはおよばない」と判断した。アンティンは、私の脳溝も、そして脳溝のあいだの盛りあがった脳回という部分も、「年齢に関係なく正常」だと言い、「美しい脳だ」とほめてくれた。

これでやっと、私は不安から解放された。いま振りかえると、自分の脳をスキャンしてもらった経験は、神経学的に、そして精神的にとても興味ぶかいものだった。神経学および神経心理学的に考えるならば、ある程度の年齢になった人は、健康診断のひとつとして脳スキャンを受けたほうがいい。毎年でなくても、三年から五年おきぐらいでいいだろう。年齢が上がるとともに、身体のあちこちにがたが来るのは事実だし、内視鏡などを使った予防検診が、大腸がん、乳がん、前立腺がんの早期発見に有効であることは、広く認められている。ところが脳は、こうした検診の対象からずっとはずされていた。まるで脳は身体の一部でないみたいだ。高齢者の認知症が、ほかの病気をしのぐほど増えてきている昨今、この状況を放置して良いはずがない。

精神と脳と肉体

脳の検診がなおざりにされている現状は問題があるし、不幸なことだ。そんな状況が生まれた背景には、世間の思いこみと医療関係者の思いこみがある。ほとんどの人はつい最近まで、精神は身体と同じように生物学的に扱ったり、検査できるものではないと考えていた。もちろんこれは誤りであり、デカルト的二元論のしつこい名残りである。それでも最近では、精神を理解することは脳、ひいては肉体を理解することだという発想に人びともなじみはじめている。このことは、本書の大きなテーマのひとつでもある。

いっぽう専門家のあいだでは、もうひとつ暗黙の了解があった。痴呆に至る脳の病気は「治す手だてがない」ため、早期診断で病気が見つかったとしても、患者をいたずらに苦しめるだけだし、社会にも無用のコストがかかるというものだ。たしかに、つい一〇年前までは、この認識は正しかった。だが最近では薬理学その他の分野で研究が進み、脳の破壊を食いとめる方法が次々と登場している。つまり、もうお手上げ状態ではないのである。

もっとも、いくら合理的な主張をしたところで、私が検査を受けまくったことは、しょせん老化に対する神経質な反応にすぎない。私と同年代の人であれば、どんなに学識豊かな人でも(いや、学識があればこそ)、老いというものに神経をとがらせるのがふつうだろう。ただし、その反応は一様ではない。私は自分が神経科学者だったから、脳のＭＲＩ検査にすぐ飛びついた。しかし私の研究仲間のなかには、検査を拒絶、もっと正確に言うならば真実を知ることを拒絶する人もいる。

現代社会のなかで、老化していく脳と精神はいったいどんな運命をたどるのか。老いを実感しはじめた私がとった行動は、そのことを真剣に考えるきっかけとなった。自然界において、そして人生においてもそうだが、健康な脳と傷ついた脳ははっきり二分できるものではない。両者のあいだには、濃淡さまざまなグレーゾーンが存在する。

ベビーブームという言葉はいかにもアメリカらしい響きだが、この現象は世界的なものだった。第二次世界大戦後の一〇年間に、アメリカはもちろん、ヨーロッパやロシアでも出生率が急上昇したのだ。そして今日、アルツハイマー病の増加が明らかになっている国々では、私と同年代の人たちが不安におびえている。その多くが、私がＭＲＩ検査で見つけたのと同じような変化を、大なり小なり脳に抱えているはずだ。彼らの不安は、どこまでが正当であり、どこからが取りこし苦労なのか。その線引きはともかく、成熟した年代に差しかかった者ならば、自分の精神機能に何らかの不安を抱くのも当然だろう。しかも私には、脳がいかに働くか、そしてどんな風に働きが悪くなるかという専門的な知識がある。私が同年代のほかの人とちがうのはそこだ。私は脳を専門とする科学者であり、また医者として精神の老化現象や痴呆と毎日付きあい、脳の損傷がおよぼすさまざまな影響を診断・治療してきた。そんな私が、老いていく自分の精神への不安を考察することは、きっとほかの人にも有益にちがいない。壮年の神経科学者がつれづれに思うことが、あらゆる立場のご同輩にとって有用な情報になることを祈る。

若いころは、とにかく前に行くことで頭がいっぱいで、未知の世界を探りたくてしかたなかった。大胆なことも平気でやってのけた。しかし年齢を重ねるにつれて、私たちは安定を求めるようになる。「安定」が「停滞」を招くことは避けられないのか。加齢にともなう精神の変化は、失うことばかりで得るものはゼロなのか？　しかし自分自身の精神のありかたを振りかえってみると、たしかに年をとると不安は募るし、疫学的にも不利な条件は増えてくるが、悪いことばかりではないと断言できる。私は三〇年前の自分とくらべて、判断力にかげりが出たとはとても思えない。頭の働きも鈍くなっておらず、むしろ快調なほどだ。さらに、老いの影響を心理的に(そしてできれば実質的にも)遠ざけるために、あえて前向きになるよう自分を駆りたてている。私のなかでは、停滞をはねのける戦いが日々繰りひろげられているのだ。安住しきった生活は、現役をしりぞいた晩年を迎えたときに訪れるものだが、私はまだそこに属するつもりはない。

このように自分の内面を探ってみて強く思うのは、たとえ年齢とともに精神が変化したとしても、それは数量で表わせるものではないということだ。私の精神は、数十年前とくらべて強くも弱くもなっていない。ただし、様子はかなり異なっている。昔なら、あれこれ頭を悩ませて答えを見つけていた課題も、いまは直観的なパターン認識に近い作業で解決できる。だが、骨の折れる退屈な計算はどちらかというと苦手だし、それに頼らなければならない状況もあまりない。ところが二〇代はじめの私は、高度な数学の講義に出てもノートひとつとらず、それでも数か月後の試験にパスできるのが自慢だった(生意気なやつだ)。五七歳になったいまは、そんな大変なことはやってみようとさえ思わない!

いっぽう、若いころより容易になったこともたくさんある。昔なら思いもしなかったような、おもしろい発想が出てくるようになった。やっかいそうに見える問題に直面したときも、骨の折れる退屈な計算をしないですむ方法が、まるで魔法のように思いうかぶ。どこからともなくといった風に、するりと解決策が現われるのだ。年齢が上がるにつれて、頭をふりしぼるような知的作業はできなくなったが、洞察力は格段に伸びた。これでいいのかと思うくらい、楽々とものごとが見通せるのである。

もうひとつ興味ぶかいことがある。やっかいな問題を抱えて考えをめぐらせていると、一見まったく関係なさそうなことが頭に浮かぶのだ。しかしよくよく考えてみると、それは目の前の難題を実にうまく解決してくれる妙案だったりする。ばらばらに存在していたものに、つながりが見えてくるのである。これもまた、とくに努力は必要ない。自分の頭脳を叱咤して働かせるというより、木から落ちてくる果実を受けとめるだけといった感じだ。専門分野や知的活動の領域を超えようと長年がんばってきた私にとって、この「手品のようにアイデアがひょいと思いうかぶ」現象はとても有意義であり、しかも大きな満足感を与えてくれるものだ——隠してあったクッキーの箱を見つけて、好きなだけ食べられる子どものようである。

さらにもうひとつ、もっと奥が深くて、すばらしい変化がある。それは、自分の人生をコントロールできているという、かつて味わったことのない感覚だ。軽躁病かと思われるかもしれないが、人生は祝祭だという感じが徐々に強くなっている。昔の私は、人生はむしろ苦しみと闘いの連続だという思いが強かった。この祝祭がいつか終わりを迎えることはわかっている。いや、わかっているからこそ、祝祭をできるだけ長続きさせたいという欲求が、年齢とともにますますふくらんでくる。加齢が落とすさまざまな影に驚きながらも、祝祭を長びかせたいと願うのは、老いていく人間が抱えるパラドックスである。人生は、衰えていくばかりの一方通行の道ではない。ときに起こる逆流も、よく観察して理解し、楽しまなければならない。

解決案がどこからともなく思いうかぶという、空中浮揚も顔負けの不思議な現象はいったい何なのか？　ひょっとするとこれが、老いた者が持つことが望ましいとされる「賢人の知恵」というものなのか。私は最初のうち、「賢人の知恵」説にのめりこむことを恐れていた。そういう謎めいた世界に足を踏みいれると、知性が曇るような気がしたのだ。だから、「知恵」という詩的であいまいな言葉にはなるべく近づかず、人生の大部分において私が使ってきた厳密な科学用語で、あえて「パターン認識」と呼んでいた。

とっぴな主張をしないようわが身をいさめつつも、私は「知恵」というものに強く惹かれるようになった。そして老いのパラドックスは、しだいに私のなかで「知恵のパラドックス」と名前を変えていった。私たちの精神は、脳という器官の働きである。脳は年齢とともに変化していくが、その途中の段階では、まるで四季のようにそれぞれの喜びや特長がある。子どものころ、好奇心や探究心を通じてまかれた知性の種は、大きくなってからのさまざまな実体験によって栄養を与えられ、はぐくまれていく。そして人生の秋を迎えるころ、知恵という収穫を手にするのだ。いま私は、大きく息を吸って新しい仕事にとりかかろうとしている。それは精神という四季の移りかわりについて本を書くことだ。だが知恵とひとことで言っても、そこには認知論的、倫理的、存在論的な側面があって、とてもひとりの人間が書く一冊の本でおさまるものではない。そこで私は、あえて認知的な側面にしぼることにした——たしかに範囲はせばまるが、それでも探索する価値は充分にある。

この本の概要

先ほど書いたように、「知恵」というテーマにはいろいろな側面があるので、この本も、たがいに関係する幅広い内容をとりあげている。歴史や文化に光を当てたり、心理学を中心に話を進めることもあれば、脳の接続や機能といった、いささか専門的な話も登場する。またこの本の最後では、脳の老化をいかにして食いとめるかというテーマにもとりくんでいる。これらの話題は、ぱっと見ると無関係のようだが、その底流には一貫して次のような問いがある——なぜ脳は老いても、驚くべき知的作業をやってのけるのか？　どうすればその能力を高めることができるのか？　この本には、私が担当した患者が数多く登場する。プライバシーを考慮して名前は変えてあるものの、彼らの逸話はまぎれもない事実であり、脚色はいっさい加えていない。また専門的な用語がはじめて出てきたときは、できるだけわかりやすく説明している。

まず第一章「あなたの脳の一日」では、脳の世界を気ままに探索してみよう。私たちの脳は、日常のありふれた活動を仕切っているわけだが、その仕組みは、勝手気ままとは正反対の精密さだ。第二章「脳の四季」では、脳の発達と成熟、そして老化をとりあげる。第二章では、この本の最大のテーマが登場する。それは、脳が年齢とともに老いていくにもかかわらず、きわだって優れた精神活動をやってのけるのはなぜかということだ。第三章「脳は老いてこそますます盛んになる」では、高齢にもかかわらず、社会に多大な貢献を果たした歴史上の人物に注目する。そのなかには、痴呆がはじまっている人もいた。驚くべき実例を目の当たりにすれば、老化の影響をはねのける脳の底力は、私たちが思っている以上に強いことがわかる。

そして第四章「知恵は国境を越える」では、老人に求められる知的特徴——知恵、判断力、分別——を探る。第五章「パターン・パワー」では、本書の柱となる概念のひとつ、パターン認識を紹介しよう。パターン認識にはいろいろな種類があり、それぞれ人間の精神の働きにおいて異なる役割を果たしている。言語も、パターン認識の手段のひとつだ。

続く第六章「メモリーレーンの冒険」は、脳のなかでいかにしてパターンが形成されるか、そしてパターンと記憶はどんな関係があるかをとりあげる。すべてのパターンは記憶だが、記憶がすべてパターンというわけではない。パターンとそれ以外の記憶は何がちがうのか、パターンは脳の衰えの影響を受けにくいのはなぜかという話は、第七章「いつまでも消えない記憶」で扱う。

第八章「知恵を生みだすからくり」は、パターン認識の精巧な仕組みが、日常生活を送るうえでどれだけ助けになっているか、またそうした仕組みを可能にするものは何かという話である。「叙述的知識」(これは何か?)と、「規範的知識」(自分は何をするべきか?)のちがいについても述べる。

規範的知識は、私たちが行なうあらゆる活動の成否を決める大切なものだ。この知識をどれだけ蓄積できるかは、脳の前頭葉と呼ばれる部分にかかっているが、前頭葉ほど老化の影響を受けやすいところはない。認知作業における前頭葉の役割については、第九章「意思決定の最前線」で説明する。

脳のつくりと、そこに秘められた謎に見られる特徴のひとつに、二重性ということがある。なぜ脳は右と左にわかれているのだろう? この疑問には、数えきれないほどの仮説や推測が立てられてきたが、いまだに納得する説明は得られていない。そこでこの本では、脳の二重性に関する斬新な説を紹介する。それは、右半球は「目新しさ」の脳であり、左半球は発達したパターンの倉庫であるというものだ。年齢を重ねてパターンがたくさんたまってくると、左右の力関係が逆転して、右脳の影が薄くなり、左脳の役割が大きくなる。つまり年をとると、左脳に頼ることが多くなり、左脳をたくさん使うようになる。脳の二重性を、人間の一生という範囲でとらえなおすこの発想については、第十章「未知のこと、旧知のこと――脳の右と左」と第十一章「脳の重心移動」でくわしく述べる。

右脳と左脳の役割分担は認知だけにとどまらない。ポジティブな感情は左脳、ネガティブな感情は右脳と強く結びついている。このことは、認知スタイルや老化とも関係があるのだろうか？　それを考察するのが、第十二章「プロザック号のマゼラン」だ。

年齢による変化も、脳の右と左で異なる。右脳は縮んで小さくなるのに対し、左脳はむしろ弾力が強くなる。第十三章「夏の盛り」では、そのことをとりあげる。さらに第十四章「脳は使えば使うほど元気になる」で、左右の不思議なちがいが生まれる理由を探る。脳の可塑性は生涯続く。私たちが死ぬまで、脳では新しいニューロン（神経細胞）がつくられているのだ。新しいニューロンが脳のどこにどれくらいできるかは、精神活動によって変わってくる。脳を使えば使うほど、新しいニューロンが成長するし、そのニューロンはいちばんよく使われる場所に定着する。年をとって左脳を使う割合が増えてくると、それだけ左脳は衰えずにすむことになる。

以上のような考察から、ほんの数年前なら夢物語にすぎなかった結論が導きだされる。訓練を続けることで、脳の寿命はのばすことができるのだ。具体的な訓練方法は、第十五章「パターンを増やす脳ドリル」で紹介しよう。

締めくくりとなる章は「知恵というごほうび」と名づけた。年をとるのは悪いことではない。むしろ心待ちにして楽しめるものかもしれない。老人ならではの知恵が正しく評価されるのであれば、老いは支払うのに少しも惜しくない代償だ。

さあ、それでは知恵のパラドックスをいっしょに探究していこう。

第一章　あなたの脳の一日

それはあくまで脳のこと

知恵というもの、さらには分別とか判断力とかいったことを、生物学の領域だと思っている人はほとんどいない。精神が脳の産物であることは、なんとなくではあるがみんな理解している。それでも精神と脳が密接につながっていることまでは、なかなか認識がおよばない。抽象的な話としてはうなずけるものの、日常のレベルでそれを実感することはあまりないだろう。それは「精神と肉体の二元性」なる概念が、しつこく根を張っている証拠でもある。脳と精神はまったく別物であり、精神は肉体から独立した存在だという二元論は、哲学者ルネ・デカルトの名前と結びつけられることが多い。この問題を扱った著作も星の数ほどあって、アントニオ・ダマシオ『生存する脳――心と脳と身体の神秘』（原題は「デカルトの誤り」）やスティーヴン・ピンカー『人間の本性を考える――心は「空白の石版」か』などがよく知られている。私たちは何世紀ものあいだ、精神は脳の産物であるという事実を理解できないでいた。脳のなかでものを考えるホムンクルスというこびとや、アーサー・ケストラーが著作のタイトルにした「機械の中の幽霊」は、そんな二元論に由来している。私も前作『エグゼクティブ・ブレイン *The Executive Brain*』のなかでこう書いた。「現代社会では、もはやデカルトの二元論を信じている人はいない……にもかかわらず、旧態依然とした誤認の名残りはあちこちに見られる」そのせいで私たちは、とりわけ高い次元での精神活動になると、脳と精神の一体性をなかなか受けいれることができないでいる。

精神は脳がつくりだすものという認識は、いまだ表面的にしか受けいれられていない。そんな現実を突きつけられて驚き、愕然とすることも一度や二度ではない。たとえば数年前、私は研究仲間と「マインド・ブレイン研究所」と名づけた教育目的のワークショップを開設した。脳科学の基本について一般の人びとに知ってもらい、脳の働きがおかしくなると精神にどんな影響が現われるか、また脳の障害にはどんな最新の治療法があるかということを伝えるのが目的である。ところが意外なことに、無理解としか言いようがない反応が返ってくることも多かった。「精神と脳にいったい何の関係があるんだ?」私はこうした問いを何度となく聞かされたのである。記憶について講演をしたとき、脳のことに触れると、聴衆のひとりから失望した調子で、「脳は記憶とどんな関係があるんですか?」と質問されたほどだ。

さらに信じられないことに、高度な知識を持つ洗練された聴衆のあいだにも、同じような無理解が見られた。すぐれた業績の秘密を探るシンポジウムに招かれたときのことだ。参加者は世界的に名の知られた科学者、企業経営者、オリンピックの金メダリスト、著名な芸術家、政治家など、どこに出しても恥ずかしくない「チャンピオン」たちが顔をそろえた。彼らはひとりずつ演壇に立ち、偉大な業績をなしとげた秘密を語っていく。その話を聞くうちに、成功の鍵となる二つの要素が浮かびあがってきた。二つの要素のうちひとつは、ある分野に秀でた才能であり、もうひとつは性格的な特徴だった。はるかかなたの目標にねらいを定め、そこに向かって突きすめる人が勝利をつかむのだ。特別な才能がないと、大きな成功をおさめることはできないが、才能は生まれついてのもので、ひと握りの人間に与えられた生物学的な贈り物だというのが参加者の感想だった。刻苦精励したところで、誰もがモーツァルトやシェイクスピア、アインシュタインになれるわけではないのだ。しかしもうひとつの要素である野心と行動力に関しては、誰もが「その人しだい」だと口をそろえた。

そして私が話す番がまわってきた。私は、「高邁な理想にねらいを定める能力」と「それに向かって進む行動力」もまた、生物学的に定められた特徴であり、そうした能力が人それぞれなのは、脳が人それぞれ異なるからだと釘を刺した。性格は頭蓋骨の外で決まるのではない。あくまで脳の産物だ。

私が話しおえると、会場は水を打ったように静まりかえった。やがていらだつような空気が漂いはじめ、とうとうパネリストのひとりが口を開いた。彼は世界を舞台に活躍する外交官だ。「ゴールドバーグ教授、あなたのお話はたいへん興味ぶかいが、この会議は脳ではなく精神がテーマなんです」

知性と教養を誇る人びとの集まりで、これほど無知な意見が飛びだすとは。私は開いた口がふさがらなかった。私は勢いこんで、精神と脳の関係をこれでもかと説明しようと思ったが、その場の雰囲気を壊しそうなのでやめておいた。

私が言いたいことは、実に単純だ。私たちの身体は、筋肉がないとほんのかすかな動きもできない。それと同じで、とらえどころのない精神活動もまた、かならず脳のどこかが動員されている。だから、どんなに単純な精神活動も、脳が正しく機能しなければお手あげだ。私たちはこれから、年齢とともに人間の精神が迎えるさまざまな季節を探るわけだが、「これはあくまで脳の話だ」ということを肝に銘じる必要がある。

脳の老化は気がめいることばかりで、自慢できる要素はまったくないのか？　私はそうは思わない。老いを迎えた精神には、歳月を重ねなければ得られないすばらしい特長があるはずだ。私はこの説を広めるために、老化しつつある自分自身の脳に残された精神力を、あますところなく活用するつもりだ。私がこの本でいちばん伝えたいメッセージは、そういうことである。

精神や脳の老化は、失うことばかりだという考えはそろそろやめにしよう。老いた精神には、失われるものと同じくらい、得るものがある。たしかに記憶はおぼつかなくなるし、集中力も続かなくなる。しかしそのかわり、賢い知恵が身についているし、少なくとも判断力と分別は若いころより優れている。これだってバカにしたものではない。年齢にともなう精神の変容は、急に起こるのではなく、少しずつ進んでいく。そして失うものも得るものも、脳で起こることに原因がある。失われるものについては、すでにあまたの著作で解説されているから、この本では得られるもの、それに損失と獲得のバランスに限定して話を進めることにする。

アメリカ人は、どんなお話にもハッピーエンドを求める。過酷な環境で青春を送った私は、その後アメリカに来て三〇年たったいまでも、アメリカ人のそんな傾向がおかしくてたまらない。

ある大きな悲劇の直後にテレビで放送されたインタビュー番組を思いだす。専門家が、その痛ましい事件にまつわる問題を、やりきれないほど正確に説明した。すると聞き手のキャスターが腹立たしげに、しかも自分にはそう言う資格があるとばかりにこう問いただしたのだ。「あなたは、アメリカ国民を励ますようなことは言えないんですか？」それを聞いて私は思った。とにかく心あたたまる結末にしろということか。この国の文化は、なんとおもしろいのだろう！

励ますことがかならずしも良いとはかぎらない。襟首をひっつかみ、激しく揺さぶって警告するほうが、長い目で見て好ましい結果を生むことだってある。もっとも年をとることに関しては、世間の人びとはもう激しく揺さぶられている。認知症やアルツハイマー病のさまざまな症状、もの忘れや精神疲労の悪化といった悲惨な話を、毎日のように聞かされているからだ。残念ながら、そうした話はすべて現実のことである。しかしそれだけに、良い知らせを求めるのも悪いことではないだろう。良い知らせがただの「気休め」ではなく、根拠のあるものならば。

知恵とは何か

年をとると知恵がつくというのは、良い知らせだろう。洋の東西を問わず、また長い歴史を通じて、年齢が高い者は知恵があるとされている。知恵は年老いた者への贈り物なのだ。だが年をとると神経の働きも鈍ってくる。そんな変化に、知恵はどこまで耐えられるものなのか？

そもそも知恵とはどういうものを言うのだろう。知恵という言葉は敬意を込めて語られることが多いが、知恵にははっきりした定義があって、その基本的な性質は広く理解されているのだろうか。知恵という現象は、生物学的、神経学的に説明できるのか。それともあまりに多面的でとらえどころがなく、科学の目で厳密に扱うことは不可能なのか。

「はじめに」で記したような私自身の経験や実感は、知恵の本質を解きあかすのに、あるいは少なくとも、知恵が持つ重要な側面を知るうえで役だつだろう。この本で展開される思考と議論は、私個人が自分を振りかえり、洞察したところから出発している。

年をとると、新しい概念構築といった慎重で根をつめる知的作業はなかなかできなくなってくる。そのかわり、問題解決(広い意味での)が少しずつパターン認識の形をとるようになる。それはつまり、年齢とともに認知テンプレートが増えてきたということでもある。手持ちのテンプレートをそのままひっぱりだす、あるいはそれにちょっと修正を加えるだけで、目の前の課題を解決できてしまうのである。そして意思決定も、問題解決というより、パターン認識に近くなってくる。認知科学者ハーバート・サイモンらの研究が示すように、パターン認識は、認知を成功させるいちばん強力なメカニズムだ。

私たちの脳は進化をとげた結果、多層的なつくりになっている。基本的には、歴史の古い皮質下器官と、わりあい新しく発達した皮質で構成されており、皮質は右と左にわかれている。年齢とともに、問題解決からパターン認識へと比重が移るのは、脳の各部分のかかわりかたが変わってくるということだ。どう変わるかというと、第一に皮質のなかでもいちばん歴史が新しい新皮質だけで認知作業が処理されるようになる。第二に、左右のバランスも変化する。右脳への依存が少なくなって、左脳が盛んに働くようになるのである。

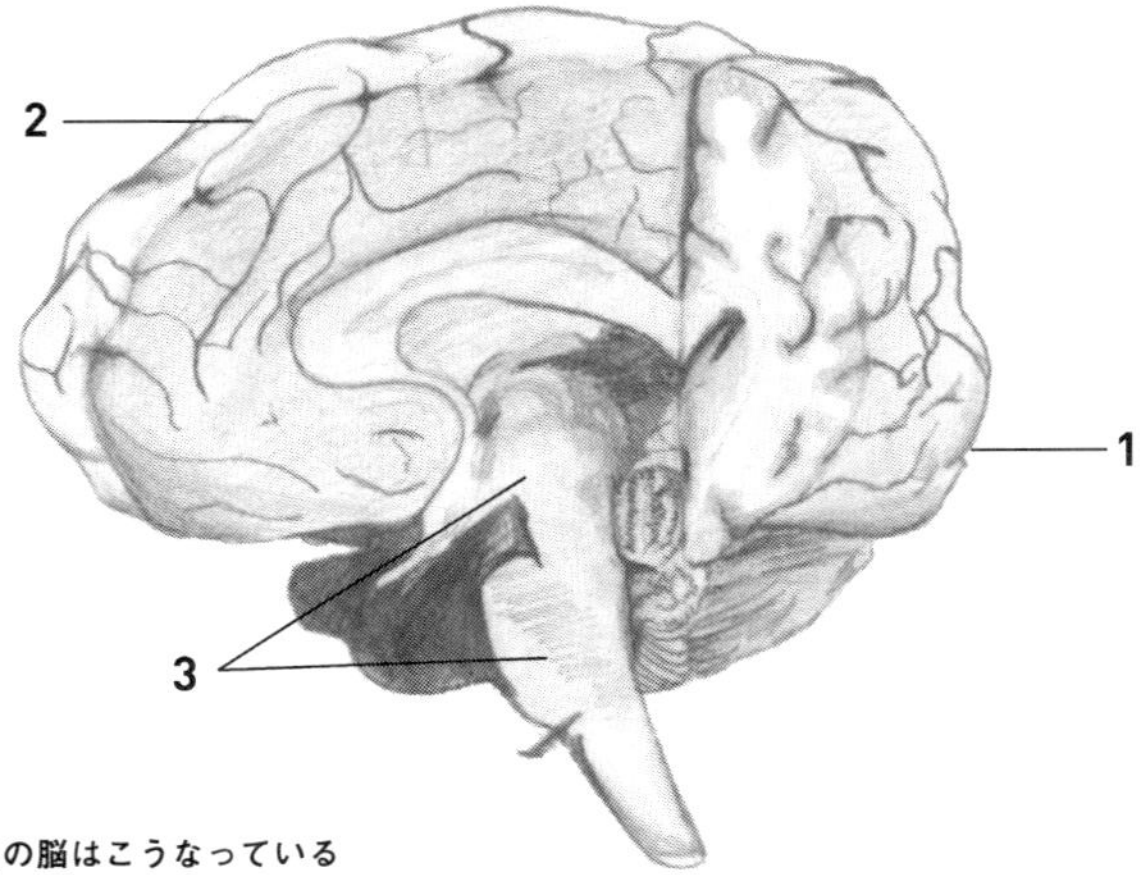

図1　人間の脳はこうなっている
1と2ー大脳半球　3ー皮質下構造
左半球の前側を切りとって、皮質下の脳幹と間脳を露出させた状態

神経科学の世界では、パターン認識を可能にする認知テンプレートのことは「アトラクタ」と呼ばれることが多い。アトラクタとは要するに、たがいに密接に結びついているニューロン(情報処理に欠かせない神経細胞)の一群である。脳にはさまざまな情報が入ってくるが、ひとつのアトラクタが対応する情報の範囲はけっこう広い。

認知テンプレートのひとつひとつには、数えきれないほどの経験の本質が詰まっている。そんな認知テンプレートをたくさん持っている人が、知恵者ということになる。もっとも、そう断言してしまうと、諸方面から単純化のそしりを受けかねない。そこで、認知テンプレートがたくさんあるほど、知恵を構成する重要な部分が発達していると言いかえておこう。

認知テンプレートがきちんと保存されてさえいれば、ニューロンをあらためて総動員しなくても、楽々と意思決定ができる。それが知恵というものではないだろうか。しかも知恵と判断力と分別は、加齢による神経変化の影響を受けないかもしれない。本書では、こうしたことを主なテーマとして論じていく。

私たちは知恵というものを、心理的・社会的な現象としてとらえる必要がある。活力にあふれる精神は、脳が老化してもそれに耐えぬき、ときには打ちまかすことができるのか。私たちはそれを確かめなくてはならない。

脳の一日――ある朝の情景

しかし壮大なテーマに切りこむ前に、私たちの脳について少し紹介しておこう。私たちはふだん、脳という驚くべきハードウェアをどんな風に使っているのか。たとえば、朝が来て目ざめるときの脳を観察してみよう。

目覚まし時計のアラームが鳴った。容赦ない音が、脳幹、視床、聴覚野を揺さぶり、あなたは深い眠りから覚める。つまり音の刺激が、覚醒を受けもつ脳幹網様体を活発にさせたということだ。そして聴覚野が視床核の助けを借りて、どういう音か認識する。もしこれがほかの音――犬の吠え声、消防車のサイレン、雨だれ――だったら、あなたはやれやれとため息をついて、また眠りに落ちるだろう。しかしいま鳴っているのは目覚まし時計だ。脳の司令塔である前頭葉が、この音は無視してはいけない、起きろと命じるので、あなたはいやいやながらも目を開ける。

ベッドから出たあなたは、窓の外を眺める。頭はまだぼんやりしているが、視覚野はすでにしっかり働いていていて、おかげであなたは美しい朝の風景を味わうことができる。そんなのは当たり

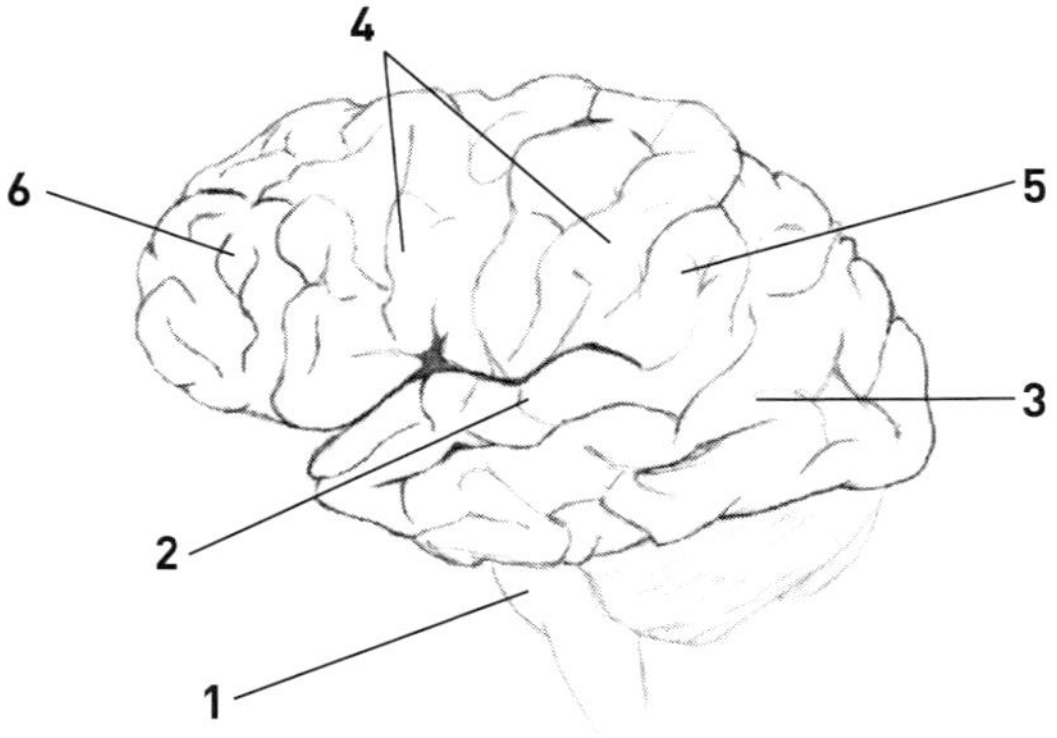

図2　朝起きるとき、脳のどこが活動しているか

1ー覚醒する　**2**ー目覚まし時計の音を認識する　**3**ー歯ブラシを見つける　**4**ー歯をみがく
5ー時刻を確かめる　**6**ー今日の予定を立てる

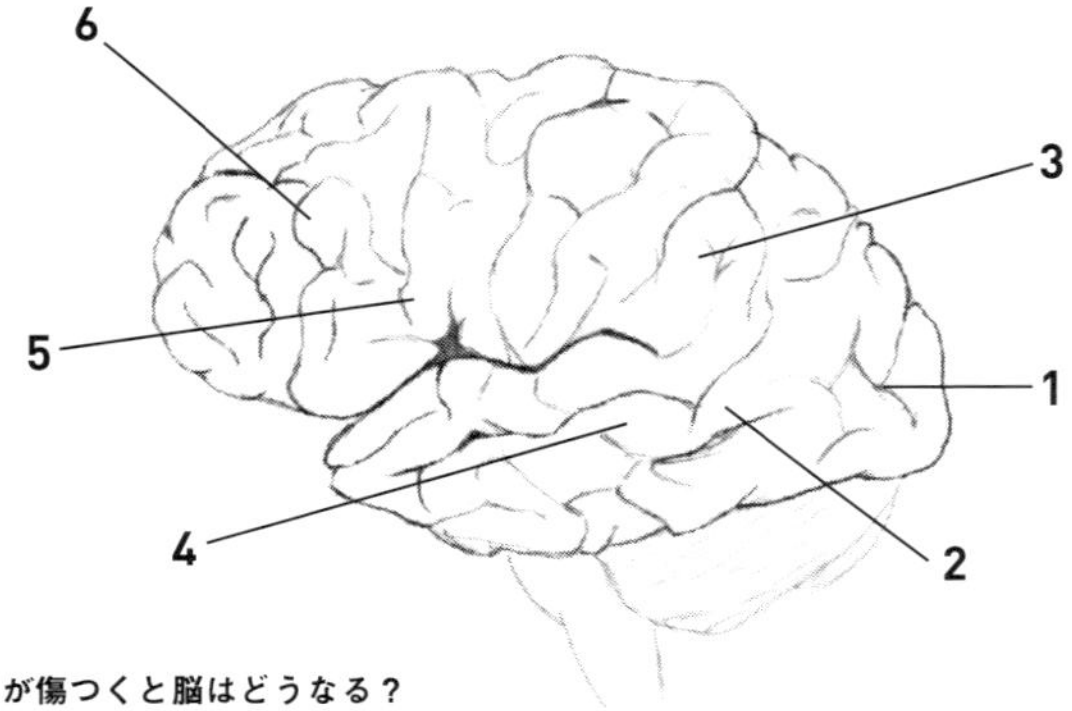

図3　ここが傷つくと脳はどうなる？

1ーアントン症候群——失明している状態が認識できない
2ー視覚物体失認——ものを見てもそれが何であるかわからない
3ー観念失行——意思のとおりに行動することができない
4ーウェルニッケ失語症——言葉は出るが、話が支離滅裂になる
5ーブローカ失語症——言葉を発することが難しくなる
6ー遂行機能障害——行動を計画することができなくなる

前だと言ってはいけない。視覚野が傷つくと、目は正常でも皮質盲という状態になる。脳卒中や外傷などによって皮質盲になった人は、明るさの変化や物体の動きは感知できるものの、対象物を認識することはできない。視覚野の損傷が広い範囲にわたると、自分の視覚が失われていることさえ認められなくなる。この状態はアントン症候群と呼ばれる。

窓の外は明るく晴れていて、あなたはさわやかな良い気持ちになる。「良い気持ちになる」というのは、前向き、積極的な感情を受けもつ左前頭葉が活発になっていることを意味する。神経伝達物質であるドーパミンも、盛んに分泌されている。

さて、あなたは寝室を出て洗面所に入る。そこにはあなたの歯ブラシや愛用の歯みがき、マウスウォッシュ、かみそりが置いてある。どれも見慣れた品々であり、それぞれ何をするためのものかあなたはわかっている。このようにものや道具の目的をきちんと認識するのは、左脳の後頭葉と側頭葉のあいだにある視覚連合野の仕事だ。洗面所で顔を洗ったり歯をみがいたりする行動を、とくに努力しなくても、また少しぐらいねぼけていても楽にこなせるのは、視覚連合野がせっせと働いているおかげである。この場所が傷ついたら、ものを見ても、その用途や目的がわからなくなる。

私の患者のなかに、それを実際に経験した中年女性がいる。ある朝、彼女は洗面所に入ったものの、そこに置いてあるものが何なのかまったくわからなかった。おかしいと感じた彼女はすぐ地元の病院に行き、脳のCTスキャンをとってもらった。すると、前の夜に脳卒中の発作が起きて、視覚物体失認という状態になっていることが判明した。視覚物体失認は、外傷や認知症でも起こる。彼女は脳の機能をとりもどすために、認知リハビリテーションを行なうことになり、私のところにやってきたのだった。

幸いなことに、あなたの視覚連合野は正しく機能している。あなたは歯ブラシに手を伸ばすが、その手は九割がた右手だろう。なぜなら右ききの人は全体の九割を占めるからだ。首から下の右半身は、おおむね脳の左側が管理しているので、右手を伸ばすときは左脳の運動野、それに小脳と大脳基底核が活発になる。これらの部分がうまく働かないと、どんなに単純で反射的な動きもできなくなる。

あなたは歯ブラシを手にとった——つまらない動きに見えるが、脳や神経は大騒ぎである。しかもブラシ部分ではなく、ちゃんと柄をつかんでいる。これまた単純な動作だが、そこには神経の複雑な働きがかかわっている。歯ブラシが何をするものかというだけでなく、使いかたまでわかっていないと、この持ちかたはできない。日常的なものを使うときの動きは、とくに左脳の頭頂葉に知識としてたくわえられている。そのため脳卒中やアルツハイマー病などでこの部分がやられると、観念失行と呼ばれる状態になることが多い。観念失行の患者は、日用品を渡されてもどう扱っていいのかわからない。異国のめずらしい品物と同じで、用途のあるものとして認識できないのである。これが服で起こるのが着衣失行で、正しく服を着ることができない。認知症では、着衣失行もよく見られる。

観念失行も着衣失行もないあなたは、洗面所を出てからあっというまにスーツに着がえた。外の世界ではすでに一日がはじまっていて、近くの建設現場で誰かが鳴らしている騒々しい音楽が、キッチンの窓から飛びこんでくる。くだらない——右側頭葉で音楽のよしあしを判断したあなたは、顔をしかめる。音楽への批評を言葉にするのは、左脳の仕事だ。

さあ、急いでコーヒーを飲み、朝刊に目を通さなくては。第一面をざっと眺めるあいだ、フル回転するのは左脳だ。名詞は左側頭葉、動詞は左前頭葉が処理・理解し、文法を扱うのは左頭頂葉である。これらの場所が傷つくと、いろんな形の失語症が起こる。新聞によると、景気が少しずつ後退しているという。このニュースが、あなたの仕事にどんな影響をおよぼすのか。それを考えるのは、前頭前野と呼ばれるところだ。ナスダックもダウ平均も、三日連続で下げている。あなたは、株価がまだ上昇していた数日前の新聞記事を思いだした。ということは、あなたが持っている株はともかく、海馬はだいじょうぶだということだ。海馬は、新しい情報を学習して記憶するうえで欠かせない器官である。

気持ちよく晴れた春の朝なのに、株式市場のせいであなたはちょっと不機嫌になり、胸がざわつく。つまり情動をつかさどる扁桃体、それも右側の扁桃体が活発になっているのだ。その理由はあとで説明する。

玄関に向かいながら、あなたは今日の予定を考える。ミーティングが五件に電話会議が三件も入っている。どうやってこなしていくか？　ものごとを整理して計画を立てる前頭前野がめまぐるしく回転して、八件の予定をすきまなく組みあげるという離れわざをやってのける。

マンションのエレベーターで、見知らぬ人と乗りあわせた。新しい入居者かな？　顔を分析して、見たことがない人だと判断するのは右脳だ。

あなたはタクシーをつかまえて乗りこみ、腕時計に目をやる。文字盤から時刻を読みとる仕事は、頭頂葉がやってくれる。この調子なら、オフィスには始業時間ちょうどに着くだろう。そう思って安堵のため息をつくまもなく、タクシーの運転手が曲がる道をまちがえたことに気づく。彼はまだ新入りで、この町の地理がわかってないようだ。あなたは前頭葉（ものごとの整理）と頭頂葉（空間情報）を駆使しながら運転手に指示を出して、正しい道に戻ろうとする。ところが運転手は、あなたの言っていることがまるで理解できない！　あなたはしかたなく、即興の身ぶり手ぶりで行きかたを教える。ここでは前頭葉、頭頂葉、側頭葉が一致団結してことにあたっている。そうこうするうちに、ようやく会社の前に着いた。あなたは料金を支払い、お釣りを確認する。お金などの計算をするのは左頭頂側頭部というところで、ここが損傷すると、計算ができなくなる失算という状態に陥る。困難をくぐりぬけたあなたの脳は、エレベーターを待つあいだ、リラックスして満足感に酔いしれる。

まだ仕事にとりかかっていないというのに、あなたの脳はすでに大活躍である。あなたが毎朝楽々とこなす決まりきった行動にも、脳のあらゆる部分が協調しながら関係しているのだ。しかもここで書いたようなことは、脳を舞台に繰りひろげられるドラマのあらすじにすぎない。登場した役者もほんの一部だけだ。実際には、主役級のほかに脇役を演じる役者が数多くいて、全員が複雑なアンサンブルを構成しながら、私たちの生活の一瞬一瞬を支えている。

こうしたアンサンブルは、専門的な言いかたをすると「機能系」ということになる。この言葉をはじめて使ったのは、ロシアの偉大な神経心理学者アレクサンドル・ロマノヴィッチ・ルリアである（彼についてはあとでくわしく述べる）。機能系という複雑で流動的なプロセスの存在は、ずいぶん昔から指摘されてきた。しかしそれがはっきり確認されたのは、生きて活動している脳の様子を観察できる、新しいスキャン技術が登場してからである。

ただテレビを見ているだけでも

機能系では、脳のさまざまな部分が協調しながら働いている。それがどういうことか具体的に理解するために、テレビを見ている場面を例に説明しよう。

土曜の昼さがり。あなたは居間で座っている。コーヒー（あるいは休日の午後にほしくなる飲み物）をすすりながら、何をするでもなく、ただテレビでCNNのニュースをぼんやり眺めているのだ。足元では愛犬がうたたねをしている。

そんな至福のひととき、あなたは何もしていないように見えるが、脳はめまぐるしく働いていて、こみいった作業を休みなく次々とこなしている。まず視覚皮質と聴覚皮質が、テレビ画面とキャスターの声をせっせと処理する。単純な刺激に反応するだけなら、脳幹にある皮質下器官や視床といった原始的なところで充分用が足りる。しかしCNNのニュースは意味が満載された情報なので、新皮質に登場してもらわないと処理できないのである。

とりわけ、地球の反対側で起こった紛争などの複雑なニュースを理解するには、脳のかなりの部分を動員しなくてはならない。左脳は、キャスターの話を理解することにかかりきりになる。まず、話された音を知覚するのは、上側頭回と呼ばれるところだ。

言葉という文化的なツールはとても複雑で、それだけに幅広い用途がある。言葉はコミュニケーションの手段だと思っている人が多い。たしかにそうだが、それだけではない。あとでくわしく述べるが、概念化や情報圧縮にも、言葉が欠かせない。こみいった大量の情報をコンパクトな符号で表現できるのも、言葉があればこそだ。そして脳のなかで、言葉を扱う領域はあちこちに分散している。たとえばものの名前(名詞)の語彙が記憶されるのは左側頭葉の視覚野に近いところである。ものは映像で思いうかべることが多いから、この位置は合理的である。いっぽう動きを表わす言葉(動詞)は、左前頭葉でも運動野に近い場所に保存される。意味とまとまりのある動きをするときは、運動野が活発になるから、この位置関係も納得できる。ものごとを関係づける複雑な話は、側頭葉と頭頂葉が出合う左角回というところで処理されている。

このように言葉を受けもつ領域は、左脳のあちこちに散らばっているので、脳卒中、頭部外傷、認知症などで起こる失語症も、損傷が生じた場所によって症状が変わってくる。たとえば、ものの名前が言えなくなる名称失語は、アルツハイマー病の初期によく見られる。

右脳は言葉とまったく無関係かというと、そうではない。臨時ニュースが飛びこんできてCNNキャスターの声が上ずってきたとき、その緊張感を察知するのは右脳だ。言葉のほとんどの要素は左脳で扱われるが、「感情的なトーン」を生みだす抑揚や強弱は右脳の担当なのである(アスペルガー症候群などで右脳がうまく機能していないと、「言語外」の文脈を読みとることができず、言葉のあやを解さない機械的でぶっきらぼうな話しかたになる)。

キャスターの声のただならぬ変化に、あなたの愛犬も目を覚まして低いうなり声をあげる(ただし右脳か左脳かはわからない。動物の脳については、左右分化の研究がまだ進んでいないのだ)。そしてあなたはテレビ画面を見つめたまま、犬が起きたなと気がつく。まわりではほかにもいろんな音がしているが、愛犬の声だけとりだして認知するのだ。それができるのは、左側頭葉が正しく働いているからである。ここが損傷を受けると、失語症になるだけでなく、周囲の音がどこからしているか正しく認識できなくなる。これは連合型聴覚失認と呼ばれる状態だが、見すごされることが多い。

いっぽう視覚野のほうも、テレビ画面に現われる映像を認識するのに忙しい。画面の左半分、右半分の情報を、それと意識することなく楽々ととりこめるのは、あなたの右脳と左脳、それに両者をつなぐ太い脳梁が問題なく働いているからだ。左右の頭頂葉が傷つくと、傷ついたほうと反対側の視野が認識しづらくなる半側空間失認になる。さらに深刻なのは半側無視という状態で、視野の左右どちらかが完全に消えてなくなる。右脳の損傷で起こる左半側失認や半側無視のほうが、その逆よりも重くなることが多い。

左半側失認、左半側無視でさらに興味ぶかいのは、患者自身がその状態に気づかないということだ。これは疾病否認と呼ばれる神経学的な症状だ。疾病否認になると、まわりがどんなに説明しても、自分が病気であると認めることができない。これは「否認」と表現されているが、実は正確な言いかたではない。現状を正しく把握する能力があったうえで、あえて認めない選択をすることが否認だからだ。疾病否認の患者の場合、自分の障害を認識する能力そのものが損なわれている。だから、たとえば半側失認の患者が車の運転をやめようとせず、自分や他人に危険をおよぼしたりする。

もっとも、生命の心配をしなくていい状況では、半側無視や半側失認は笑いを誘うこともある。私がよく覚えているのは、老人ホームで暮らしていたある男性だ。彼は右脳の卒中のせいで左半側無視になっていた。彼は食事どき、テーブルの向かいに座っている人はステーキを食べているのに、自分にはマッシュポテトしかない、こんな不平等な扱いがあるかと言って怒りだした。しかし彼の前に置かれたトレーには、ちゃんとステーキがのっている。ただ左側にあるから、男性には見えないのだ。向かいの人のステーキは、男性から見て右側にあるので認識できるのである。どう話しても男性は納得しないので、とうとう看護師は、トレーを逆向きに置きなおした。それでも男性は、自分に問題があるとは露ほども思わず、看護師に意地悪をされたと信じていた。もっとも彼は、そうやって食事のときに怒りだす以外は、とてものんきでごきげんな患者だった。

さて、テレビを見ているあなたの視野は、左右および中央とも正常なので、テレビ画面全体をとらえて、細部にも注意を払うことができる。そして種々雑多な情報がぎっしりつまった映像から、重要なものだけを選びだす作業は、前頭眼野という領域が担当している。キャスターの言葉を聞きながら、画面のなかでそれに関係する部分に注目できるのは、前頭眼野が正しく働いているからだ。

画面には住居や車、木々……それに戦車や銃といった物騒なものも現われる。そうした具体的な対象物は、すでに述べたように主に左脳の視覚連合野で処理される。

もちろん、ニュースには人間の顔も出てくるだろう。遠い異国の見知らぬ人びとの笑った顔、

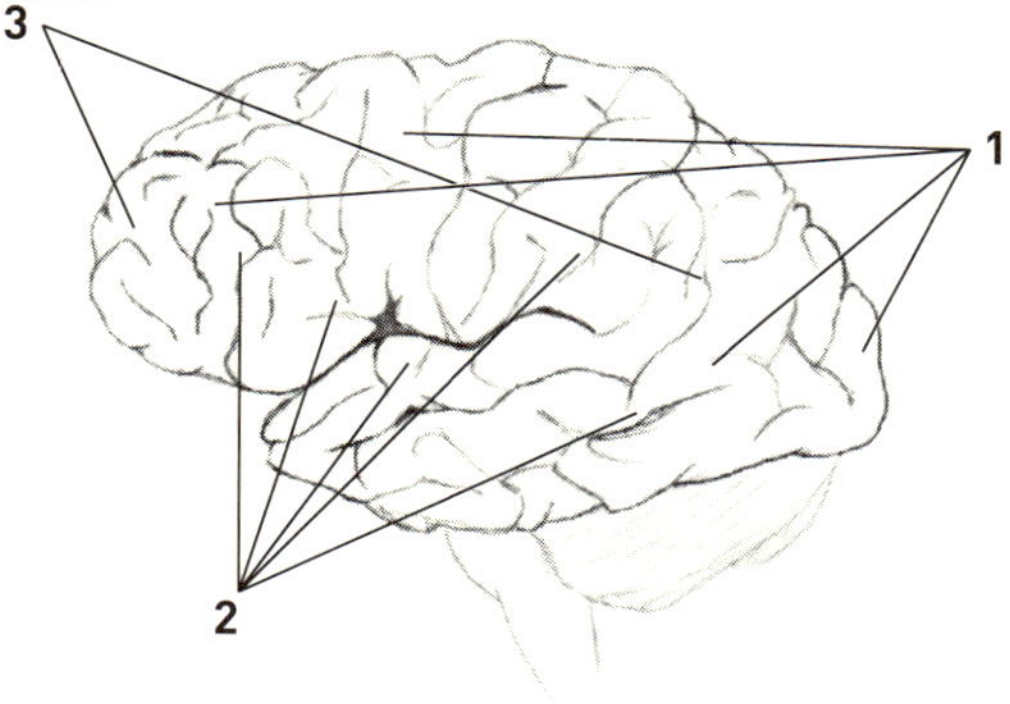

図4　テレビを見ているとき、脳のどこが使われるか〈機能系の働き〉
1―画面を認識する
2―キャスターの言葉を理解する
3―画面と言葉を統合する

不安そうな顔、満ちたりた顔――彼らの表情から、その心の内をかいまみようとするときは、右脳の側頭葉がお出ましとなる。ここは顔面認識を行なう領域として知られる。

　ところが脳のなかではおもしろい役割分担が行なわれていて、いつも見ているキャスターの顔だけは左脳で処理される。なぜかというと、右脳はなじみのない新しい情報を扱うのに対し、左脳はよく知っている情報を担当しているからだ。知らない人の顔の情報は右脳に行き、有名人や家族、友人などいつも見ている顔は左脳に向かう。

　やがてテレビ画面の右上に地図が現われ、事件がどこで起きたのか教えてくれる。これを合図に、空間情報を処理する頭頂葉と、視覚情報を処理する後頭葉が足並みをそろえて活動しはじめる。神経科学では、「もの」を見る視覚システムと「場所」を見る視覚システムを区別して考える。前者は後頭葉と側頭葉が接するあたりにあって、物体認識を行なう。いっぽう後者は後頭葉と頭頂葉の境目にあって、もっぱら位置情報を扱う。

もっともあなたは、映像とキャスターの言葉をひとまとめで受けとめており、この情報は目から入ってきたとか、これは耳から聞いた話だとは意識していないはずだ。あなたの頭のなかではすべての種類の情報がからみあい、混ざりあっている。それは、異なる感覚を経由して入ってきた情報をひとつに束ね、統合してくれる異種感覚統合野が働いている証拠だ。脳の進化の歴史において、この領域はいちばんあとから登場したところであり、それだけにアルツハイマー病などの認知症の影響をまともに受けてしまう。

この紛争地域がニュースに出てくるのは今週でもう三度目だな——あなたは心のなかでつぶやく。いま流れているニュースと、過去数日間に聞いたニュースの記憶を関連づけているのだ。このように最近の記憶を引きだすときには、海馬という部分が重要な役割を果たす。海馬もまた、アルツハイマー病でやられやすいところだ。ニューヨーク大学医学部にある加齢・痴呆研究センターのモニ・デ・レオン教授らは、ＭＲＩで海馬の大きさを正確に測定することで、アルツハイマー病のかかりやすさを予測する技術を開発している。

神経科学の最新の研究からは、海馬で新しいニューロンが生まれやすいという朗報も届いている。しかも認知活動をたくさんして脳を鍛えることで、ニューロン生成が活発になるというのだ。このことについては、あとの章でくわしく説明する。

あなたはニュースを見ながら、例の紛争地域で今度は何が起こるのだろうと考える。チェスさながらの予想ゲームだ。全体の状況を把握したうえで、関係者の立場に自分を置いて次の行動を推測する。かのナポレオンは、司令官たちにこう教えたという――敵の出かたを読むときは、自分の立場から動きを予測してはいけない。敵の経歴を知り、その他手に入る情報はすべて集めたうえで、向こうにとって最適な行動を考えろ。相手の立場になって考える能力は、認知神経科学の世界では「心の理論」と呼ばれている。

計画を立てる、先のことを予想する、相手の立場になって考える――こうした高度な能力は、進化の歴史に登場してからまだ日が浅く、研究もまだはじまったばかりだ。しかもこれほど発達した形で発揮できるのは人間だけなので、これこそ人間と動物を区別する要素だと言う人もいる。これら複雑な能力はすべて、前頭前野という領域が管理している。前頭前野は人間の脳のなかで最後に進化した複雑なところであり、成長するのもいちばん遅い。発達を終えるのは一八歳ぐらいで、場合によっては三〇歳までかかることもある。なるほど多くの社会では、法的におとなと見なすのは一八歳からだし、被選挙権を与えるのはもっと年齢が上がってからだ。前頭前野は、統合失調症、外傷性脳損傷など、さまざまな神経学的、精神医学的な障害の影響を受ける。また注意欠陥多動性障害やトゥーレット症候群といった、生命にかかわるとまではいかないけれど、日常生活に支障をきたす病気にも、前頭前野の機能低下が関係している。

テレビを見ていたあなたが、今後の政治情勢について予測をはじめたとたん、あなたの前頭前野は眠りから覚めて活動を開始する。このときいっしょに動きだすのが、前頭前野と密接なつながりを持ち、不確定な状況でとりわけ活発になる前部帯状回である。

けれども、水晶占いのような予想のゲームは、いつまでも続けられるものではない。あのナポレオンですら予測を誤ったのだ。限界を感じたあなたは注意が散漫になり、眠たくなってくる。脳を活発な状態に保つ上行性網様体賦活系が、もう威力を発揮できなくなってきたのだ。

あなたはあくびをして身体を伸ばし、テレビのスイッチを切る。犬を散歩に連れていこうか——そんな考えもちらりとよぎるが、とりあえずコーヒーのおかわりを入れて、もう少しのんびりしていよう。基本的な欲求が満たされているいまは、視床下部、扁桃体、それに眼窩前頭野が明るく光っているはずだ……土曜の昼下がり、人生は実にシンプルである。

第二章　脳の四季

精神の変化はすべて脳から来ている

　第一章では、脳がどんなときにどう活動するかをざっと眺めたので、ここで一度立ちどまって考えてみよう。朝起きてから出勤するまでの決まりきった手順をこなしたり、あるいはのんびりテレビを見るだけでも、脳はいろんな場所が活発に機能していることがわかった。これが精密さを求められる外科手術や機械の修理、数学者やチェスプレーヤーの高度な知的探究、さらにヴァイオリニストやダンサーによる芸術的な創造活動となると、いったい脳はどんな風に働いているのか想像もつかない。認知神経科学の世界でも、こうしたテーマにはまだとりくみはじめたばかりだ。だが、これだけははっきりしている。脳と精神は、どちらかだけ切りはなして考えることはできないということだ。

　この本を読んでいるあなたは、脳を研究する科学者ではなく、おそらく脳の一般ユーザーであり、ブレインパワーの消費者といったところだろう。いままで脳の仕組みや働きについて、とくに掘りさげて調べたこともないにちがいない。これは脳にかぎらず、人体のほかの部分にも言えることだが、私たちはふだん自分の身体をあまり気にしていない。痛みやかゆみ、不調がなくて、快適に過ごせればそれでいいと思っている。あなたがカキにあたったとする。あなたが医者に行くのは、肝酵素値が上昇し、ウイルス濃度が高くなったからではなく、気分が悪くて全身がだるく、顔全体も白目もまっ黄色になったからだ――そんな顔ではみんな驚いて逃げだすだろう。

体内で起こっていることを正確に知ろうとまではしなくても、身体の不調が内臓から来ていることはわかるし、それを治さないと元気になれないことは承知している。ところがこれが精神と脳になると、私たちは両者を結びつけて考えることがなかなかできない。脳への打撃が精神の不調を起こすことを、世間の人びとはようやく認識しはじめたばかりなのだ。

では逆はどうだろう？　脳の働きを良くすることで、精神状態の質を高めることは可能だろうか？　この答えが「イエス」であれば、これまで自分の身体を気づかってきたように（生ガキに気をつけるとか）、脳にも気を配ったほうがいい。脳がどのように老化するかは、若いときの心がけで大きく変わってくる。しかし、年齢が高くなってからでも、脳を鍛えれば精神に磨きをかけることができる。この本では、日常生活のなかでそれを実践していく方法を解説する。

だがその前に、脳の一生をたどっておこう。人間の脳および精神は、生涯のなかでさまざまな段階をくぐりぬける。それは季節と同じで、はっきりした境目があるわけではなく、少しずつ変化しながら、いつのまにか次の段階に移っている。また、季節の移りかわりが一年ごとに微妙に異なるように（今年は夏が来るのが早いとか、冬が長いなど）、脳と精神の季節にも個人差がある。さらにややこしいのは、脳および精神のあらゆる面がいっせいに次の季節に移るわけではないということだ。だからどこに基準を定めるかによって、季節の変わり目もずれてくる。それでも大まかに分けるとしたら、脳には三つの季節がある——成長、成熟、老化だ。

成長していく脳

最初は「成長の季節」である。この季節は生まれる前からはじまり、二〇代ぐらいまで続く。そのあいだに脳にはめざましい変化が起こり、認知力や知能が形成されるのだが、脳の成長はとても複雑で多面的なプロセスだ。その出発点は神経発生、つまりニューロンの誕生である。ニューロンとは、さまざまな器官で構成される脳のなかで、情報の処理を行なう細胞のことだ。神経発生のほとんどは胎児のあいだに起こるが、脳の場所によってその時期は微妙に異なる。神経発生は、胎児期から数年たち、ある段階に来たらぴたりと停止すると思われていた。たしかにそのころには、脳はだいたいそれらしい形にできあがっている。ところが最近になって、当初の勢いこそなくなるものの、神経発生は生涯にわたって続くことが明らかになった。

脳のなかで誕生し、正しい居場所を見つけたニューロンは、ほかのニューロンとの接続をはじめる。つながるのは、長い軸索の先端と樹状突起の先端だ。軸索と樹状突起の成長は胎児期からはじまるが、最高潮に達するのは生まれてからの数年間である。

ニューロンどうしが情報をやりとりするときは、軸索と樹状突起のあいだにつくられるシナプスという接続部がとても重要な役目を果たしている。シナプスが形成される時期は脳の場所によって異なる。たとえば視覚野では、シナプス形成は生後数年で完了する。ところが前頭前野のシナプス形成は、思春期の後半から、成人するころまで続く。

ニューロンは新しくつくられるいっぽう、余ったニューロンは消滅していく。いわばいらないニューロンの刈りこみというわけだが、これが起こるのは誕生してからだ。時期もいろいろで、いちばん遅いのが前頭野である。彫刻家オーギュスト・ロダンは「いらないものをすべて削る」と言ったが、ニューロンの刈りこみも彫刻に似ている。しかも行きあたりばったりに削っていくのではなく、使用頻度が低いニューロンをどんどん排除していくことで、よく使うニューロン構造を強化していくのである。つまり、脳のなかでニューロンどうしが競争しているわけで、その様子は自然淘汰を思わせる。

もっとも脳にある細胞はニューロンだけではない。ニューロンは脳細胞全体の三分の一にすぎない。残り三分の二は、支援的な働きをするグリア細胞が占めている。グリア細胞には二種類あって、ひとつはアストロサイト(星状細胞)、もうひとつはオリゴデンドロサイト(乏突起神経膠細胞)だ。また脳が成長していく過程には、ミエリン形成というプロセスも欠かせない。オリゴデンドロサイトがニューロンの軸索を包んで、脂肪をたっぷり含んだミエリンという物質で保護するのである。脳の白質という部分がその名のとおり白く見えるのは、白いミエリンに包まれた軸索がここに集中しているからだ。いっぽう灰白質と呼ばれるところは、ニューロンの細胞体と、ミエリンに包まれていない短い神経線維で構成されているので、灰色がかって見える。ミエリンは、軸索のなかを信号が通りやすくする働きをしており、大規模な神経回路の情報伝達を助けている。赤ん坊の脳は、生まれてから数年のあいだに急激に重くなっていくが、それは主としてミエリンが増えるからだ。脳の各部分を接続する軸索が、ミエリンできちんと保護され、絶縁されないかぎり、脳は完全に機能することができないのだが、ミエリン形成が行なわれる時期は、脳の場所によってかなりばらつきがある。すでに予想がつくと思うが、前頭野はミエリン形成もいちばん遅く、思春期後半から、場合によっては三〇歳ぐらいまで続く。前頭葉、それも前頭前野が少なくとも一八歳前後まで大きくなっていくのは、ミエリン主体の白質部分が増えるためだ。

このように、脳はタイミングの異なるいろんなプロセスがたがいに影響しあって成長していく。この時期は、脳の一生のなかでいちばん変化の勢いが激しいときだ。もちろん精神面でも同様で、新しいことを学習したり、精神的な強さや柔軟性を身につけたり、知識を積みあげていきながら、「これが自分だ」というアイデンティティを築いていく。

すでにお気づきのように、前頭葉、それも前頭前野は成長がいちばん遅く、思春期から二〇代いっぱいまでかかる。社会のなかで成人と認められるのも、だいたいこれくらいの年齢からだ。社会の正式な一員になるには、認知能力が充分に発達し、人格ができあがっていなければならない。具体的には、衝動をコントロールしたり、先のことを考えて慎重に行動したり、客観的に自分を評価できるということだ。おとなと呼ぶにふさわしいこうした特徴は、一〇代終わりから二〇代前半にようやく定着する。そのためどの社会でも、たいていこの年代をすぎたあたりで「一人前の」権利と責任を与える仕組みになっている。未成年ではなく成人として、結婚できたり、お酒を買えたり、軍に入隊できたりするようになるのである。おとなとしての特徴は、前頭葉の成熟によって導きだされる。そこで神経科学者は、成長期を終えて成熟期に入ったかどうかを知るとき、前頭葉の様子、とくにミエリン形成を手がかりにする。

脳の成熟

脳が迎える第二の季節、それは神経発生の勢いがおさまって、脳の各部分が安定した働きをしはじめる成熟期である。この季節は、新しいことを学習するよりも、むしろ職業やその他の生産的な活動を通して、周囲に貢献し、自分なりの世界を構築することが中心となる。科学的な研究がいちばん進んでいるのも、この時期の脳および精神である。というより、ほんの数十年前まで、私たちはこの時期の脳や精神のことしか知らなかった。神経解剖学や神経学、神経心理学の専門書はもちろん、大衆向けの著作でも、この季節を扱った本はたくさんあるので、すでに知られているそうした知識をここで述べる必要はないだろう。ただしこれだけは指摘しておくが、何ごとにも一般化が大好きな私たちは、成熟期の標準的な脳のありかたがすべてだと思いこんできた。脳の構造に男女差はもちろん、個人差さえあることに考えが至らなかったのである。もちろんそうした差異ははっきりと存在していて、研究もようやくはじまったばかりである。人間性を物質的な視点から俯瞰できるようになったいま、個性の裏づけとなる神経的な仕組みを研究者は探ろうとしている。

老化していく脳

そしていよいよ、脳は第三の季節に入る。それは老化期である。年齢が上がるにつれて、脳の驚くべき働きはどう変化していくのか？　老年期は「黄金の季節」と言われたりするが、いったいどこがどんな風に黄金なのか？　意外なことに、科学の世界がこの疑問に目を向けるようになったのは最近のことである。かのヒポクラテスにしても、老いがもたらす数々の悲哀をあげているが、頭脳のことには触れていない。加齢を専門に研究する神経科学者ナフタリ・ラズは、これについて次のように述べている。

……老いていく身体は変容が著しいし、基本的な機能が目に見えて衰えていく。だから医神アスクレピオスに仕えた古代の医者たちが、そちらにばかり気をとられ、脳および高次の認知機能を老化の悩みに含めなかったのも無理はないだろう。

だが実際は、脳も老化していく。どんなに健康な老化であっても、脳が影響を受けることはまぬがれない。脳といっても、しょせんは心臓や肝臓と同じ臓器なのだから、脳だけ別となるとかえっておかしなことになる。加齢にともなう脳の変化については、数十年前からようやく本格的な研究がはじまっていて、そのおかげで脳の老化の全体像が描けるようになってきた。この章では、脳の加齢研究の第一人者であるナフタリ・ラズの業績と、彼の説得力ある見解を中心に紹介していく。

老いていく脳は、まず全体的に小さくなる。重量と体積が、一〇年でおよそ二パーセント減っていくのである。反対に、髄液が入っている脳室という空洞は大きくなるし、脳溝は切れこみが浅くなる。これはつまり、脳組織が縮んでいることを意味している。さらにニューロンどうしの接続が切れてまばらになり、シナプスの密度も低くなる。脳に流れこむ血液が少なくなるので、

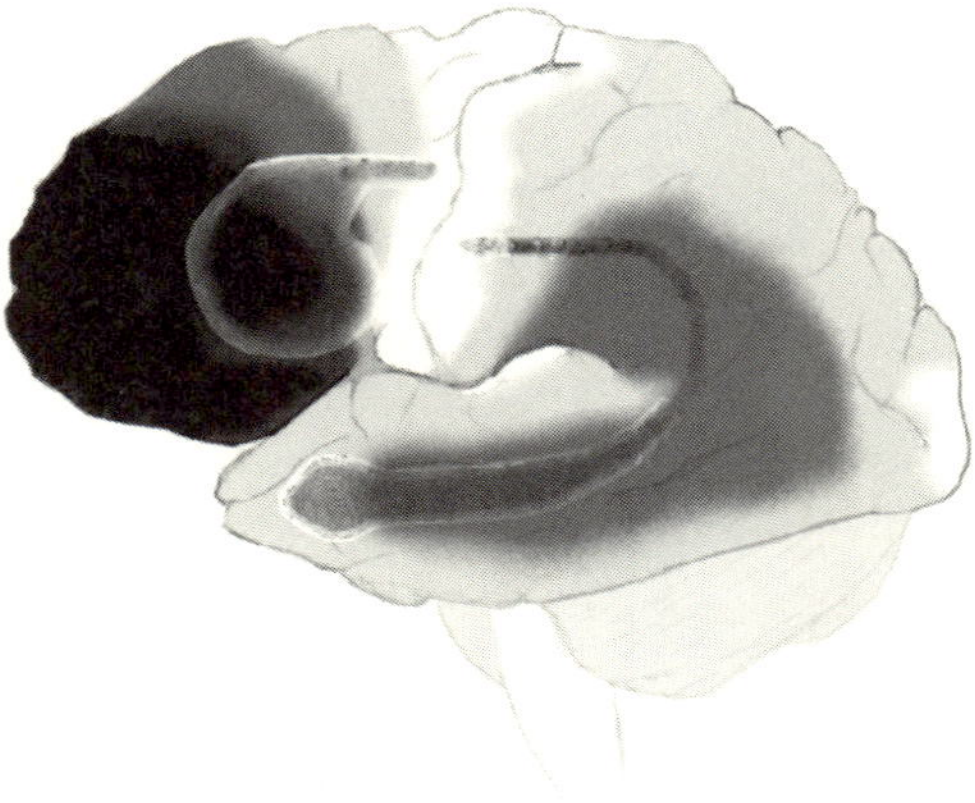

図5　老化の影響が出るところ
影が濃いところは通常の老化による影響を受けやすいところ

酸素も減ってくる。

白質、灰白質はどちらも加齢の影響を受ける。白質では、小さな局在病変ができてくる。この病変は、多くの場合脳血管の病気であることが多いが、神経線維のミエリンが失われたときにも出てくる。もっとも局在病変は、認知能力の衰えと直結しているわけではない。ただし局在病変がどんどん増えて、一定レベルを超えると、認知能力が低下しはじめる。白質は、灰白質よりも加齢の影響を受けやすいと考える研究者もいる。

こうした全体的な変化に反して、皮質や皮質下構造の老化は場所によっていろいろだ。神経学者ジョン・ヒューリングズ・ジャクソンは、「神経機能の進化と解体」説を唱えたが、新皮質にはまさにこの理論が当てはまる。つまりあとから進化した「若い」ところほど、加齢による「解体」の影響を受けやすいのである。とくにそれが顕著なのが、下側頭野、下頭頂野、そしてとくに新しい前頭前野だ。これに対して、本能的な感覚情報を受けとる領域や、運動野といった「古い」皮質は、年をとってもあまり機能が変わらない。

「進化と解体」の関係は、個体発生、つまり生まれてからの成長と衰退にも見ることができる。あとから成長するところほど、老いが早く訪れるのである。老化がしやすいかどうかを考えるときは、脳の各部分を出入りする神経経路のミエリン形成を見るとわかりやすい。言いかえると、ミエリン形成に時間がかかるところほど、加齢の影響をもろに受けることになる。ここでも前頭前野は弱さを露呈するが、とくに側背前頭前野と呼ばれる部分が脆弱だ。前頭葉に起こる変化は、灰白質および白質だけでなく、ドーパミンやノルエピネフリン、セロトニンといった神経伝達物質の減少という形でも現われる。成長期と成熟期の分かれ目は前頭葉の発達が決め手だったが、成熟期から老化へと移るときも、やはり前頭葉の状態で知ることができる。

前頭葉ほどではないが、海馬や扁桃体もまた加齢によって変化する。海馬は左右の側頭葉の内側にあって、新しい記憶をつくるときに欠かせないところだ。扁桃体はその名が示すようにアーモンド形をしていて、海馬のすぐ前にあり、感情を表わしたり、何かを経験するときに重要な役目を果たす。

おもしろいことに、同じ哺乳動物でもサルやネズミの海馬は、老いても働きが変わらない。これはただの偶然かもしれないが、人間の海馬だけは老化するように進化圧力が働いたと考えられなくもない。とはいえ、進化とは基本的に環境に適応することだ。海馬を老化させる進化圧力とは、いったいどんなものなのか？　あえて可能性を探るとすれば、人間はほかの動物にくらべて、あらかじめ獲得した認知テンプレートに頼る部分が大きいという特徴がある。新しく入ってきた情報がすべて記憶になってしまうと、そうした認知テンプレートと衝突する部分が出てくるのではないか。だから人間の老いた脳は、サルやネズミの老いた脳とちがって、記憶をつくりにくいほうがかえって都合が良いのかもしれない。

そしてもうひとつ、認知症になると、脳の特定の部分に正常な老化とはちがう変化が現われる。たとえばアルツハイマー病では、海馬はもちろんのこと、側頭葉と頭頂葉にあって異種感覚をまとめる新皮質が、前頭葉より急速に衰えていく。そのため初期のアルツハイマー病を診断するときは、MRIで前頭葉と海馬を観察して、両者の衰退ぶりに大きな開きがないか確かめる。

ジャクソンの唱えた「進化と解体」理論によると、脳のなかでも進化の歴史が古い皮質下の部分は、老化の影響を受けにくいことになる。たしかに、運動をコントロールするのに大きな役割を果たす大脳基底核と小脳、それに中脳は影響が限定的だ。覚醒や興奮をつかさどる脳橋や、感覚情報を最初に受けつける中脳蓋といったところは、年をとってもほとんど、あるいはまったく変わらない。

このように、持ち主が老いるにつれて脳はいろんな変化をするのだが、ではそれが脳の働き、つまり認知機能にどんな形で現われるのだろう？　これに関しても多くの研究が行なわれており、加齢にともなって精神機能が落ちていく様子が記録されている。それによると、感覚機能（外界から物理的な刺激を受けとる能力）が鈍くなるほか、精神活動そのもののスピードが落ちる。とくに目につくのが、前頭葉をつかう機能の衰えだ。具体的には、衝動を抑えたり、注意を集中したりするのが難しくなり、状況に対して反射的な反応をしてしまう。何らかの認知処理をしているあいだ、それに関係する情報を一時的に保っておくことを「作業記憶」と呼ぶが、この働きも弱くなる。さらに、精神的なプロセスや気持ちをすばやく切りかえることも難しくなる。

年をとると注意力も衰えてくる。とくに周囲の環境から何かひとつを選んで、それに気持ちを集中させたり、一度に複数のことを並行させることができない。記憶力も老いの影響をまぬがれない。新しいことを学習する「意味記憶」、具体的なできごとについての「エピソード記憶」が両方ともだめになる。新しいことを覚えられなくなるのは、いちばん早く見られる老化現象のひとつである。

エイジレス・ブレイン

加齢が引きおこす脳の能力低下の話は、読むだけで気がめいってくる。こうした変化は、神経心理学的なテストを実施して、その成績を他の年代グループと比較して見つけだす。そしてもちろん、認知能力が衰えるころには、脳は見た目も老化しているし、分泌される化学物質にも変化が現われている。何ともありがたくない話だ。

しかし、がっかりすることばかりでもなさそうだ。老いてからの認知能力をもっとくわしく調べてみると、不思議な現象が起こっていることに気がつく。年齢とともに神経機能が衰え、認知能力が弱くなっているはずなのに、現実には家庭でも仕事でも立派にやっている高齢者がたくさんいるのである。高度で専門的な知識をもとに重責を果たす人、芸術や科学の世界で創造性あふれる活動を続ける人、政治の世界で活躍する人も数知れない。

そうした人びとが発揮する能力のことを、研究者は「経験的認知力(cognitive expertise)」と呼んでいる。経験的認知力のメカニズムは、長いあいだ謎のままだった。しかし、老いをめぐっては悪い話ばかり聞かされてきたのだから、そろそろ明るい面に目を向けてもいいだろう! 老化のマイナス要素を克服する経験的認知力は、成熟した年代に達した人だけが持つ二つの特質で言いかえることができるだろう——それは分別と知恵だ。

経験的認知力にしても、分別や知恵にしても、それは聖者の後光のように頭の外に浮かんでいるのではない。あくまで老いて衰えた脳の産物である。神経科学者は、このパラドックスを解決しようと奮闘中だ。この本でも、経験的認知力という現象を神経の働きからくわしく見ていく。だがまずは、説得力にあふれた揺るぎない経験的認知力が、老化して神経の劣化が進んでいる脳から生みだされているというパラドックスについて考えてみよう。その実例として、人類に偉大な貢献をした人びとの生涯を振りかえる。

第三章　脳は老いてこそますます盛んになる

遅咲きの桜

人間は、生殖できる年代をすぎても寿命が続く数少ない生きものだ。子孫を増やすという意味では、もう種の繁栄に貢献できないのに、それでも人は生きつづける。なぜ進化は、人間の寿命を延ばしたのだろう？　それを後押しした進化圧力とは何だったのか？　ひとつ考えられるのは、老人は生殖以外の形で種の保存に役だっているということだ。長い人生のあいだにたくわえた知識を、言葉などの文化的な手段で次の世代に伝えていく。しかしこうした側面は、社会のなかでは見すごされることが多い。

精神的な活力は若さと直結していて、年をとると衰えていくだけ——社会にはそんな先入観が根づいている。年寄りには、創造的な能力などないと思われているのだ。私はあるとき、ジャーンという一九歳の男の子にこう言われた。「うちのオヤジとか、あなたぐらいの年代になっても、まだ新しいことを覚えられるなんて驚きだよ！」しかしジャーンの父親は有名大学の学長であり、北欧のある国の国会議員まで務めているのだ。これほどの地位にある人でも、若者には無能な年寄りに見えてしまうものらしい。

だが、ジャーンの意見はただの思いこみにすぎない。彼の父親はもちろんのこと、この本の読者のなかにも、柔軟で先進的な発想を武器に、最前線で活躍している高齢者はたくさんいる。このことはまぎれもない事実なので、いちいち例を挙げたり、珍しい現象のように紹介するのは、当事者に対してかえって失礼になるだろう。だからここでは、少しちがった角度からこの事実を考えてみる。

精神活動は年齢とともに衰えるわけではない。それどころか、かなり高齢に達したときにピークを迎える人もいる。歴史をひもとくと、文学、建築、絵画、科学、政治などあらゆる分野で、六〇代や七〇代、さらには八〇代に創造力、知力が最高潮に達し、生涯最大の仕事をなしとげた「遅咲きの桜」の例はいくらでもある。ではこれから、ジャーンの思いこみを打ちくだいてくれる六人を紹介しよう。

最初に登場するのは、ドイツの偉大な文学者ヨハン・ヴォルフガング・フォン・ゲーテ（一七四九～一八三二年）である。ゲーテの執筆活動は、まぎれもなく「右肩上がり」だった。『ファウスト』の第一部を出版したのは五九歳のときで、第二部を発表したのはなんと八三歳である。生涯を通じて多作だったゲーテだが、代表作となると、やはり晩年に完成した『ファウスト』ということになる。

建築界には、アントニオ・ガウディ（一八五二～一九二六年）がいる。カタルーニャが生んだ偉大なる夢想家ガウディが、バルセロナのサグラダ・ファミリア聖堂の設計・建築にとりかかったのは、比較的若いときだった。しかしそれ以来、ガウディはこの聖堂の建設に生涯を捧げることになる。ガウディは、創作力が頂点に達していた七四歳のときに交通事故でこの世を去り、聖堂はいまでも建設が続いている。

アメリカでは、グランマ・モーゼスことアンナ・メアリー・ロバートソン(一八六〇～一九六一年)の名前を挙げておこう。彼女が素朴な農村の風景を題材に絵を描きはじめたのは七〇代で、作品が高く評価されるようになったのは八〇代に入ってからである。一〇一歳という長寿をまっとうしたグランマ・モーゼスだが、彼女は死ぬ直前まで絵筆をとりつづけ、アメリカン・フォークアートの第一人者としてその名を記憶に留めている。

がらりと分野は変わるが、サイバネティックスの創始者ノーバート・ウィーナー(一八九四～一九六四年)も、後半生にすばらしい業績をあげたひとりだ。サイバネティックスとは、生物のシステムを成りたたせている複雑な原理を、人工的なシステムに応用しようというもので、現代科学の重要な土台となっている。ウィーナー自身は、「数学は若者のたわむれだ」と語っていたが、数学と哲学を融合させた著書『サイバネティックス――動物と機械における制御と通信』は五四歳で出版した。名著とうたわれる『科学と神――サイバネティックスと宗教』が世に出たのは、七〇歳のときである。いわゆる複雑系の研究は、ウィーナーの人生後半の洞察に支えられている部分が大きい。

老年期に入ってから政治の世界で頂点に立った例もある。一九六九年から七四年までイスラエル首相を務め、危機的状況に直面しながら国の舵とりをしたゴルダ・メイア(一八九八～一九七八年)もそのひとりだ。彼女が首相の座についたのは七一歳のときで、これはウィンストン・チャーチルが最初にイギリス首相に就任したとき（六五歳）や、ロナルド・レーガンがはじめて大統領になったとき（六九歳）より上である。晩年のメイアは「イスラエルの母」と呼ばれた。

二〇世紀で最も偉大な政治家といえば、ネルソン・マンデラ（一九一八年〜）の名前はかならず挙がるだろう。一九九四年、南アフリカ共和国で行なわれた初の民主的選挙に勝利した彼は、一九九九年まで大統領を務めた。就任時の年齢は七六歳。その知性と強靭な精神力は、二八年間におよぶ獄中生活でもまったく色あせていなかった。祖国の新しい出発にはっきりと方向性を示したマンデラは、自由の国となった南アフリカのシンボルである。

ここで紹介した六名は、いずれも人生の後半に創造的な活動をした。だが読者からは、彼らは特別な素質の持ち主ではないかという反論が返ってきそうだ。たしかに、どんな分野にもずばぬけて優れた人はいるものだが、ここでもうひとつ、意外な事実をお伝えしようと思う。

それは、精神機能の一部が失われたからといって、かならずしも「認知能力の破滅」にはつながらないということだ。場合によっては認知症の初期段階にあっても、知的生産性や認知能力を充分に発揮できるし、それどころか文化や政治といった分野で、社会に貢献することもできる。まさかと思われるかもしれないが、歴史をていねいに振りかえってみると、そうした事実はいくつも見つかる。良くも悪くも人類の運命を左右するような政治的決断や、不朽の輝きを放ちつづける芸術作品のなかには、明らかに老化の影響が見てとれ、認知症の症状さえ呈しはじめた精神から生みだされたものがあるのだ。もちろん、政治や芸術だけでなく、哲学や科学の世界にも同じような例は存在する。

精神機能が衰退し、認知症になりかけた人物が歴史や文化に影響をおよぼした逸話は、読みものとしてとてもおもしろい。だが、精神の衰えぶりにばかり注目していると、さらに興味ぶかい問題を見逃してしまう。それは、神経学的な能力減退を補いながら、知的活力を保った要因は何かということだ。その答えはパターン認識である。失われた能力を埋めあわせてくれるのは、何十年も前から積みたててきたパターン認識装置の「貯金」なのである。

認知症は痴呆症とも呼ばれるが、痴呆という言葉には、なってしまったらもう終わりで後戻りはきかず、お先真っ暗という残酷な印象がある。だが実際には、たいていの認知症は少しずつ進行していくもので、一五年とか、ときにはさらに長い時間がかかることもある。断崖から突きおとされるように、明晰な状態から、いきなり真っ暗闇になるわけではないのである。またすべての精神機能が、同時にだめになるということもない。たいていの場合、まず影響が出るのは一部の働きのみで、そのほかの機能はしばらくのあいだ元気なままだ。だから認知症の初期では、患者は頭がしっかりしていて、それから何年ものあいだ、知的活動も含めて高度な作業をこなすことができる。それでも病気は確実に広がっていくので、患者はゆるやかな下り坂の入り口に立っているようなものだが。ただ、軽い認知障害がすべて完全な痴呆に進むとはかぎらない。このことは医師や心理学者のあいだでは以前から知られており、精神能力の低下がたどる段階についても詳細に記述されている。

だが前にも書いたとおり、さまざまな種類のパターン認識装置があらかじめ整備されていれば、神経機能の低下の影響を長期にわたって食いとめることができる。この本では、こうした予防措置を可能にする脳のメカニズムを見ていくわけだが、仕組みを知る前に、まず現象的なところから説明しよう。読者のなかには、老化のせいで神経の働きが悪くなっているのに、頭が冴えわたっているなんて、眉唾ものと思っている人もまだいるはずだ。

ここでは、年をとって認知能力に影響が出ていながら、私たちの歴史や文化に大きな足跡を残した(それが良い悪いは別として)人物を紹介する。

芸術家と認知症

スペインとフランスの国境に位置するバスク地方は、長いあいだ謎に満ちたところだった。ここで話されるバスク語は、インド＝ヨーロッパ語族のどの言葉とも共通点がなく、起源は不明である。バスク人はヨーロッパでいちばん古い民族ではないかと言われている。ヨーロッパ大陸は、たびかさなる移民や征服によって民族や言語の構成が大きく変わったが、そうなる前の原始ヨーロッパ人の名残りを留めるのがバスク人であり、ケルト人や、さらにケルト文化以前の民族ともつながりがあると考えられる。近年のバスク地方は独立運動が盛んで、散発的に衝突が起きるところではあるが、観光客として訪れると、そういう不穏な空気はほとんど感じない。中心地サン・セバスティアンはヨーロッパ有数のビーチリゾートで、さんさんと降りそそぐ陽光、海に浮かぶ小舟、すばらしい料理を出すレストランと、至福の生活を象徴するものがすべて揃っている。またバスク地方は、エドゥアルド・チリーダ(一九二四〜二〇〇二年)と、彼の終生のライバルだったホルヘ・オテイサ(一九〇八〜二〇〇三年)という二人の彫刻家を生んだ土地でもある。

私がサン・セバスティアンを訪れたとき、夕食の席で出た話題は、前年に七八歳で世を去ったチリーダのことだった。私を招待してくれたのは、地元の総合病院に勤める神経科医のグループだったのだが、チリーダはアルツハイマー病にかかり、その病院で生涯を終えたのだという。最晩年のチリーダは、精神機能が完全にやられて、寝たきりの状態だったらしい。

翌朝、私たちは車でチリーダ・レク美術館を訪ねた。ここは、サバラガという集落を丸ごと彫刻美術館につくりかえたもので、チリーダ作品の所蔵数は他のどこよりも多い。広大な敷地の中心には、チリーダが暮らしていた一六世紀の納屋があり、周囲の庭園や芝地に彫刻が点在している。チリーダの作品はどれも巨大で、抽象的だ。金属、大理石などの石材、木材を使った刺激にあふれる彫刻は、巨石の構造物を思わせる壮大なスケールと、個人的な内省が混ざりあった不思議な雰囲気をかもしだしている。私はなぜか、先史時代のケルト人がつくったストーンヘンジと共通するものを感じた。どちらも同じ芸術の女神、少なくとも同じ流れを汲む女神たちから霊感を得ているように思えたのだ。バスク人とケルト人は、原始ヨーロッパ人の直系の子孫であり、あとからつぎつぎとやってきた侵略者や移住者によって、西へと追いやられた。そうした歴史が、共通する芸術的感性をはぐくみ、四〇〇〇年もの時を飛びこえて、ストーンヘンジと、現代バスクの彫刻に現われたのではないだろうか？　チリーダやオテイサの作品に、遠い古代の伝統が息づいている――そう思うと私はなんだか楽しくなった。

さらに散策を続けていくうちに、彫刻の説明板に興味が向いてきた。そこに記されている制作年代は、九〇年代半ばが多く、なかには二〇〇〇年のものもある。チリーダのアルツハイマー病は、二〇〇一年にはかなり進行していた。ということは、九〇年代の後半はもちろんのこと、早ければ半ばからすでに病気の影響は現われていたはずだ。私を取りかこむように配置された彫刻群は、そうした時期につくられたものだった。世界各国の美術館がのどから手が出るほど欲しがる作品が、重いアルツハイマー病患者によって生みだされていたとは……。そのことを地元の神経科医たちに話すと、彼らも驚いていた。アルツハイマー病によって記憶を失ったあとも、（少なくとも何年かは）創造性の泉を保ちつづけたチリーダのことは、サン・セバスティアン訪問を終えたあとも、ずっと私の脳裏から離れなかった。

病に脅かされながらも創作を続けたチリーダの晩年は胸に迫るものがあるが、彼と似たような境遇に陥ったのが、画家であり彫刻家でもあったウィレム・デ・クーニング（一九〇四〜九七年）だ。オランダ生まれで、二二歳のときアメリカに渡ったデ・クーニングは、七〇年以上の長きにわたって活躍し、二〇世紀アメリカ美術を代表する巨匠となった。独創的であること――それがデ・クーニングの本質を形づくっていた。有名な画家に師事せず、独学を貫いた理由を聞かれたとき、彼はこう答えている。「大樹の下には何も育たない」むしろデ・クーニング自身が大樹となって、新しい絵画の世界を切りひらいた。最初はキュビズムに心酔していたデ・クーニングだが、やがて作風はさまざまな変遷を遂げて、抽象的な男や女を描くようになり、いわゆる抽象表現主義を確立した。

一九七〇年代の後半ごろから、デ・クーニングは周囲にもわかるくらいもの忘れが激しくなってきた。こういう場合、忘れるのは最近のできごとが中心で、遠い昔の記憶はしっかり残っていることが多い。専門的な言いかたをすると、「逆向性健忘の時間傾斜」という堅苦しい表現になる。それでも病気が進行すると、昔の記憶さえも薄れていく。デ・クーニングの伝記を書いたヘイデン・ヘレラは、デ・クーニングが長年の友人を見ても誰かわからなくなった様子を記している。その後彼は、アルツハイマー病と診断される。

それでもデ・クーニングは創作を続けた。一日中アトリエにこもり、ときには一週間に数点の作品を描きあげることもあった。「今日完成させておけば、明日また同じ絵を描かずにすむからね」これはデ・クーニングが八一歳のときの言葉である。記憶は失われても、ユーモアのセンスは色褪せなかった。

人生の最終章に入っても、デ・クーニングの芸術は前進をやめなかった。一九八〇年代になると筆づかいが骨太になり、あざやかな色彩のうねる曲線を中心とした「ハイパーアクティブなフォルム」がカンヴァスに登場するようになった。デ・クーニング自身も、八〇代になってからのこうした変化を意識していたようだ。「私のパレットは、ふたたびオフトーンの色彩にあふれている。いままでは、自分が知らなかったことを知ろうとしていたが、いまは何を知っているのかわからなくなっている」つまり、こと作風の変化に留まらなかったということだ。デ・クーニングにとって創作活動は、たんに表現形式を乗りかえることではなく、ものごとや自分の経験の深い意味を理解する手段でもあった。「様式なんていんちきだ……様式を確立したいと願うのは、不安な気持ちの言い訳にすぎない」

ではデ・クーニングの作風の変化は、彼自身の経験をどんな形で反映しているのだろう? 認知能力の衰えは、創作活動の足をひっぱったのか、後押ししたのか？　それとも両方が複雑にからみあっていたのか？

美術評論家たちも、デ・クーニングの作品の変化を見逃さなかった。彼らはそれを後退ではなく前進ととらえ、新しい洞察と理解の境地を切りひらいたと評価した。デヴィッド・ローザンドはこう書いている。「より巧妙に計算された均等なリズム、広がりのある空間……新しい秩序と新しい静寂が支配している……デ・クーニングは画法を純化させた。感覚的だった部分は高い精神性を帯びて、物質的な起源をかすかにたどることができる」また『ニューヨーク・タイムズ』紙のヴィヴィアン・レイナーは、「これまでも自然から遠ざかることのなかったデ・クーニングだが、いまはかつてないほど自然に近づいている」と評した。

エドゥアルド・チリーダとウィレム・デ・クーニング。彼らはアルツハイマー病が進行し、日常生活に支障をきたすようになってからも、第一級の作品を創造しつづけた。だが、認知症の影響をそこかしこに受けながら、自らの才能を発揮し、大きな仕事をなしとげる例は、芸術という分野にかぎったことではない。次は、政治の世界に目を向けてみよう。

政治家と認知症

政治は芸術とちがって、良い悪いがあいまいな世界だ。偉大な芸術家がその名を記憶されるとき、そこにはかならず優れた作品がある。ところが歴史に名を残す政治家は、英雄のこともあれば、悪党のこともあるし、ときにはひとりの人間が二つの顔を持っていたりする。ここではそれぞれの実例をひとりずつ紹介しよう。いずれも、認知症を発症し、認知能力にかげりが見えはじめてからも、政治への意欲を燃やしつづけた人物だ。

プラトンは『国家』のなかでこう語っている。「国に見いだされる数々の善のなかでも、最初に現われるのは知恵である」ほんとうにそうあってほしいものだ！　私たちは、富と力を持つ者は、自然の法則が適用されないと思いがちだ。いや、誰よりもそれを強く信じているのは、ほかならぬ富と力を持つ者自身だろう。それを好意的に表現すれば「どこまでも広がる自意識」だが、身も蓋もない言いかたをすると「傲慢」ということになる。

しかし、ほかの法則はいざ知らず、認知症を引きおこす生物学的な変化は、富める者、豊かな者、道徳的に正しい者の区別なく訪れる。そもそも認知症によって、まばゆい輝きを放っていた知性が支離滅裂になり、よりどころを失って、貝のように押しだまるのはなぜなのか。その疑問は、まだ解明がはじまったばかりだ。認知症とひと口に言ってもいろいろで、脳を少しずつ萎縮させるタイプの病気もあれば、小さな卒中をあちこちに生じさせるものもある。さらに始末の悪いことに、そうした症状が複合的に現われることもある。いずれにしても、貧富や善悪の区別なく精神をむしばんでいくのが認知症だ。大衆は権力者を畏怖し、特別な存在と見なしている。そんな大衆が見つめるなかで、認知症によって精神の働きが衰えはじめた人物が、歴史を変える重大な決断を下す――そんな例は過去にもあったし、これからも起こる。

このことにはじめて考えがおよんだのは、もう何年も前だ。そのころのアメリカは、ロナルド・レーガンが大統領だった。ニューヨークの知識階級はおしなべてリベラルだが、ソ連から逃げてきた私は、例外的にレーガンを熱烈に支持していた。彼は「悪の帝国」の解体に力を貸してくれたからだ。そんなレーガンに認知症の兆しを感じとった私は、激しく動揺した。それは彼のアルツハイマー病が公表されるのはもちろん、マスコミが怪しいと騒ぎだすよりずっと前のことだった。

レーガン政権が二期目に入っていたあるとき、彼はビットブルク問題についてジャーナリストから厳しく問いつめられた。一九八五年に当時の西ドイツを訪問したレーガンは、補佐官たちが止めるのも聞かず、ナチ親衛隊員が数多く埋葬されているビットブルク墓地を訪ねて献花したのだ。ヘルムート・コール首相の政治パフォーマンスにまんまと利用されたというのが、アメリカ世論の見かただった。ジャーナリストとの一問一答をテレビで見ていた私は、レーガンの答えがおぼつかず、一貫性がないことに気がついた。私はすぐに受話器を取りあげて、友人で神経外科医のジム・ヒューズに電話をかけた。「レーガンはアルツハイマーだぞ！」だがジムは一笑に付した。それはたんなる言葉のあやであり、私が本気で言っていると思わなかったのだ。

テレビを見ただけで決めつけるなんて、性急すぎるし無責任だと思われるかもしれない。しかし私は神経心理学者として、そのころすでに二〇年の実績があった。精神のありかたを変えてしまう脳のいろいろな病気を研究し、診断し、処置することをなりわいとしていたのだ。臨床の経験も豊富で、診断の正確さには定評があった。研究成果を専門誌に発表したり、脳と精神についての著作もあった。だからアルツハイマー病かどうかの判断は、たいていの人より適切にできる。レーガンがテレビで見せたちぐはぐな受け答えに、私はピンと来た。テレビに出ていた人物が、たとえ合衆国大統領でなくても、同じように感じたはずだ。

私の悪い予感は、やがて確信に近いものとなった。それは、次期大統領であるジョージ・ブッシュの就任式の模様をテレビで見ていたときだった。式に出席したレーガンは、儀杖兵の前を通り、彼のために用意された革張りの立派な椅子に腰をおろしたと思うと、がっくり頭を落として居眠りをはじめたのだ。「脳幹がやられたな」と私はつぶやいた。覚醒した状態を保つのは、脳幹の役目なのだ。脳幹がきちんと働いていないと、健全な精神活動はとうてい望めない。このとき私は確信した。ロナルド・レーガンは、第二期政権の途中から、すでに認知症を発症していたにちがいない。

レーガンが大統領の座をしりぞいてまもなく、私の確信をさらに裏づけるできごとがあった。もっとも世間はまだ、前大統領が痴呆になりかけているとは露ほども疑っていなかったが。イラン・コントラ事件について何度もインタビューに応じていたレーガンだが、聞き手がどんな人物名やできごとを引きあいに出しても、レーガンは心もとなさそうな表情を浮かべ、疑うようなまなざしで、まったく覚えていないと言いはったのだ。テレビのコメンテーターは、レーガンは嘘をついていると評したが、私はそうは思わなかった。彼は何かを隠しているのではない。ほんとうに何も覚えていないのだ。それは認知症が初期段階にあることを示していた。

私はあくまでテレビを通じて判断しただけだが、一九九四年にはアルツハイマー病という正式な診断が下された。また、レーガンは母親も兄も認知症だったことが明らかになった。アルツハイマー病であることを公表した前大統領の勇気には、私はもちろん多くの人が感服した。私が最初におかしいと感じたとき、レーガンはすでに認知症を発症していたのか、それともまだ神経機能の低下や軽い認知障害といった「グレーゾーン」だったのか。認知症が少しずつ進行し、はっきりした境界線を持たない病気である以上、そんなことを論じてもはじまらない。実際、レーガン前大統領がこの世を去ったのは、正式な診断から一〇年もたった二〇〇四年のことだった。

英雄と独裁者

だが、ロナルド・レーガンは特殊な例ではない。人間の社会は皮肉なもので、政治やビジネス、芸術の世界で頂点にのぼりつめる年代は、さまざまな神経機能が衰えはじめるころでもある。世界各国を眺めても、政治的な指導者は男女に関係なく六〇代から七〇代のことが多い。これくらいの年齢になると、身体のあちこちにガタが来ることは常識のはずだが、認知症の危険については、まだそれほど関心が高くないのが実情だ。

しかも社会のトップに立つような人間は、どんなに年をとっても頭脳が明晰なままだと世間は思っている。だがこれは、ただの幻想にすぎない。高齢になると心臓の働きが弱くなってくるように、精神の働きもまた、老化の影響をまぬがれないのである。

ひとつの分野で名を成すような人は、凡人より優秀な頭脳を持っている？　たしかにそれは当たっているだろう。しかしずばぬけた知力を誇っていながら、遺伝的な理由や、いまだ解明されていない環境面の影響によって、晩年に認知症になった例は数知れない。社会的な地位とか頭の良さは、痴呆を食いとめる防護壁になってはくれないのである。

それでも直感的には、知性豊かで活発な精神ほど劣化に強いように思えるし、人びとのあいだには、そうあってほしいという願望も根強い。たしかに、ここ一〇年ほどの神経科学の研究から、精力的な精神活動によって脳の再構成が行なわれ、年齢による機能の低下に対抗しうることがわかってきた。ただし、遺伝的な性質など、(少なくともいまの段階では)あとから手を加えることができない要因も存在する。

科学や哲学の歴史を振りかえっても、比類なき偉大な知性が崩壊していった悲痛な例はたくさんある。物理学者ではイギリスのニュートンやファラデー、それにドイツの哲学者イマニュエル・カントは、年齢とともにもの忘れが激しくなった。もっと最近の例では、現代情報理論の父と言われるクロード・シャノンが、晩年にアルツハイマー病と診断されている。

それでも科学者の場合、精神機能が低下したところで世の中に大きな打撃を与えるわけではない。そのせいで偉大な発見や発明が遅くなったり、場合によっては次の世代に先送りになったりすることはあるかもしれないが、それで人類が危機に陥ることはない。それに科学者が優れた業績をあげるのは、どちらかというとキャリアのなかでも早い時期のことが多い。認知症になるのは、たしかに本人や家族にとっては悲しいことだが、それによって社会がひっくりかえるような事態は考えにくい。

ところが、国や軍隊といった巨大組織を率いる人間となると、話はがらりと変わる。権力の頂点に立つ年代は、認知能力にかげりが出てくるころでもあるのだ。精神活動の衰弱は、神経機能の軽い障害から明らかな痴呆まで、さまざまな形で現われる。しかも脳の働き自体に、人格者か、はたまた愚か者かという区別はない。何千人、何万人の生死を左右する政治家の決断も、脳のなかで展開されるプロセスだけ見ると、家族経営の食料品店の主人が、来週仕入れるツナ缶のメーカーを決めるのと何ら変わりはないのである。食料品店の経営ぐらいなら、認知症が初期でまだ軽ければそれほど支障は出ないだろう。ところが世界的な政治指導者が、低下した認知能力で行なう判断は、影響力が比較にならないほど大きい。

私がテレビのレーガン大統領を見て異変を感じたのは、彼が七〇代のときだった。これぐらいの年齢になると、アルツハイマー病はもちろん、脳血管性痴呆やその他の痴呆になる危険性が高まってくる。しかし初期段階では、素人目で病気を見抜くことは難しい。政治家もたえず衆人の目にさらされているはずだが、権威がじゃまをして見すごされたり、うすうすわかっていても無視されることがある。最初は、判断力や自制心といった高度な精神機能が怪しくなるだけだが、やがていつまがいつで、ここがどこかという見当識が失われ、基本的なこともこなせなくなって、遠目から見ても精神がむしばまれていることが明らかになる。

二〇世紀という時代は、神経が衰えて痴呆になりかけていた、あるいは完全に認知症になっていた人物が、大国を仕切っていた事例をいくつも生みだした。世界的な英雄だろうと悪名高い独裁者だろうと、認知症は容赦なく襲いかかったのである。

独裁者のほうの代表が、アドルフ・ヒトラーである。晩年のヒトラーは、重いパーキンソン病に苦しんでいた。記憶力の低下も著しかったという報告もある。パーキンソン病というと、手足がこわばって身体が動かなくなるというのが一般的なイメージだが、認知機能障害も起こるし、痴呆状態に至ることもある。またパーキンソン病と症状がよく似ている病気に、レヴィ小体型という種類の痴呆がある。ヒトラーは第二次世界大戦末期に五六歳で自殺したが、このころパーキンソン病にかかっていた可能性が高い。ヒトラーの側近のひとりアルベルト・シュペーアも、戦争後半あたりからヒトラーが「無関心」「無気力」になり、判断力がなくなっていったと書いている。

二〇世紀を代表するもうひとりの独裁者、ヨシフ・スターリンもまた例外ではない。驚異的な記憶力を誇ったスターリンだが、晩年はもの忘れが激しくなり、側近の名前が出てこないこともあった。痴呆によく見られる妄想症にも拍車がかかり、周囲の人間にはそれまで以上に危険がおよぶようになる。スターリンの後継者となったニキータ・フルシチョフも、またユーゴスラヴィアの政治家ミロヴァン・ジラスも、スターリンは「頭が変になっている」との思いを強くしていた。グルジア生まれでありながら、ロシア語を巧みに話していたスターリンだが、しだいに言葉が怪しくなり、母語であるグルジア語に回帰するようになった。これはバイリンガルの痴呆患者によく見られる変化である。さらに、一時的に見当識を失ったり、たびたびめまいに襲われるようになった。これは脳血管系の疾患に見られる症状だ。スターリンの伝記を書いたサイモン・モンテフィオレによると、スターリンは一九五二年春、ウラジーミル・ヴィノグラドフという医師の診察を受けた。このときは「前頭葉に軽い梗塞があり、小さい嚢胞が生じている」という診断だった。翌年スターリンは脳出血で死亡する(毒殺説もあるが)。死後解剖によって、少なくとも五年前から動脈硬化が起こっていたことが判明した。晩年のスターリンをいまの医学で診断すると、「初期の脳血管性痴呆」ということになる。

スターリンの前任者であるウラジーミル・レーニンも悪名をとどろかせた人物だが、彼も脳血管性の病気を持っていた(梅毒の合併症という説もある)。彼は一九二四年に死んだが、その二年前から何度も脳卒中の発作に襲われて衰弱が進み、ほとんど言葉を話せなくなっていた。それでも一九二三年までは、誕生まもないソヴィエト連邦の運営を断続的に続けたが、認知機能の低下は明白だった。

中国共産党の指導者だった毛沢東も、晩年には奇矯な行動がめだったと言われている。彼は、運動神経が死んでいく筋萎縮性側索硬化症(ALS)にかかっていた。アメリカでは、有名野球選手にちなんでルー・ゲーリッグ病とも呼ばれている。運動機能が徐々に失われ、それにともなって発話もコントロールできなくなるのが特徴だ。毛沢東の場合も、言葉によるコミュニケーションがほとんどできなくなり、何を話しているのか周囲は理解不能だったという。だがそれだけではない。最近の研究によると、ALSは運動障害だけでなく、認知機能障害も引きおこし、患者の三割に痴呆症状が出るという(とくに影響を受けやすいのが、意思決定や言語など高度な作業を行なう前頭葉と側頭葉である)。ALSによって認知機能が損なわれると、考えかたに柔軟性がなくなり、抽象的な推論ができなくなり、もの忘れが激しくなる。

ヒトラー、スターリン、毛沢東の三人は、精神機能が危うくなってきてからも、それぞれの「帝国」の頂点に立ちつづけた。歴史家アラン・バラックが指摘するように、精神の崩壊や初期の痴呆が、生まれついての気質に拍車をかけたのである。

だが年齢にともなう脳の病気は、むろん独裁者だけがなるものではない。アメリカ合衆国の第二八代大統領を務め、ノーベル平和賞を受賞したウッドロウ・ウィルソンは、任期中の一九一九年に脳卒中の発作に見舞われた。生命は取りとめたものの、発作後はまるで別人になってしまった。頭が固くなってものごとの機微を理解できなくなり、何でも白黒をはっきりさせようとする厄介な性格に変貌したのである。そのため、孤立主義を主張する議会を説得することができず、アメリカは国際連盟への参加が果たせなかった。

フランクリン・デラノ・ローズヴェルトも死因は脳卒中だったが、その前から何度も大きな発作に襲われていて、いまで言う脳血管性痴呆症になっていた。ただ当時は、そうした病気の存在が知られていなかったし、CTスキャンやMRIといった診断手段も発達していなかった。それでも、大統領として合衆国を率いていた第二次世界大戦末期には、「仕事に打ちこもうとする姿勢に翳りが見えはじめた」ことが指摘されている。認知能力のほうも、生命を奪う大発作のかなり前から衰えが出ていた。

二〇世紀の政治指導者のなかで、私が誰より尊敬してやまないウィンストン・チャーチルもまた、こうした病気の犠牲者だった。イギリス戦時内閣ではじめて首相に就任したとき、チャーチルはすでに六五歳。二〇世紀を代表する政治家のなかでは、最も遅咲きである。

第二次世界大戦中、チャーチルの頭脳活動はときにつまずくことがあった。戦争をともに戦ったアランブルック陸軍元帥は、そのことを指摘して閣僚たちを不安に陥れたし、ロイ・ジェンキンスらによる伝記にも、同様の内容が出てくる。それでも、たまに仕事がとどこおるぐらいで、困難な任務をみごとにこなす手腕はいささかも揺るがなかった。チャーチルにはじめて軽い脳卒中の発作が起こったのは、二度にわたる首相時代にはさまれた一九四九年のことだった。二度目に首相を務めたのは一九五一年から五五年までだが、ロイ・ジェンキンスの同情的な言葉を借りれば、このころにはすでに「栄光に包まれながらも職務には不適」な状態になっていた。

周囲の証言を集めると、チャーチルは意欲、集中力の波が大きく、演説の草稿を書いたり、複雑な考えごとがままならないこともあったようだ。また、ベジークという難解なカードゲームに熱中し、何時間でも続けていた。その後も軽い発作は何度か起きていたが、一九五三年、執務中についに大きな発作に見舞われて、言葉がうまく出てこなくなり、車椅子を使うようになる。神経学的に見れば順調に回復したことになるが、大発作後のチャーチルは、もはや昔の彼ではなかった。周囲は、尊敬半分、いらだち半分の思いで引退をほのめかしたが、チャーチル自身はありとあらゆる理由をつけて先延ばしにし、政権の座をゆずったのはやっと一九五五年四月になってからだった。

現職中に精神機能が衰退しはじめていた政治指導者のひとりに、レオニード・ブレジネフがいる。経済停滞にあえぐ旧ソ連で最高指導者だったブレジネフは、晩年になると言葉が不明瞭になり、足元がおぼつかず、性格にむらが出てきた。ロシアの著名な歴史家であり、ソ連指導部中枢に食いこんでいたドミトリ・ヴォルコゴノフ将軍は、政権末期のブレジネフの仕事ぶりを「老いぼれて混乱している」と評した。

またレーガンの盟友であり、イギリス保守党を率いたマーガレット・サッチャーだが、「軽い脳卒中の発作」を何度か起こしたために、いまでは公的な場に姿を現わすことはない。ひょっとすると、認知機能が損なわれる病気の初期段階にあるのかもしれない。アメリカやフランスの大統領は任期が定められているが、イギリスの首相にはそうした制限がない。もし病気にならなければ、「鉄の女」サッチャーはその後何度も再任されつづけていたかもしれない。ヨーロッパ最古の民主国家を、認知症になりかけの女性が率いていた可能性もある。

二〇世紀最後の一〇年間には、ロシアとインドネシアという二つの大国で、舵とり役に痴呆の影がちらつく例が出現した。それはボリス・エリツィンとアブドゥルラフマン・ワヒドである。エリツィンはアルコール依存症で心臓病も抱えていた。このような状態では、脳に回復不能な変化が起きていても不思議ではない。仮にも一国の大統領が、訪問国の空港に降りたち、出迎えた高官たちの眼前で立ち小便をはじめるのは、酒のせいだけではないはずだ。スハルト後のインドネシアを支えたワヒド元大統領も、脳に重大な損傷を残す卒中に何度も襲われた。ワヒドは当てもなく歩きまわる徘徊癖で知られていた。

エリツィンとワヒド、それぞれの国家運営には功もあれば罪もあった。二人とも、気まぐれで一貫性がなく、矛盾した行動や発言が目立っていたが、その背景には、国が大きな転換期を迎えていたこともあっただろう。エリツィンとワヒド、さらにはブレジネフをアメリカの老人クリニックに連れていき、最新の診断基準をもとに神経心理学的な検査を受けさせたら、かなり悲観的な結果が出たのではないだろうか。

「正常な老化」とはどういうものか、私たちはいま見直しを迫られている。世界的な政治指導者が、晩年に精神の明朗さを失っていった例は、それを考えるうえで大いに参考になるはずだ。いままでは、認知機能の衰え、つまり「頭がボケてきた」「分別がなくなってきた」と言われるような状態は、年をとればかならず起きる老化現象のひとつと考えられてきた。しかし、それはもう過去の話である。『サクセスフル・エイジング *Successful Aging*』（邦題は『年齢の嘘――医学が覆した6つの常識』）という画期的な著作を発表したジョン・W・ローウェとロバート・L・カーンは、こうした固定観念に挑戦し、老人に見られる精神機能の低下は、何らかの脳疾患が原因であり、その多くは予防や治療が可能だと主張した。彼らが提唱するサクセスフル・エイジングの概念には、高齢になっても頭の働きが切れを失わず、清明な意識を保つことも含まれている。八〇代、いや九〇代になっても意欲旺盛で、頭の回転が速く、打てば響くように反応できる――そう言われて私が思いうかべるのは、連邦準備制度理事会のアラン・グリーンスパン前議長や、歴史家のジャック・バルザンといった人たちだ。もし私が長生きできたとして、少しでも彼らに近づくことができるだろうか。

だが二〇世紀を代表する政治指導者のなかには、少なくとも脳の健康という点では、サクセスフル・エイジングができなかった人がいる。彼らは英雄か独裁者かに関係なく、無残な老いを迎えた。

この章ではそんな人物をたくさん取りあげたが、ひとつ重要な点を見落としてはならない。それは、政治的指導者のほとんどが、病気のせいで精神的に怪しいところが出てきても、おおむね自制が働いていたということだ。もちろん、たくさんの腹心や補佐役の手厚い支えがあったことはまちがいないが、それでも指導者たちはただのお飾りではなく、実質的なリーダーとして国の頂点に君臨していた。

神経の働きが低下していたにもかかわらず、彼らが強烈な個性で政治力を発揮できた背景には、若いころに鍛えたパターン認識能力があった。そのため新しい状況や困難が次々と押しよせてきても、まるですでに経験したことのように楽々と対処することができた――並みいる政敵を押しのけてトップに到達できたのは、そのおかげだろう。認知科学者ハーバート・サイモンが言うように、パターン認識は、私たちに与えられたいちばん強力な認知ツールなのである。この章に登場した政治家たちは、パターン認識が老化の脅威から脳を守ってくれることをはっきり示している。パターン認識能力に磨きをかけ、多彩な認知テンプレートの在庫をたくわえておけば、年齢がどんなに高くなり、ときには認知症にやられても、精神の働きは昔のままでいられる。

ここで紹介した指導者たちが、みんな優れた知恵を身につけていたとは言いがたい――むしろその逆だろう。だが善悪はともかく、ずばぬけた判断力と洞察力を発揮していたことはまちがいない。記憶や注意力が衰えても、過去の経験をもとに積みあげた数多くの認知テンプレートがあるので、難問が降りかかってきてもおなじみのパターンとして対応できる。いくら記憶が確かで、単純な頭脳作業をすばやくできても、パターン認識能力が低いと、未経験の状況にはお手上げなのである。そんなパターン認識能力がどうやって形成されるのか、その能力が老化の悪影響をどう回避するのかということは、あとでくわしく説明する。その前に、知恵や判断力、分別という漠然とした概念を、心理的な現象としてとらえなおすことにしよう。

第四章　知恵は国境を越える

知恵と天才

知恵は労せずして与えられる贈り物、それとも自分でかちとる賞品？

人びとは昔から、知恵というものに畏怖の念を抱いてきた。その感情は、哲学者や心理学者だろうと、一般の人だろうと変わりはない。人類は誕生まもないころから、文化や社会に関係なく、知恵を特別なものと見なしてきた。儒教やソロモンの格言といった形で、知恵の集大成を生みだした文明もある。そして最近では、心理学的・社会学的現象として知恵をとらえようとする動きが出てきている。たとえばエール大学の心理学者ロバート・スターンバーグは、知恵をテーマにした優れた研究論文を集めて、一冊の本を編んでいる。この本の内容は、本書でもおいおい紹介していくことにする。

すべての精神的な能力のなかで、人がもっとも切望するのは知恵である。旧約聖書の箴言にも、「知恵の初めはこれである。知恵を得よ」（四章七節）とある。でも、どうすれば知恵を得られるのか？　そもそも知恵とは何なのか？　「知恵は幸福のなかでも最上の部分」と書いたのはソフォクレスだ。心理学者のミハイ・チクセントミハイやケヴィン・ラスンデは、「人間の行動を評価する概念のなかで」、尽きせぬ関心を集めてきたのは知恵だと断言している。そして「知恵」の概念は直観的なものでありながら、二五〇〇年前から、一貫して確かな意味を持ちつづけてきたと述べている。同じく心理学者のジェームズ・ビレンとローレル・フィッシャーは、人類が知恵というものを意識しはじめたのは、もっと前のことだと考える。『ブリタニカ大百科事典』によれば、紀元前三〇〇〇年の古代エジプトの記録に、知恵に関する記述があるという。それから六〇〇年後には、知恵者と評判だった男が記録に登場する。それはファラオに仕えるプタハヘテプという者だった。

時代が下って中世ヨーロッパでは、七本に分かれた知識の枝を広げ、知恵の葉が生い茂る「知恵の樹」が象徴的に描かれるようになった。またイギリスの軍人で考古学者のT・E・ローレンスは、中東での体験を記した自伝的作品に『知恵の七柱』というタイトルをつけた。私たちは、秩序と啓発を知恵のたまものと考え、知恵のないところに混沌や過剰が起こると考える。昔から人びとは、知恵とは知性と道徳、霊的な世界と実際的な世界が融合したものだと理解していた。

だが、これほど古くから人びとが興味を持ち、また熱心に論じてきたにもかかわらず、知恵の本質はいまだ謎に包まれている。知恵という視点で脳のメカニズムを探る試みは、つい最近まではまったく行なわれていなかった。ロバート・スターンバーグは、「知恵を正しく、完全に理解するには、誰よりも優れた知恵が求められる」と語っている。著名な心理学者であり、この分野の第一人者であるスターンバーグが言うことだから、そのとおりなのだろう。

知恵という難攻不落にも思えるテーマに、どう取りくめばよいのか？　かつて私が師事した心理学者アレクセイ・レオンティエフは、巧みなたとえ話が大好きな人だった。彼はよく、ものごとを理解しやすくするためには、まず複雑にする必要があると言っていた。いささか挑発的な助言だが、ここはひとつそれにしたがってみよう。知恵と同時に、天才ということも考えてみるのだ。

知恵と天才――この二つは同じような文脈で語られることが多い。スターンバーグも、「知恵」と「創造性」を標題に入れた論文を書いている。だが天才(またの名を創造性)もまた、知恵と同じくらい謎めいていて、説明ができないものだ。天才は知恵と並んで、容易には得ることができず、だからこそ高く崇められている特質である。天才や知恵を持つ者はほんのひと握りであり、ほとんどの人は冗談でも、自分が天才だとか知恵者だと言わないし、そうした資質が持てるとも思っていない。

天才と知恵は、どちらも精神がはるかな高みに達した状態であり、それゆえに気づかれにくいというパラドックスをはらんでいる。そのときどきの社会通念の枠からはずれているため、無視されるならまだしも、へたをすると狂気と見なされかねない。

知恵も天才も、社会に先んじていなければならないが、あまり先に行きすぎると理解されない。当たり前とされている概念や信念に挑戦しなければならないが、そこから断絶してはいけない。「天才は困惑を招く」と言ったのはイギリスの軍事史家J・F・C・フラーだが、たしかにそのとおりである。だが困惑も度を超すと、完全に無視されるか、愚か者としてあざけりを受けることになる。その微妙なバランスについて、詩人ウィリアム・ワーズワースはこう書いている。「独創性のある偉大な書き手は、独創性があって偉大であればあるほど、人びとに好まれる味つけを工夫しなければならない」

時代の先を行きすぎるのは、知恵者ではなくむしろ天才が陥りやすい運命だろう。知恵とは、新しいものと古いものを結びつけ、過去の経験を土台にして新しい課題の解決策を見つけだす能力と言いかえることもできる。いっぽう天才は、不純物のない斬新なアイデアを思いつく能力と言えるだろう。だからあまりに先端的な天才は時代から無視されるし、永遠に埋もれたままで終わることもある。とはいえ、天才を認められない社会をなじるのはお門違いというものだ。心理学者のカール・R・ロジャーズは、「創造性の本質は新しさだ。それゆえ我々は、その良し悪しを判断する基準を持たない」と指摘している。

ではその時代に認められず、後世になっても評価されなかった「究極の天才」は、歴史の波間に消えたままなのだろうか。もしそうだとすると、暗闇にともる灯台のように人びとを導き、文明の進歩に貢献した偉大な人びと——アリストテレス、ガリレオ、ニュートン、アインシュタインなど——は、ワイン愛好家の言う「セカンドラベル」ということになるのか。私たちの文化は天才の真価を正しく評価せず、セカンドラベルを受けいれてよしとするのか。そんな可能性に思いをはせるのは、おもしろくもあり、複雑な気持ちでもある。それに、時の流れにまぎれて忘れられた人物について、真の天才かどうか確かめる方法があるのかという疑問も出てくる。

それでもときおり、思いがけないめぐりあわせや偶然、あるいは歴史家の掘りおこしによって、忘れられた天才の姿がよみがえることがあって、私はそれを「レオナルド現象」と呼んでいる。

今日では、レオナルド・ダ・ヴィンチが天才画家・彫刻家であり、また天才発明家、技術者であることは疑いようのない事実だ。ただしダ・ヴィンチが不朽の名声を確立したのは、もっぱら芸術作品を通じてである。すぐれた絵や彫刻を残したからこそ、人びとは彼が技術的なアイデアを記した写本にも関心を寄せた。もしダ・ヴィンチが芸術に縁遠く、エンジニアとしてのみ天才だったならば、その名はいまも語りつがれているだろうか？　答えはノーである。工学の分野における彼のアイデアは斬新すぎて、同時代の人びとはまったく理解できなかっただろう。ダ・ヴィンチに芸術家の顔がなければ、天才エンジニアのダ・ヴィンチに注目が集まることはなかったはずだ。凡庸な発想しか持てない同時代人は、天才や賢人をさげすみ、あざ笑う。それは、未来が見えるにもかかわらず、誰にも信じてもらえなかったギリシャ神話の王女にちなんで「カサンドラ現象」と呼んでもいいかもしれない。マハトマ・ガンジーは南アフリカで警察に暴力をふるわれ、ソ連の物理学者アンドレイ・サハロフは流刑の憂き目にあった。

たぐいまれな才能を持つ者のことを、「神の手が触れた」と表現したりするが、天才や知恵者は、一般人とはまったく別のつくりになっているのだろうか。この本の筆者はもちろん、読者の大半は、知性はあっても凡庸な人間のはずだ。そんな人間には、天才や知恵がどういうものか想像することは難しいだろう。神から与えられた特別な資質と、それを持たない自分たちのいまの生活をどう関係づければよいのか。

そもそも、輝かしい才能や知恵を持つ人は、私たちと根本的に異なる存在なのか？　美術館に飾られたミケランジェロのダヴィデ像は大理石でできているが、それを感心しながら眺める観光客の身体には熱い血が流れている。天才や賢人と私たち凡人は、大理石と生身の肉体ぐらい中身がちがっているのだろうか。それとも、彼らのずばぬけた才能や知恵と、私たちが持つ地味な資質とのあいだには、連続性が存在しているのだろうか。それならば、私たちがああなりたいと望んでも身のほど知らずではないし、連続性についてもっと掘りさげることで、知恵や天才を包む謎のベールをはがして、本質に一歩近づくことができる。そうすれば、能力や知性はあっても、天才でも賢人でもないほとんどの人にとって、役に立つことが見つかるはずだ。

才能と判断力

天才と知恵ほどではないにしろ、誰もがほしいと願ってやまないものがある——それは才能と判断力だ。というより、天才と知恵は、それぞれ才能と判断力(または分別)が最高レベルに達した状態だろう。逆に言えば、天才と知恵を等身大に縮めたものが才能であり、判断力だということになる。

才能と判断力は、どちらも高く評価される資質だが、こちらは私たちの手が届く高さにある。だからといって、そこから天才や知恵にまで到達できるかというと、おそらく無理な話だが。「知恵を理解するには、知恵が必要だ」というスターンバーグの言葉にしたがうならば、私たちは天才や知恵、さらには才能とか判断力といったものを、完全に理解しようと思わないほうがいいのだろう。だからここでは、倫理的・社会的な要因ははぶいて、神経生物学的な側面、認知や脳の働きに話を限って考えることにする。きわめて限定的ではあるが、これまで研究の手がまったくつけられていない重要な側面であることは確かだ。

まず、才能と判断力なるものに、定義を与えなくてはならない。まず才能だが、これには「新しさ」と「創造性」という二つの要素が不可欠だ。過去に生みだされたものとは一線を画す、まったく新しい何かを創造する能力、と言えばいいだろうか。才能が発揮される分野は、アイデア、芸術作品、テクノロジー、工業製品、社会構造と多岐にわたる。

そして判断力だが、これは突きつめれば、古いものと新しいものを関連づけできる能力ということになる。解決ずみの問題と、新しく発生した問題のあいだに共通点を見つけだす力だ。この能力が高い人は、さまざまな状況の本質をコレクションのように頭のなかにそろえていて、次に似たような状況に直面したとき、最も効果的な行動を選びだすことができる。

判断力と知恵とのあいだにある連続性を、心理学者が見逃すはずがない。スターンバーグによると、賢い人は周囲から「問題や状況を独自の視点でとらえて解決できる人」と見なされている。判断力と、その究極の形とも言える知恵に関しては、ものごとの本質を鋭く見抜くだけでは不充分なのだ。さらに踏みこんで、状況を変えるための正しい対応策まで出せなくてはならないのである。困っている人に対して、説明だけでなく指針を与えられるのが真の知恵者ということだろう。知恵と判断力は、規範的な力がとても強い。規範ということについては、あとでまたくわしく触れることにする。

才能と、その究極の形である天才。判断力と、その究極の形である知恵。どちらも連続性がありながら、ちがいは際だっている。才能とは有望さであり、それを実現するのが判断力だ。天才

（才能もだが）は若さを連想させるが、知恵や判断力には円熟味がある。いたずらっぽい表情をしたモーツァルトを天才の顔とすれば、いかめしいトルストイは知恵の顔だろう。若さと知恵の交換は、哲学者や心理学者だけでなく、詩人もしばしば取りあげる題材だ。知恵と判断力は、いわば年をとったごほうびなのである。

画期的な発見をしたときの科学者の年齢は、三〇代がいちばん多く、その後は減るだけだ。天才アインシュタインが、特殊相対性理論をはじめ、重要な論文を立てつづけに発表したのは二六歳のときだった。そして戦争と平和、核エネルギーに関してローズヴェルト大統領に助言を与えたのは、六〇歳の賢人アインシュタインである。

長寿をまっとうした天才の場合、ずばぬけた才能が後退して、知恵に道を譲った時期を見きわめるのは難しい。この二つは継ぎ目なく混ざりあっていて、高齢になっても偉大な仕事をなしとげる原動力となる。ミケランジェロがシスティナ礼拝堂の天井画を完成させたのは三〇代のときだが、ヴァティカンにあるサン・ピエトロ大聖堂の修復に取りくんだのは七〇歳をすぎてからである。

おのれの天才を時とともに熟成させ、豊かな知恵へと深めていった偉人たちの生涯を知ると、もはやひれ伏すしかない。しかし残念ながら、歴史を眺めると、いつもそうとはかぎらないことがわかる。優れた才能を知恵に結実させることができなかった、「未完の天才」もまた大勢いるのだ。異論はあるだろうが、たとえばルネサンス期の画家カラヴァッジョ、フランスの無頼詩人アルチュール・ランボーなどがそうした天才に分類されるだろう。ランボーの恋人であり、無二の友だった象徴派詩人のポール・ヴェルレーヌは、破天荒な生活のわりに長生きした天才だが、その才能を知恵に成熟させることなくこの世を去った。古代ギリシャの天才軍事家テミストクレスは、「その性格ではなく、才能が偉大だった」と評されたが、カラヴァッジョ、ヴェルレーヌ、ランボー、そしてモーツァルトにも同じことが言えそうだ。

これとは対照的に、若いころは大したことがなく、凡庸、あるいはそれ以下の評価しか受けていなかったのに、後年になってすばらしい知恵を発揮した人物もいる。ローマ帝国の皇帝クラウディウス、西ドイツ初代首相のコンラート・アデナウアー、それに暗殺されたエジプト大統領アンワル・サダトなどがその代表的な人物だろう。

知恵と問題解決能力

どうやら天才と知恵は、かならずしも足並みをそろえて出現するものではないらしい。いや、むしろそうでないことのほうが多い。これは才能と判断力に関しても言えることだ。スターンバーグは、社会の幅広い階層を対象に、創造性と知恵の関係をどうとらえているか調べてみた。するとほとんどの人は、創造力と知恵のつながりは弱いと見ていて、なかには両者が反比例しているという見かたもあった。さらにおもしろいことに、知恵と創造力は、どちらも知性と強く結びついていた。

新しさを追いかけるのは若さの特徴であり、知恵とは年配者に備わっているもの――こうしたイメージは多くの人に共通しているものだ。心理学者のJ・ヘックハウゼン、R・ディクソン、

P・バルテスは、人間の持つさまざまな特性が、どんな年代にもっとも現われるかという調査を行なった。すると回答者のほとんどは、好奇心とか明晰な思考力は二〇代に特徴的なものであり、五〇代になると知恵が優勢になると考えていた。しかも知恵は、多くの特性のなかでいちばん望ましいものと見なされていた。マリオン・パールマターたちが行なった同様の調査でも、知恵と聞いてまっさきに連想するのは、年齢の高さであることがわかった。そこで興味ぶかい三段論法が成りたつ。人びとは知恵にあこがれ、自分にもあればいいと願っている。そして知恵は老人ならではの特典だ。とすれば、老いることはあながち悪ばかりでもなく、若いときにはない価値が付加されていることになる。

知恵だけでなく優れた判断力もまた、成熟の果実だというのが一般的な認識だろう。心理学者のポール・バルテスとジャッキ・スミスは、知恵とは「熟達した知識」だと定義した。つまり「重要だが不透明な課題」をはじめ、「人生の本質的かつ実際的」な側面をうまく処理する能力だというのである。バルテスとスミスはさらに、知恵には「事実の知識」と「手続きの知識」が不可欠であり、長い人生経験がないとそうした知識は蓄積できないと指摘する。

だが、スターンバーグの慎重かつ賢明な言葉にしたがって、これ以上知恵の概念についてあれこれ論じるのはやめにしよう。ここからは、知恵が持つひとつの側面、つまり高度な問題解決能力に限定して話を進めることにする。そうすれば、神経科学という研究分野を通じて知恵の何たるかを探ることができるはずだ。

知恵や判断力、分別は年齢とともに充実してくるはずなのに、なぜ世間では、年をとったら頭の働きが弱くなると思われているのだろう？　たしかに記憶力や集中力はなくなってくるが、それでも知恵や判断力が伸びるのはどういうことなのか？　あらゆる精神活動のなかで、知恵と判断力だけは、老いの影におびやかされず輝きつづけるのは、いったいどうしてだろう？

第五章　パターン・パワー

知恵にも種類がある

知恵や判断力、分別といったものが、年齢による脳の衰えや、病気の悪影響を寄せつけないのは、いったいどんな神経メカニズムによるものなのか？　そんな疑問に取りくむとき、最初に知らなければならないのは、パターンおよびパターン認識の概念だ。「パターン認識」とは、はじめて見聞きする対象とか、過去に経験のない状況でも、すでに知っているものとして認識できる能力である。パターン認識は、人間の精神活動に欠かせない重要な能力だ。もしパターン認識ができないと、何を見聞きしてもはじめてのことになり、過去の経験をもとに対応策を考えだすことができない。パターン認識が、問題解決のための最強かつ最高のメカニズムであることは、ノーベル賞を受賞したハーバート・サイモンをはじめ、さまざまな研究者によって立証されている。

何らかのパターンを認識する能力は、生まれてすぐに現われる。またほとんどすべての哺乳動物は、種類の差こそあれ、パターン認識能力を持っていると考えていい。ということは、この能力は生まれたときから脳に配線されているものなのか？　この問いに対する答えは、「イエスでありノーである」あるいは「ある程度はそうだ」ということになる。

なぜなら、パターン認識の仕組みは、どんなに原始的で単純なものであっても、外からの「最後の仕上げ」がないかぎり完全に機能しないからだ。最後の仕上げとは、感覚的な刺激にさらされることである。だからパターン認識のプロセスには、生まれつきの要素と、環境的な要素が混ざりあっていることになる。もちろん、その二種類の要素がどれぐらいの割合かということは、パターン認識の種類によって異なるが。

私たちの脳には、いろんな種類のパターン認識の仕組みが存在している。そのなかには、何百万年という歳月のあいだに、すべての哺乳動物がくぐりぬけてきた経験の記憶が反映されているものもある。神経科学者ジョアキン・ファスターにならって、それは「哺乳類としての知恵」と呼ぶことにしよう。

こうした哺乳類としての知恵は、生きのびて子孫を残すうえで不可欠なものなので、遺伝子のなかにしっかり組みこまれている。いや、「哺乳類としての知恵」をすぐ使える形で脳に仕込んだ種ほど、生きのこる可能性が高くなったと表現するほうが正確かもしれない。私たち人間で言えば、ヘビを見たり、崖っぷちに立ったときに、いやおうなしにこみあげてくる恐怖感とか、火を避けようとする感覚、のぼる朝日を眺めたときの喜びなどがそれにあたる。もっとも研究によると、こうした原始的な反応でさえ、生まれたときからすぐ使える状態で仕込まれているわけではないという。発達の早い段階で、外の世界から適切な刺激を受けていないと、哺乳類としての知恵は目ざめないのである。

そんなパターン認識装置のひとつに、脳の視覚野に存在していて、単純な特徴に反応するニューロンがある。単純な特徴とは、たとえば坂道の斜めの線や角度、色のコントラストなどだ。私たちの周囲の世界は、そうした無数の特徴で構成されていると言ってもいいだろう。ただし、多くの種が共通して反応する特徴もあれば、そうでない特徴もある（人間の目は紫外線を見ることができないし、高周波の音を聞くことができない）。だからどんな特徴も、重みが等しいわけではない。動物が生きのこるために頼りにする情報は、種によって異なるのである。だから外界の特徴を察知する感覚器官にもちがいが出てくるし、むろん「哺乳類としての知恵」も中身は一様ではない。

文化という知恵

では次に、もっと高度なパターン認識、つまり人類の文化という形に結実しているものについて考えてみよう。私たち人間は、文化という銀皿にうやうやしくのせられた豊かなパターンを自由に使える種である。

もちろんパターンを形成したり、認識したりする能力は人間だけの特権ではなく、学習できるすべての種に共通している。ただ人間がほかの動物とちがうのは、そうした蓄積パターンのレパートリーを、個人から個人へ、また世代から世代へと伝えられる能力がずばぬけていることだ。

霊長類のなかでも高い知能を持っている種ならば、そうした伝達のまねごとをやってのける。たとえば集団から孤立したチンパンジーは、仲間に知識を伝える行動に出ることがある。もっとも霊長類が知識を伝達するメカニズムは、自分の目で見たものをそのまま模倣するだけであり、その意味で彼らの「文化」はごく限定的なものでしかない。象徴や記号を体系的に使うようにならないかぎり、知識が伝わるのは狭い範囲にかぎられる。それでも、チンパンジーやゴリラといった大型類人猿には、あとから学習した知識を伝達するという文化の萌芽を見ることができる。彼らは、独自の言語を構築するところまではいかないが、人間から簡単な手話を習って使うことはできる。

これが霊長類以外の動物になると、「すべてのパターン形成は自分のために」ということになる。同じ種に属していても、それぞれの個体はロビンソン・クルーソーのようなもので、自分ひとりが暮らす島に見あった精神世界を構築すればそれで終わり。だからパターン形成の能力は、その個体の処理能力を上回ることはないし、個体の寿命より長く続くこともない。個体の枠を超えてパターンが蓄積されることはないので、いきおいできることもかぎられてくる。

私たち人間は、ゼロから世界を築きあげる苦労をしなくていい。何千年にもわたって受けつがれ、社会に少しずつ蓄積されてきた知識の恩恵を受けることができる。知識を記号の形で蓄積し、世代から世代へと伝える手段はいろいろある。そうした知識に触れることで、社会を構成する個人の認知能力は自動的に高まるのである。豊富なパターンのレパートリーをたくさん持っていて、未経験の状況や困難に直面したとき、まるでもう知っていることであるかのように対応できることを知恵と呼ぶならば、たしかに私たち人間は賢い動物と言えるだろう。

人間の文化は、こうした知恵をどう蓄積し、いかに伝えるかということが大半を占めている。私たちは、ひとりひとりの脳の許容量をはるかに上回る規模の知恵を持っているのだ。これは人間社会だけが有する資産であり、私たちが種として繁栄するのを可能にした強力なツールだ。知識伝達の手段にはさまざまなものがあり、言語はそのうちのひとつにすぎないが、言語はとびきり重要な役割をになっている。言語はそれ自体がひとつの手段であり、なおかつほかの手段を活用するときにも使われるので、伝達のメタ手段と言ってもいいだろう。また言語には、いわゆる自然言語のほかにも、数学や記譜法といった特殊な「言語」もある。

時間と空間を飛びこえて、具体的な情報を伝えるときに、言語ほど有効な手段はない。いまの私たちが、古代ギリシャの都市国家や、ペルシャ帝国との戦いについて知ることができるのも、ヘロドトスの歴史書があるからだ。カエサルの書いた『ガリア戦記』、フラヴィウスの『ユダヤ戦記』は、ローマ帝国の侵略の様子を教えてくれる。フビライ・ハーンが築いたモンゴル帝国のことは、マルコ・ポーロの記録が情報源となる。*

言語はほんとうのことを伝えるだけでなく、正しくないこと、正しいがまだ確かめられていないことも記述できる。つまり言語は、応用性の高い強力なツールであり、「いま……だ」「いずれ

*なかでも興味ぶかいのはマルコ・ポーロの例だろう。彼の『東方見聞録』はでっちあげだという説もあるが、もしそうだとすれば、言語という手段には、情報と誤報、つまり正しい知識と誤った知識の両方を伝える力があるという格好の実例になる。たとえば、太陽は地球のまわりを回っているというプトレマイオスの主張は、(少なくとも私たちがいま信じているかぎりでは)誤報ということになる。言語が文化的なツールとして役に立つためには、社会を成りたたせている基本的な側面を映しださなくてはならないが、あいにく言語それ自体には、語られた内容の真偽を判断する「フィルター」は備わっていない。

……になるだろう」「……になることもある」「自分は……になりたい（なりたくない）」と幅広い表現が可能なのである。

言語には、狭い意味で真偽をふるいわける「フィルター」は備わっていないので、作意とか推測、目標設定といったことを表現するのも得意だ。世界の様子をありのまま切りとるだけでなく、「望ましい」世界まで記述できる言語は、目標を立ててその実現をめざすという、脳の前頭葉が行なう遂行機能と密接に結びついている。私たちが未来を思いえがいたり、理想の世界を想像できるようになったのは、言語能力と、前頭葉の遂行機能が高度に発達したおかげにちがいない。

とはいえ広い意味で考えれば、言語の「真偽フィルター」は存在するし、言語の規則は、物質世界を支配する自然法則を反映している。言語規則にはずれた表現が容認されないのは、知性を感じられないからではなく、その内容が自然法則に反しているからだ。たとえば「昨日私は映画に行くだろう」という文に、知性がないわけではない。時間が双方向に流れる世界があるとすれば、そこでは立派に通用する内容だ。

また言語は、具体的な知識を記録するだけではない。世界を何らかのパターンに当てはめることで、私たちの認識を形づくるツールでもある。そうしたパターンがないと、私たちは万華鏡のようにめまぐるしく変化する世界に圧倒されてしまうだろう。私たちは豊富なパターンのコレクションを、社会全体の知恵として受けついでいる。そのおかげで、いちいちパターンを新しく発見し、認識する手間が省けているのだ。

言葉の使いかたを覚え、意味を知っていく子どもは、たんにコミュニケーション手段を身につけているだけではない。物体やできごと、印象など、身近にほぼ無限に存在する要素を種類わけして、自分が生きる世界を管理しやすく安定したところにする方法も学んでいる。言葉の意味を覚えれば、新しいものに出会っても、すでに知っている何かに分類することができる。また語彙や概念の構造を知ることは、ものごとの階層的で複雑な関係を理解する足がかりになるだろう。さらに文法規則の学習は、一見すると無関係に思えるものを結びつける訓練にもなる。

これほど複雑な分類や関係づけをゼロからやろうとすると、個人の一生ではとうてい時間が足りない。私たちは言葉という宝物を得たことで、何世代にもわたる知識と知恵まで手に入れたのである。だから言葉に内在する知恵が使えないことは、精神生活の重大な欠陥となる。たとえば、統合失調症患者の内的世界は秩序が失われ、混乱しきっているが、その背景には、言語が本来の働きを失い、感覚を統括できなくなった状態があるのではないかと言われている。

言語には、何世紀もの時間に人類が積みあげてきた体験が集約されていて、私たちが周囲の世界を見きわめるときの指針となる。もっとも知恵というものは、たんなる叙述ではなく、むしろ規範的な色彩が濃い。知恵のある者に教えを請うにしても、「これは何ですか？」と聞く人はあまりいない。私たちが知りたいのは、「我々はどうするべきか？」ということだ。言葉に規範的な性質があることは、昔から研究者が指摘してきた。言語構造の柱になるのは、さまざまな事物や属性と結びついた「動作」の表現だ。パターン認識装置としての言語は、ただものごとを分類するだけでなく、それに関してどうふるまえばいいかという判断基準も与えてくれる。

では言語は、「真実を教えてくれる」手段なのか？　つまり、言語にしたがって行なう分類は、唯一絶対の正しいものなのか？　残念ながらそうとは言えない。どんな事物や属性にも、かならず何通りもの分類が存在する。ただいちばん目だつのは、それぞれの文化の特徴を最もよく表わしている分類だ。だから、もし犬やイルカが言葉を話すとしたら（アリやバクテリアでもいいが）、この世界はまるで異なるものとして表現されるだろう。種がちがえば、知恵もちがうのである！

言語に内在する知恵は、生まれつきのものではない。言葉は柔軟性が高く、変化にもすぐ対応できる。何百万年もの時を経て遺伝子に刻みこまれた「種の記憶」とちがい、言語はたかだか数千年の経験を反映しているにすぎず、それゆえにいまも日々変化している。

言うまでもないことだが、言語には脳のいろんなプロセスや認知活動がかかわっている。そのなかで「生まれつき」と呼べそうなのは、言語音を発する機能だろう。生まれたばかりの赤ん坊は、あらゆる言語音を発する可能性を持っている。ところがその後、特定の言語環境に身を置くことで、その言語の音だけが強化され、ほかの音は失われていく。こうして子どもは、なまりやおかしなアクセントのないネイティブの話しかたを身につけるのだが、それが可能なのはだいたい一二歳までだ。言語といういちばん基本的なレベルにおいてさえ、生まれつき持っている要素と、環境からの影響は複雑にからみあっているのである。

世界に何千何百と存在する言語だが、共通点もたくさんある。それを言語能力が遺伝子に組みこまれている証拠だと考える専門家もいる。脳のなかに、生まれつき言語専用の神経回路がしっかり配線されていていているというわけだ。

しかし私の考えはちがう。言語が似てくるのは、広い意味で使用者が似ていて、彼らが生きる環境に共通点があるからではないか。私たちはみんな同じ種に属していて、生態も欲求も同じだし、環境のすきまをうまく見つけて生息している。その意味では、人間はひとつの同じ世界の住人だ。言語が異なっても語彙や文法が似かよってくるのは、言葉を使う人が同じようなものに囲まれ、同じような活動をして、同じようにものごとを関係づけているからだろう。だから、飛びぬけて特異な環境があれば、そこで生活する人の使う言葉も、ほかとはちがってくる。

その例としてすぐに思いうかぶのが、エスキモーの言葉だろう。彼らの言葉には、ほかの地域の言語とちがって、雪の表現が何十種類もある。また南西アフリカのコイサン語族や、タンザニアに暮らすハッァ族の言語は、独特のクリック音が特徴で、現生人類ホモ・サピエンス・サピエンスの初期の言葉の特徴を受けついでいると言われている。このクリック音も、砂漠地帯で生きるための適応だったという説がある。カナリア諸島のひとつ、ゴメラ島の原住民グアンチェスの言葉は、口笛を鳴らすような発音が特徴だ。これも、山がちな地形で暮らす人びとが、谷の向こうの相手と意思疎通を図るために発達させたと考えられる。もし人類の一部が進化の途中でとんでもない変異を起こし、イルカのように水中で暮らしたり、鳥のように空を飛べる部族が出現していたら、彼らの言語はほかの人間とまったく異なるものになっただろう。表現のツールであり、コミュニケーションの手段でもある言語は、それを実地で使う人びとの便宜に応じて変化していくものなのだ。

認知科学者ハーバート・サイモンは『システムの科学』のなかで、生物体の行動が複雑なのは、生物体そのものの内部構造だけのせいでなく、生息環境を反映している部分が大きいと書いている。サイモンがその例として紹介しているのは、アリのつくる複雑な通り道だ。それはアリ自身の神経システムや運動システムよりも、溝や斜面、障害物といった地形の条件に左右される部分が大きい。試しに、種類のちがう別の小さな動物(カタツムリやイモムシなど)を同じ場所に置いたら、やはり同じような経路を通るはずだ。いや、生命を持たない小型ロボットでさえ、同じ道を選ぶだろう。言語もこれと同じで、神経組織の特性よりも、環境の特性によって多くが決まる。だからこそ言語は、「種の知恵の保管庫」たりえるのだろう。

スティーヴン・ピンカーに「言語本能」という印象的なタイトルの著作がある(邦題は『言語を生み出す本能』)。つまり言語能力とは遺伝的なもので、生まれたときすでに脳に配線されているという発想である。その根拠としてよく引きあいに出されるのが、子どもがあっというまに、しかも楽々と言葉を身につけることだ。決まりごとだらけのややこしい文法体系は、あらかじめ脳に「組みこまれて」いないと、あれほど楽々と学習できないのではないか。これは一見すると、もっともな主張に思える。しかし近年、スティーヴン・ウォルフラムの「セル・オートマトン」をはじめとする複雑系の研究が進んだ結果、難解でこみいった組織が、単純な規則から驚くほど短時間にできあがることがわかってきた。しかも子どもは、言葉以外の技能についても、おとなにはとうていまねできない速さで習得する。音楽や踊り、運動といった分野で優秀な人材を育てるのに、早期教育が欠かせないことはもはや常識だ。それほど特殊な領域でなくても、たとえば五〇歳でようやく免許を取った人と、一〇代から車を乗りまわしていた人では、運転技術にはっきり差がつく。言語にかぎらずどんな技能でも、若いときは身につけるスピードが速いのである。

これはすべての人類に共通して見られる傾向であり、おそらく前にも述べたニューロンの刈りこみが関係しているのだろう。では私たちの脳には、ありとあらゆる技能が「本能」としてあらかじめ配線されているのか？　私はそうは思わない。

「言語本能」という発想は、ごく狭いすきまから脳を見ているだけではないかと私は考える。ほかの認知作業や、それが行なわれている脳の領域、技能の向上、脳の損傷にともなう衰退といったことが一切抜きになっているのだ。言語とは、神経回路が発達してある程度のレベルを超えたときに、はじめて出現する特性である——こう考えるほうがはるかに説得力があるし、ニューロン資源も節約できる。このシナリオに従うならば、言語は特定の専門的な神経回路に依存しない。複雑だが、汎用性の高い神経回路の産物ということになる。

この説を裏づけているのが、人間の言語活動を神経解剖学の視点から見た研究だ。損傷や病変ができた脳を調べても、最新の画像機器を使って脳機能を観察しても、同じ結論にたどりつく。少し前までは、脳には「言語専門の領域」があると思われていたが、いまではかならずしもそうではないことが明らかになっている。新皮質上には、言語のいろんな要素を担当する場所が存在していて、それぞれ皮質の異なる領域と接続している。たとえば動作を表わす単語は、身体の動きをつかさどる運動皮質のそばで処理されているし、ものの名前は、対象物を思いうかべるときに活発になる視覚皮質の近くで認識される。関係性を示す言葉に反応するのは、頭のなかで空間を描くときに使われる体性感覚皮質に近い場所だ。それは言うなれば、遺伝子にプログラミングされた回路というより、後発的に組織された神経回路である。

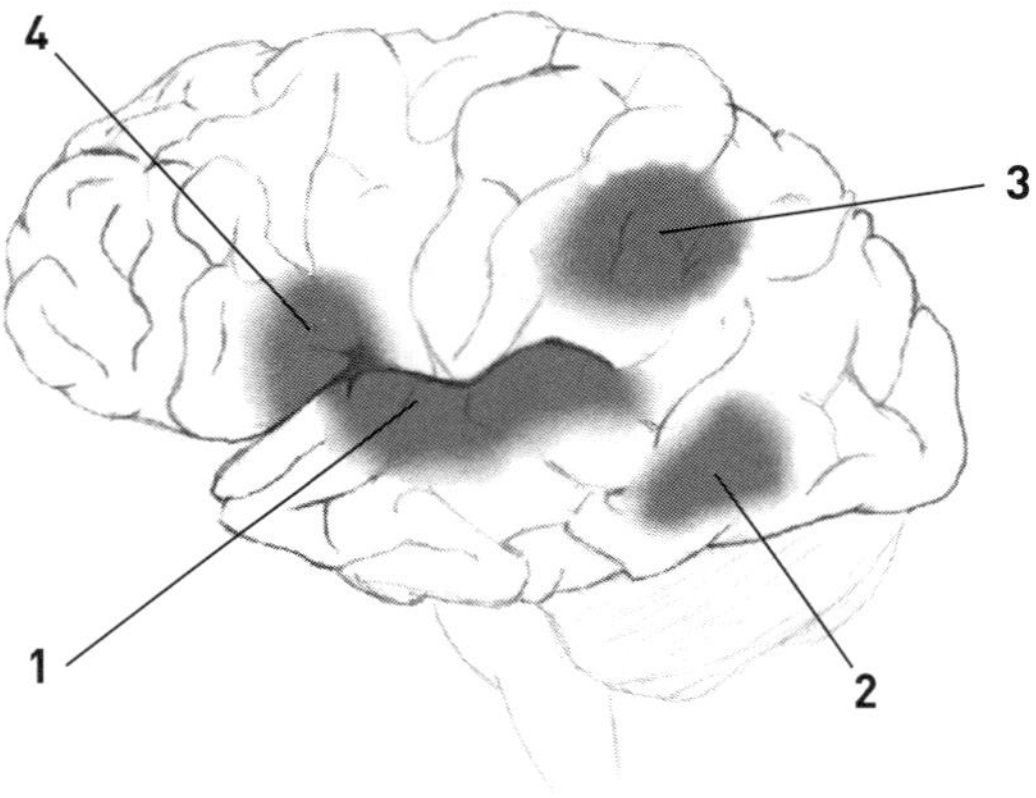

図6　言語を扱う脳の領域
1—発話された音を認識する　**2**—物体を表わす単語を思いうかべる
3—関係性の単語を思いうかべる　**4**—動作の単語を思いうかべる

では脳の内部構造は、言語をはじめとして私たちが使う記号体系の中身に、まったく影響を与えていないのだろうか？　ほかの著者ならともかく、脳科学者の本にそんなことが書いてあったら、明らかに誤りである！　もちろん脳は、言語などの記号体系に多大かつ重要な影響をおよぼしている。ただしそれは質的ではなく量的なもので、記号体系の具体的な内容を左右するというより、システムの複雑さに一定の歯止めをかける役割を果たしている。ハーバート・サイモンは、「知恵の貯蔵所の大きさ」は、「その種が持つ知識の集成」、すなわち個体が持つ知識の貯蔵所の大きさにほぼ等しいと述べている。読み書きできる人が認識する自然言語の単語数（種が持つ知識の集成）と、チェスのグランドマスターが記憶している手の数（特定分野における個人の洞察力）は、どちらもほぼ五万種類だという。この説をうのみにするのは考えものだが、パターンの形成、内面化、保存という脳の重要な働きを数字にすると、どちらも五ケタの規模になるのはおもしろい。

知恵は階層構造になっていて、それぞれの階層は、種が続いてきた数百万年、文明が芽生えて発達した数千年、それにあなたが生まれてからの数十年という、幅広いタイムスケールでの経験を反映している。そしてもちろん、階層によって伝達形式も異なる。

種としての知恵

遺伝子にあらかじめ刷りこまれていて、特定の刺激や状況に直面すると、自動的に起こる一連のプロセス。動物が進化していった何百万年分もの経験が背後にあり、人間の場合は、情動的な反応とか、知覚などの形で現われる。

●種としての知恵

文化のなかに埋めこまれていて、その種ならではのやりかたで世界を分類し、分析するための知恵。人類が文明を築いてきた数千年の経験が詰まっており、言語をはじめとする記号体系で表現される。

●集団としての知恵

職業など、共通する背景を持つ集団が持つ技能や知識のこと。こうした知恵があるおかげで、集団に属する人間は複雑な仕事を楽にやってのける。

●個人の知恵

この本で取りあげるのはもっぱら個人の知恵だが、それにはパターン認識のための装置、とくに言語について知る必要がある。すでに述べたように、言葉はたんなるコミュニケーション手段ではなく、私たちが世界をパターンでとらえるための豊富な概念の貯蔵庫でもある。

ロシアの一匹狼

ロシアに、レフ・セミョーノヴィチ・ヴィゴツキーという偉大な心理学者がいた。彼は、個人の認知を形づくるうえで、文化的なもの、とりわけ言語の重要性を最初に見抜いた人物である。博識家だが一匹狼的な性質で、どこまでも個性的なヴィゴツキーを熱烈に支持していたのが、友人のアレクサンドル・ロマノヴィッチ・ルリアだった。ヴィゴツキーが二〇代後半、ルリアが二〇代なかばと若かった一九二〇年代、二人は「歴史文化心理学」という独創的なアプローチを編みだした。このアプローチは、個人の認知機能は、外に存在するさまざまな文化装置を「内にとりこむ」ことで発達していくという、ちょっと謎めいているが奥の深い前提から出発していた。ヴィゴツキーとルリアは、この「歴史文化心理学」を土台にして、文化全般、ことに言語が個人の認知をどう形成するか探っていった。

一九二〇年代後半に共著で書かれた論文「道具と象徴（*The Tool and the Symbol*）」は、歴史文化心理学の宣言書と呼べるものだったが、出版されることはなかった。社会主義思想を押しつけようとする当時のソ連政府の方針にそぐわないものだったからだ。その後ロシア語のオリジナルは失われ、いまはアメリカでの会議のためにつくられた（だが発表には至らなかった）英訳版しか残っていない。それから四〇年たった一九六〇年代後半、政治状況が変わって彼らの主張があらためて評価されたとき、ルリアはロシア語のオリジナル論文が見つからないことを知って落胆した。だがルリアは現実的で、どんな逆境にもへこたれない。彼は私に、英語版「道具と象徴」をロシア語に翻訳して、オリジナルに見せかけようと持ちかけた。私は畏怖の念を抱きつつも、おもしろ半分で引きうけた。こうしてルリアと私がつくりあげた論文は、ヴィゴツキー著作集の第一巻冒頭に収録されているが、いま述べたような周辺事情はいっさい記されていない。

ヴィゴツキーとルリアが考えだした「歴史文化心理学」というアプローチは、彼らが中央アジアで行なった比較文化的なフィールドワークとあわせて、風当たりが強かった。とりわけ決定的だったのは、現在のウズベキスタンでルリアが行なった興味ぶかい実験である。この地に暮らす部族は、俗に言う「目の錯覚」を起こさないことが確認されたのだ。これは、視覚という最も基本的な知覚機能でさえ、環境や文化に左右されることを物語っていた。ルリアは勢いこんで、モスクワにいるヴィゴツキーに電報を打った。そこには「原住民は錯覚しない!!!」という言葉があった。当時の電報は、文面が検閲されるのがふつうだった。錯覚の上に築かれている社会にとって、「錯覚しない」という表現は政治的にきわめて不穏当である。ルリアはたちまち非難の矢面に立たされた。当局から糾弾され、ユダヤ系という出自までからめて、「狂信的ロシア民族主義者」呼ばわりされた。この一件をきっかけに比較文化的な研究は禁止となる。ウズベキスタンでの研究をルリアが公にすることができたのは、ソ連が一時的に雪解けを迎えた一九六〇年代から七〇年代のことである。

当局から目の敵にされたヴィゴツキーとルリアは、いつ逮捕されて、労働キャンプ送りになるかわからなかった。一九三〇年代に入ると、事態はさらに悪化する。政府方針にそぐわないと見なされた科学者は、弾劾されるならまだしも、生命まで奪われる危険があった。

ヴィゴツキーが一九三四年に三七歳で死去すると、ソ連では彼の研究について語ることはご法度になった。彼の死後かなりたってから、未亡人と直接話す機会があったが、彼女は夫が結核で早死にしたのは幸いだったと語った。あと一、二年長く生きていたら、収容所で悲惨な死を迎えていたにちがいない。今日ヴィゴツキーは、二〇世紀の心理学、および認知科学の種をまいた偉大な人物として高く評価されている。

いっぽう後継者のアレクサンドル・ルリアは、ヴィゴツキーとちがって長生きし、世界を代表する神経心理学者のひとりとなった。地雷だらけのソ連の政治状況をうまく泳ぎきったルリアは、生きているうちに世界的な評価を勝ちとったのである。ルリアは私の師であり、友人でもあった。

だが、もしルリアがもっと恵まれた環境ですごしていたら、神経心理学者にはならなかっただろう。研究者になったばかりのころ、彼のなかで脳は中心的なテーマではなかった。脳損傷に関する最初の研究も、のちにルリア自身、素人くさい発想のだめな内容だったと切って捨てている。何しろそれは、言葉の恩恵を受けられない失語症患者は、問題解決能力がチンパンジー並みに落ちることを確かめる研究だったのだ。当然のことながら、結果は「否」だった。

最初のころルリアが興味を持っていたのは、文化と精神の関係であり、社会で共有している知識が、いかにして個人の知識になるかということだった。そのため研究分野も比較文化学、発達学が中心であり、本人もその世界で一生やっていくつもりだった。ところが時代がそれを許さなかった。一九二〇年代後半から三〇年代はじめのソ連は、革命直後の高揚が静まり、圧政的な国家の顔を見せるようになる。当局はマルクス主義を振りかざして、科学のあらゆる分野に対して監視を強めはじめた。遺伝学とサイバネティックスは、「ブルジョア的エセ科学」として糾弾され、生物学や農業では、ダーウィン進化論と対立する新ラマルク主義進化論が奨励された。

こうした状況では、ルリアも路線を変更せざるを得なかった。すでにモスクワ大学で心理学教授を務めていたルリアだが、医学部に入りなおし、ブルジェンコ神経外科学研究所ともつながりを深めていった。この研究所との関係は四〇年にわたり、ルリアはここを拠点にして、神経心理学における画期的な業績をあげることになる。ルリアが神経心理学に鞍替えしたのは、イデオロギーの締めつけが比較的ゆるく、したがって党の検閲を受けずにすんだからだと私は思っている。

第二次世界大戦は、ロシアを襲った大きな悲劇だった。しかしソビエト体制にとっては、唯一の輝かしい瞬間だったとも言える。七三年間のソビエト時代のなかで、国家と国民の利害が衝突しなかったのはこのときだけだ。ナチの侵略をはねのけるために、両者は力を合わせねばならなかった。

そしてアレクサンドル・ルリアも、この戦争をきっかけに、生涯を神経心理学の研究に捧げることになる。ルリアは、負傷した兵士の神経リハビリ法開発を命じられたのだ。銃弾が頭を貫通した負傷者をたくさん観察したことは、脳と精神のつながりを体系的に探るうえで大切な土台となった。この研究は、『外傷性失語症 *Traumatic Aphasia*』『高次皮質機能 *Higher Cortical Functions*』という二冊の著作に結実し、ルリアは世界を代表する神経心理学者の地位を揺るぎないものにした。

ルリアはこうした紆余曲折を経て神経心理学にたどりついたわけだが、私たちはそれに感謝するべきだろう。ルリアがいなければ、この分野は今日のような発展はしていなかったはずだ。この数十年、心理学と脳科学は「認知神経科学」の名のもとに融合が進んでいるが、それを最初に予想したのはルリアである。ルリアの時代はもちろん、それからひと世代下った一九七〇年代から八〇年代に入っても、心理学を支配していたのは、脳に無知であり、むしろ無知であることを誇りに思うような人びとだった。純粋に認知そのものを探ることは可能かもしれないが、それが脳のなかでどう「実行される」かということは、別の分野が研究すればいいと思われていたのである。

いっぽう神経科学のほうも、心理学を一段下に見ていて、人間の複雑な行動はあいまいすぎて、厳密な科学研究の対象たりえないと考えていた。その考えに従うならば、私たちはカタツムリかそれ以下にならないと、研究対象として扱ってもらえないことになる。神経科学の「本流」に属する研究者を前に、私が認知神経科学という新しい言葉を使いはじめたのは一九八〇年代なかばだった。彼らが浮かべた軽蔑の表情からは、「そんな学問はありえない」という心情が見てとれた。脳と認知を同等のものと位置づけ、両者をひとつのくくりで語ろうとしたルリアは、時代を大きく先どりしていたことになる。彼の『高次皮質機能』は、認知神経科学(当時はまだそう呼ばれていなかったが)における最初の小論であり、この研究分野の開会宣言であった。

ヴィゴツキーとルリアが残した知的遺産は、いまやロシア心理学という枠を飛びこえ、洋の東西を問わず広く認められている。いやむしろ、ロシアの大地は、彼らの遺産を根づかせ、花開かせるのに最適なところとは言えなかった。ヴィゴツキーとルリアの系譜を確実に受けついでいるのは、むしろ北アメリカやヨーロッパ諸国だろう。スタニスラフスキーの演技理論が、アメリカに渡ってリー・ストラスバーグの「メソッド」となったように、ヴィゴツキーとルリアもまた、外国に輸出されて開花したのである。

オープンマインドな脳

精神は文化という鋳型で形成される――ヴィゴツキーとルリアが唱えたこの説は、精神を生物学的な仕組みとして理解するときに、重要な結論を導きだす。それは「脳は、すべてのパターン認識についてあらかじめ配線されているわけではない」ということだ。脳は、事実や規則などの情報を驚くほど大量に蓄積することができる。ただし、そうした情報の本質を、あらかじめわかったうえでためこむわけではない。その意味は、個人的な経験や文化を通じて学んでいくのだ。なぜそんなことができるのだろう?

その問いの答えは、「少ないほど豊かになれる」という進化の賢い原則だ。原始的な皮質下構造には、「哺乳類としての知恵」があらかじめ積んであるし、皮質にも、視覚や聴覚、触覚といった感覚的な刺激を直接処理するところがある。運動野の皮質も、かなりの部分が配線ずみだ。しかし皮質のなかでもより複雑な領域、いわゆる連合野と呼ばれるところには、生まれつき仕込まれた知識はそれほど多くない。そのかわり連合野は、ありとあらゆる情報を処理することができる。その場その場の状況で、どんなボールが飛んできても、しっかり受けとめられるのだ。ちょっと矛盾するようだが、進化の歴史が浅く、高度に発達した皮質野ほど、「プリインストール・ソフト」の種類が少ないのである。そうした皮質野は、複雑で予測のつかない状況に対応して生きのびるために、独自のソフトウェアを生成する能力がある。ソフトウェア生成とは、要するにパターン認識で使われる認知テンプレート、つまりニューロンの一群である「アトラクタ」をどんどん高度にしていくことだ。歴史の新しい皮質野は、最初から用途がきっちり決まっていないオープンエンド型だから、そういう芸当が可能になる。傾きに反応するニューロンのように、生まれつき役目がはっきり決まっているものとちがって、新皮質で行なわれるパターン認識は、経験によって脳のなかで紡がれていくのである。

そしてここから、奥深い結論が導きだされる。脳の進化には、ひとつの大きなテーマがあった。それは「配線ずみ」の状態を脱して、「出たとこ勝負で何でもありのオープンエンド」の状態へ少しずつ移行することである。その結果、最も発達が進んだ異種感覚統合野は、決まった仕事だけをこなす小領域の寄せあつめではなく、双方向性の高い分散型の装置になった。神経科学の専門的な言いかたをするならば、モジュールではないということだ。異種感覚統合野は、「傾き(グラディエント)」と呼ばれる継続的な分散を繰りかえしながら発達していく。この傾きは、ニューロン網の効率とか、脳の構造にしたがって自発的に現われるものであり、生まれつき決まっているわけではない。そして役割が似かよっている認知機能は、それを担当する皮質上の領域も近くなる。もしこれを、遺伝子上のプログラミングで行なうとしたら、気が遠くなるほど膨大で、しかも不要な情報が必要になる。だがこのムダの多い方法は、進化によって却下された。かわりに脳のなかに用意されたのが、何も書きこまれていない空白のスペースと、どんなに複雑な状況にも対応して、そのスペースに書きこみできるニューロン網の能力だったのである。

第六章　メモリーレーンの冒険

記憶は難攻不落

来るもの拒まずのオープンエンド型能力を備えた私たちの脳は、個人的な経験や文化を通じて、巧みで高度な知的技能を身につけていく。知恵や判断力、分別といった能力は、具体的にどんなプロセスで誕生するのだろう?

知恵というものを、神経生物学的な視点で探ることは、地図のない土地を進むようなものだ。それにはまず、すでに知っていること、よく理解していることを出発点にしなければならない。そこで登場するのが、メモリーレーンの冒険だ。

メモリー、つまり記憶は知恵と密接に結びついている。なかでも重要なのが、一般記憶(generic memory)と呼ばれるものだ。そこで知恵そのものに切りこむ前に、この一般記憶がどんな風に働いているのか、ほかの記憶とどうちがうのかを見ていこう。

ほとんどすべての記憶は、脳のなかで最も歴史が浅く、しかも精巧な場所である新皮質でつくられ、保存される。記憶の種類によっては、皮質下構造の支えが必要なものもあるが、こうした記憶は消えやすく、神経が病気にやられたときにすぐ影響を受ける。いっぽう、ほかの部分の助けを借りることなく、新皮質だけでつくられ、維持される記憶は消えにくく、認知症などで神経の働きが悪くなっても、長いあいだ保たれる。そして後者に属するのが、一般記憶と呼ばれるものだ。もっともそれだけでは、一般記憶がどういうものかピンと来ないだろう。それを理解するために、記憶と忘却について基本的なことをおさらいしておこう。

あなたは二三年前の今日、夕食に何を食べましたか？　こう問われたとき、覚えていなくてもあわてることはない。何年も前の取るに足りないことを、記憶していろというほうが無理な話である。もっともそれがホワイトハウスでの夕食会だったら、あなたはその夜出された料理を正確に、よどみなく思いだせるだろう。また、昨日の夕食に何を食べたかと聞かれれば、すぐ答えられるにちがいない。二三年前の夕食も、翌日ならまだ記憶されていたはずだが、歳月がたったいまは記憶がなくなった、つまり忘れたのである。このように重要でないできごとの記憶は、時間とともに急速に消えていく。これはありがたい話で、もしあらゆる記憶がきっちり保存されていたら、あなたの精神は火山灰に埋もれたポンペイ遺跡のようになるだろう。貴重な情報が、役に立たない膨大な情報のゴミのなかにまぎれて取りだせなくなる。

ごくまれに、一度覚えてしまったことはけっして忘れない人がいる。何というらやましい才能かと思いきや、当人にとっては不便なことこのうえない。アレクサンドル・ルリアは、ある地方新聞で記者をしていた男性の例を紹介している。彼はどんなに些細なこと、あるいはどうでもいいこともすべて記憶したままだったから、重なりあう記憶やイメージがいつも洪水のように押しよせて、実に耐えがたかったという。ほとんどの人がそうした目にあわずにすんでいるのは、私たちの頭がつくりだす記憶のほとんどはすぐに消えてしまい、長期記憶にたくわえられるものはごく一部にすぎないからだ。

だから忘れるのは良いことなのだ——さして重要でない内容ならば。しかし脳が受けた損傷が原因で、通常の範囲を超えた忘却が起こることもあり、それは健忘と呼ばれる。健忘と言っても、軽い物忘れから、ほんの一〇分前に起こったことも覚えられない深刻なものまで、種類や程度はさまざまだ。

健忘の原因はたくさんある。自動車事故などによる外傷性脳損傷、脳への酸素供給停止、ウイルスやバクテリア、寄生虫の感染症、脳血管の病気などなど。アルコール依存症や栄養不良の人は、コルサコフ症候群という健忘症にかかりやすい。原因も種類もいろいろな健忘だが、共通しているのは、記憶を形成してたくわえることができず、必要に応じて記憶を取りだすこともできない点だ。健忘についてはあとで触れるとして、ここでは正常な場合に記憶がどうやってつくられるか見ておこう。

長期記憶ができるというのは、いったいどういうことだろう? 見慣れない顔、知らなかった事実、はじめて聞く音など、未知の情報に接した瞬間、新しい記憶の形成がはじまる。情報をとりこむ感覚器官ごとに脳の異なる領域が反応し、そのあとは高次システムが仕事を引きつぐ。ここで新しい情報の分析・処理を行なって、すでに持っている知識と関係づけを試みるのだ。そのとき、神経のつながりかたにも変化が起きる。新しい情報の受けとりと処理にともなう神経回路の変化——それが記憶である。記憶の形成プロセスがはじまると、新しいタンパク質が合成され、新しいシナプス（ニューロンどうしの接合部）がつくられたり、既存のシナプスが強化されたりする。脳にはニューロンだけでなく、グリア細胞も存在している。シナプス接合を持たないグリア細胞は、ニューロンに栄養を与えたりするだけで、情報処理にはほとんど関与していないとずっと思われていた。ところが最近になって、グリア細胞のなかでも星状細胞と呼ばれるものが、ニューロンの働きを調整する役目を負っていて、情報処理に直接参加していることがわかってきた。

　ここで押さえておかねばならないのは、脳のなかで記憶を扱うところは、外からの情報を最初に処理するところと同じだということだ。かつては、新しい情報を記憶化するところとは別に、独立した「記憶保管所」があると思われていた。しかし今日では、そうした記憶保管所は存在しないし、記憶になった情報を別の場所に運ぶ「路線」もないことが常識になっている。情報は皮質上で新しい記憶となり、そこで一生を過ごすのである。

　もっとわかりやすく言えば、ものごとを認知するのと、それを記憶するのは、皮質の同じ領域上で行なわれるということだ。それどころか、両者は同じ神経回路を共有している。そのことをあざやかに実証したのが、スティーヴン・コスリンだ。彼はＰＥＴ（陽電子放射断層撮影）装置というハイテク機器を使って、よく知っているものを思いうかべるときに、脳のどこが活発になるか調べた。すると、対象物を実際に見ているときと同じ領域が明るく光ったのである。

「短期記憶」と「長期記憶」が別々の場所に保存されるというのも、長いあいだ信じられてきた誤りだ。この誤解は根強くて、一般の人はもちろんのこと、神経科学の最前線にうとい専門家もいまだに信じている節がある。しかし、短期記憶と長期記憶は、脳の異なる場所を使う別個のプロセスではない。使われる場所は同じで、ただ段階がちがうだけなのである。

脳には、どう考えても実用性に欠ける面がたくさんあって、冷徹なまでに効率化を押しすすめるという進化のイメージを裏切ってくれる。たとえば脳幹という部分には、覚醒や活性化にかかわる仕組みが全部詰まっている。そのためこの場所を一撃されただけで、覚醒が妨げられた状態、いわゆる昏睡状態に陥る。エンジニア養成学校で、脳幹のように何もかもひとつのバスケットに詰めこむ設計をしたら、落第すること必至である。生命維持にかかわる仕組みは分散させ、しかも予備を用意してまさかの場合に備えるのが、進化が導く「分別のある」設計というものではないか。

いっぽう記憶に関しては、インプットされた情報を処理するのと同じネットワークに保存される。設計効率を追求したい人、「自然の叡智」を素直に信じている人にはさぞ喜ばれるだろう。ネットワークの変化が定着して揺るぎないものになったら、それは情報が長期記憶に入ったということだ。そのとき神経回路には、化学的、構造的な変化が起こっている。シナプス接合が変容して新しい受容体がつくられるのだ。こうして長期記憶となった情報は、事故やウイルスで脳がやられても、あるいは痴呆になってもびくともしない。

急いじゃだめ!

脳のなかで揺るぎない長期記憶が形成されるまでには、かなりの時間がかかるし、多くの助けも必要とする。新皮質にある神経回路を繰りかえし活性化させて、化学的、構造的な変化をうながさなくてはならないからだ。神経回路の活性化とは、反響回路と呼ばれる閉じた神経回路に何度も電気が流れることだ。反響回路は規模も種類もいろいろで、たがいに離れたいくつもの場所を包括的につなぐこともあり、ふつうは足並みを揃えて活動する。この反響回路が記憶とかかわっていることを最初に指摘したのは、心理学者のドナルド・ヘッブである。

これとは別に、シナプスの変化が起こる場所にしか存在しない神経回路もある。この局所的な神経回路で起こるプロセスが「長期増強(long-term potentiation)」、略してLTPと呼ばれるものだ。LTPは最近の研究で注目が集まっていて、二種類の化学物質が深くかかわっていることがわかってきた。ひとつは興奮性の神経伝達物質であるグルタミン酸で、もうひとつはNMDA(N-メチル-D-アスパラギン酸)型のグルタミン酸受容体である。

これでわかるように、記憶とは脳のなかで起きる電気的、化学的、構造的なプロセスの相互作用と言うことができる。では、これらのプロセスはどんな関係になっているのだろうか。

それをわかりやすく説明するために、たとえ話をしよう。通りを歩いていたあなたが、興味のある広告を見つけたとする。そこには連絡先の電話番号が書いてあるが、道は混雑しているし、あいにくあなたは紙もペンも持っていない。そこであなたは、電話番号を何度も小声で唱えながら急いで自宅に向かう。そうすることで、広告が視界から消えたあとでも、頭のなかに留めておこうとするのである。だが、あなたのまわりには注意をそらす邪魔がいっぱいだ。通りは騒がしいし、ふとしたはずみにほかのことに注意を奪われたり、ほかの考えが頭に浮かんだりするだけで、電話番号の記憶は蒸発してしまう。幸運にも忘れないまま自宅に帰りつき、手帳に番号を書きつけることができたら、もうだいじょうぶ。

脳内にある反響回路が記憶を保つのは、道を歩きながら電話番号を小声で反復しているようなものだ。広告がもう目の前になくても、情報が存在することを確認している。口で唱えていた電話番号をひょんなきっかけで忘れるように、反響回路も不安定でもろく、脳のなかで起こる生理的な変化ですぐ妨害されてしまう。

これに対して、手帳に書きとめた電話番号は、ちょっとやそっとのことではびくともしない。つぶやきを繰りかえすだけのときより、はるかに壊れにくい情報になっている。もちろん手帳をなくしたり、燃えて灰になればお手上げだが、その危険性は低い。そして、脳の構造的変化として形成された記憶は、手帳に書きつけた電話番号に相当する。記憶もここまで来ると、中枢神経系に打撃を受けたり、脳が損傷しても、そう簡単には壊れない。

反響回路の伝わりかたを決めるのは、海馬とその周辺や脳幹など、新皮質以外のさまざまな脳構造だ。そもそも反響回路を電気が流れつづけるためには、脳幹によって脳が一定の覚醒レベルに達していなければならない。海馬の役割はもう少し複雑で、くわしいことはまだわかっていない。しかし、記憶痕跡が保存されている別々の皮質領域が同時に活性化されるのは、どうやら海馬のおかげらしい。

ここでもう一度念を押しておくが、記憶が保存されるのはあくまで新皮質であって、脳幹でも海馬でもない。ただし海馬をはじめとする脳構造も、長期記憶の形成に不可欠な役目を果たしている。

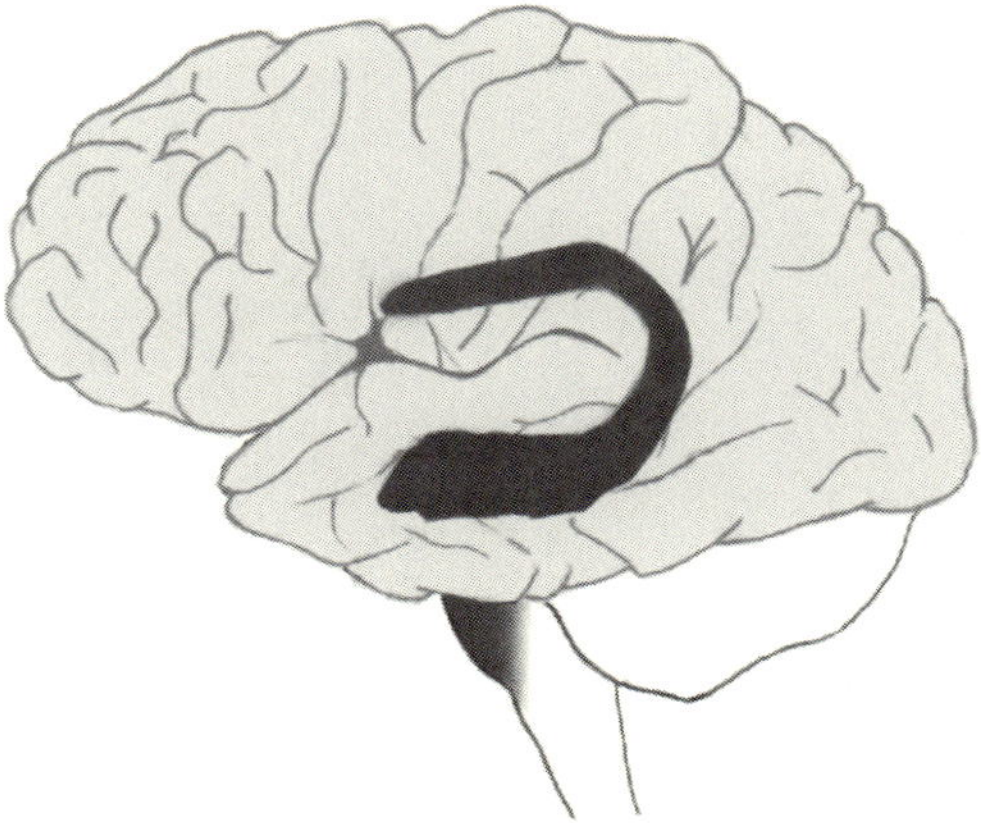

図7　記憶にかかわる領域
記憶は新皮質全体に保存される
海馬と脳幹（中央の黒い影の部分）は、記憶の形成と呼びおこしに深くかかわっている

海馬とその周辺は認知症の影響をとりわけ受けやすい。またここに損傷が起きると、健忘になる可能性が高いことは以前から知られていた。記憶は海馬に保存されるという誤った思いこみは、そこからはじまったのだろう。だがそれは論理の飛躍でしかなく、コンピュータのデータは電源に保存されるというようなものだ。コンピュータの場合、データを記録するのはハードディスクだ。ただし電源が不調になると、新しい情報をハードディスクに書きこめなくなる。

長期保存モードになった記憶は、海馬がかかわる割合が大幅に少なくなる。おそらく、皮質上で記憶を構成する要素がしっかりつながって、外の助けを借りる必要がなくなるのだろう。もっともそうなるまでには長い時間がかかるし、途中にたくさんの障害がある。長期記憶ができあがるまでのプロセスがわかってきたのは、つい最近のことだ。

かつては、ラットに迷路の道順を覚えさせるといった実験をもとに、永久的な記憶は数時間、長くてせいぜい数日でつくられると考えられていた。迷わず出口に行けるようになったラットの頭に、電気ショックをお見舞いする。かなり乱暴な実験だが、こうすればいったんできあがった反響回路が壊れるので、この回路を使う記憶は消えてしまう。しかし脳の構造的な変化によって長期記憶となった情報は、反響回路に依存しないから、電気ショックを与えても残るはずだ。研究者はそう考えて、道順を学習してから電気ショックまでの間隔をいろいろ変えて実験を繰りかえした。その結果、長期記憶は数時間から数日でできあがるという結論が導きだされたのである。

だがラットはあくまでラットであって、人間ではない。同じ哺乳類だからある程度生態は似かよっているが、何から何までいっしょのはずがない。それなのに私たちは、「ハエよりは近い」というだけで、ラットの記憶形成にかかる時間を人間にそのまま当てはめている。

では実際のところ、人間の長期記憶ができあがるまでどれくらい時間がかかるのか？　それを探る試みは、心理学者H・P・バーリックの「パーマストア」(permanent＝永久と、store＝倉庫の合成語)の研究からはじまった。バーリックは、記憶は学習した直後ほど急速に失われるが、そこで忘れなかった記憶は、長い時間がたっても覚えていることを突きとめた。学習から三年たっても保持されていた記憶は、その後もまず消えることがない。そうした記憶は、構造的な痕跡として脳に定着した、つまり「パーマストア」に保存されたと考えられる。となると、長期記憶の形成は数日とか数時間単位ではなく、数年単位の時間がかかることになる。

もうひとつ興味ぶかいことがある。「パーマストア」への記憶の保存は、一生を通じてまんべんなく行なわれるわけではなく、一〇歳から三〇歳までがピークなのである。人はこの時期、人生でいちばん重要な知識を獲得するからかもしれない。そうした知識は、パターン認識能力の基盤にもなっている。

人間の記憶にまつわる誤解を正すためには、脳損傷と記憶の関係を知ることも必要だ。脳が損傷を受けると、記憶にどんな影響がおよぶのか。そのとき失われる記憶と、消失をまぬがれる記憶にはどんなちがいがあるのか？　一度失われても、ふたたび取りもどせる記憶とはどんなものか。長期記憶についてくわしく知りたければ、逆向性健忘と呼ばれる状態に注目するのがてっとりばやい。

健忘が教えてくれること

記憶が阻害される「健忘」は、神経心理学の分野では昔から主要なテーマだった。記憶のように複雑なプロセスになると、壊れかたもひとつではない。ただ、記憶が失われるにしてもかならず一部であって、丸ごと失われることはまずない。それゆえ、健忘にもさまざまな種類が生まれる。

神経心理学では、健忘を逆向性と前向性に大きくわけている。前向性健忘とは、脳が損傷を受けたあとに、新しい情報を覚えられなくなることだ。これに対して逆向性健忘は、損傷前のことを思いだせなくなる。去年自動車事故で脳をやられた人が、昨日読んだ新聞の内容を思いだせないとしたら、それは前向性健忘だ。その人が、事故にあう前の五年間働いていた会社の名前を忘れたのなら、逆向性健忘ということになる。損傷によっては、前向性と逆向性が同時に出ることもめずらしくない。*

前向性健忘と逆向性健忘は、脳の損傷がいつ起こったかで線を引くわけだが、実はこれが簡単なことではない。それまで健康だった人が、自動車事故で頭をやられたというのなら、損傷が発生した時点ははっきりしている。しかし認知症となると話は別だ。認知症はゆっくり進行し、時間とともに少しずつ症状が現われる。だから認知症の診断が下されるのは、病気になって何年もたったあとだ。

診断がやっかいな前向性健忘と逆向性健忘だが、神経心理学や神経学の研究には、昔から大いに貢献してきた。ただ、二種類の健忘はいっしょに現われることが多いのに、注目されるのは決まって前向性健忘のほうだった。前向性のほうが一般的で、逆向性健忘よりも深刻だと思われていたのだ。

だが実際に患者と接してみると、そうではないことがわかるし、むしろ私自身は、逆向性健忘に強い関心がある。脳のなかで知識が整理され、保存されるプロセスを探るための、またとない手がかりだと思うからだ。

逆向性健忘は、長期記憶がつくられるまでの時間経過を教えてくれる。脳の損傷によってそれ以前の記憶が失われるといっても、過去がきれいさっぱり消えてなくなるわけではない。記憶がなくなるのは、比較的最近のことが中心で、遠い昔の記憶は無傷なことが多い。これは専門的な言葉で、「逆向性健忘の時間的傾斜」と呼ばれる。

たとえば自動車事故で頭を負傷した人は、事故から一、二か月前、あるいは一、二年前のできごとを思いだせなくなっても、一〇年から二〇年前のことはよみがえる。これは認知症でも同じで、患者はついこのあいだのことはすっかり忘れていても、はるか昔に卒業した小学校の先生の名前を覚えていたりする。

だが記憶の時間的傾斜という現象は、人びとの直感に反するものらしい。以前私は、神経心理学や脳科学の専門知識を持たない友人たちを対象に、聞きとり調査を行なった。脳が病気にやられたとき、最近の記憶と遠い記憶では、どちらが失われやすいと思うか質問したのだ。すると友人たちは全員、遠い記憶のほうが消えやすいと答えた。しかし、逆向性健忘の症状は一般的な感覚と反対であるだけに、脳損傷による記憶喪失と、ヒステリーなど心理的な要因による記憶喪失、あるいはただの詐病を区別するのに役だっている。

逆向性健忘の時間的傾斜は、長期記憶ができあがるのにかかる時間を知る手がかりになる。実

＊臨床の現場では、「遠隔記憶の喪失」という表現が逆向性健忘に置きかえて使われることもよくあるが、正確にはこの二つは同じではない。遠隔記憶とは、数年前より昔の記憶のことであり、あくまでいまの時点を基準にしている。いっぽう逆向性健忘は、脳損傷が発生した時点が基準になる。一〇年前に事故で脳をやられた人が、九年前のことを思いだせないのは「遠隔記憶が阻害されている」ことになるが、逆向性健忘ではない。むしろ事故後の新しい情報を覚えられないわけだから、前向性健忘に分類される。昨日の午後頭をけがした人が、昨日の朝のことを忘れたというのは、逆向性健忘になる。

際の例として、海馬を切除して逆向性健忘になった結果、一五年前までの記憶が失われたという報告がある。つまり脳のなかで構造的な変化が起きて、長期記憶がしっかりできあがるのに、一五年はかかるということだ。

長期記憶は、一瞬前まで無の状態だったところにとつぜん現われるものではない。時間をかけて少しずつ形成されていく。そしてもうひとつ、「逆向性健忘の縮み」というおもしろい特徴がある。事故で脳を損傷した人が、数年前から数十年前の記憶を失うのはよくある話だ。ところが時間がたつにつれて、失われた記憶の一部が回復することがある。その際、戻ってくる記憶はばらばらではなく、かならず時間の流れに沿っているところが興味ぶかい。

逆向性健忘の縮みとは、文字どおり記憶が失われている部分が少しずつ小さくなるわけだが、よみがえるのはかならず古いほうの記憶からで、これもまた直感に反している。ただ記憶の回復は完全ではなく、最近のことは結局思いだせないことが多い。そして永久的に消えた記憶は、催眠術や自白薬をもってしてもよみがえらせることは不可能である。

記憶回復が時系列に沿って少しずつ進む「縮み」現象もまた、長期記憶が漸進的につくられていることを示している。遠い昔に根づいた記憶ほど、回復するのも速い。反対に、できたばかりでまだおぼつかない記憶は、脳が損傷を受けたときの打撃が大きく、永遠に失われる。

そうなると、長期記憶にとって最大の障壁は、時間そのものとも言える。長期記憶が定着するには、何年、何十年という時間がどうしても必要なのだ。物理の世界に永久運動が存在しないように、せっかくつながった反響回路もいつ自然に消えるかわからない。というより、ほとんどの反響回路はいつのまにか姿を消している。それでも生きのこった回路だけが、構造的な変化へと進むことができるのだ。自然は、いったん定着した長期記憶を手厚く保護してくれるが、そこに行くまでの敷居はとても高い。では、競争を勝ちぬいてみごと長期記憶になるのは、どんな種類の記憶なのだろう？　それは次の章でくわしく説明しよう。

第七章　いつまでも消えない記憶

一般記憶とパターン

いよいよここから、一般記憶、別名「パターン記憶」の登場である。私たちが過去と同じ、あるいは似たような経験を重ねるたびに、記憶形成の出発点である反響回路に新しい生命が吹きこまれる。前章でのたとえをふたたび使うなら、街角で見かけた広告の電話番号を、忘れないよう何度もつぶやきながら歩いているとする。そのとき、同じ電話番号が書かれた広告がふたたび目の前に現われたら、自宅に帰りつくまで電話番号を忘れないでいられる可能性がぐっと高くなる。

この記憶プロセスには、どこかダーウィン進化論を思わせるところがある。長期記憶への狭く険しい道を、いろんな情報が競いあうようにして進んでいくからだ。この競争に勝ちのこるのは、呼びだされる回数が多い情報である。あまり参照されない情報ははじきだされ、長期記憶になりきれなかった負け犬としてごみ箱に捨てられる。内容が重要なものほど、長期記憶になりやすいのでは？　という意見も出そうだが、あいにく私たちの脳のなかには、それを判断してくれる誰かがいるわけではない。たとえいたとしても、重要性というのはあくまで見込みなので、長い目で見て重要かそうでないかを見きわめるのはとても難しい。そうなると、実際には使用回数を基準にするのが妥当だろう。さしせまって必要な情報、使う場面がたくさん出てくる情報ほど、呼びだされる回数が多くなるはずだからだ。

ただし、重要性がそのまま記憶の形成にかかわることもある。過去の経験にかんがみて、あるいは脳に生まれつき組みこまれている配線との関係で、「これは大事だ」と認められた情報があると、反響回路が扁桃体という部分に接続する。するとその情報は、長期記憶レースのなかで優先的な扱いを受けるので、定着しやすくなる。脳の働きをはじめ、生物のさまざまなプロセスが、進化と同じ過程をたどっていることは、ここ数十年でようやくわかってきた。認知神経学者のジェラルド・エーデルマンが、「神経ダーウィニズム」という印象的な言葉で表現したように、記憶形成もまた例外ではない。

経験したことがちがえば、脳にできる神経回路もちがうものができる。だから完全に同じネットワークは二つとない。それでも似たような経験であれば、それぞれの神経回路は重複する部分が出てくる。重複部分はそれだけ活性化する頻度が高いので、長期記憶入りしやすい。

似ているけれどもまったく同じではない経験のうち、共通するところは速く定着する——この傾向は、ものごとを学習するときに見られる最も基本的な特徴と言ってもよく、心理学者のあいだでは「過度の一般化」現象と呼ばれている。動物でも人間でも、何かを学習するときは、よく似ているがちがう状況を、まるで同一であるかのように関係づける。そして相違点ではなく共通点のほうを早く覚える。

神経回路において共通する部分には、たったひとつのできごとや対象物ではなく、類似したい

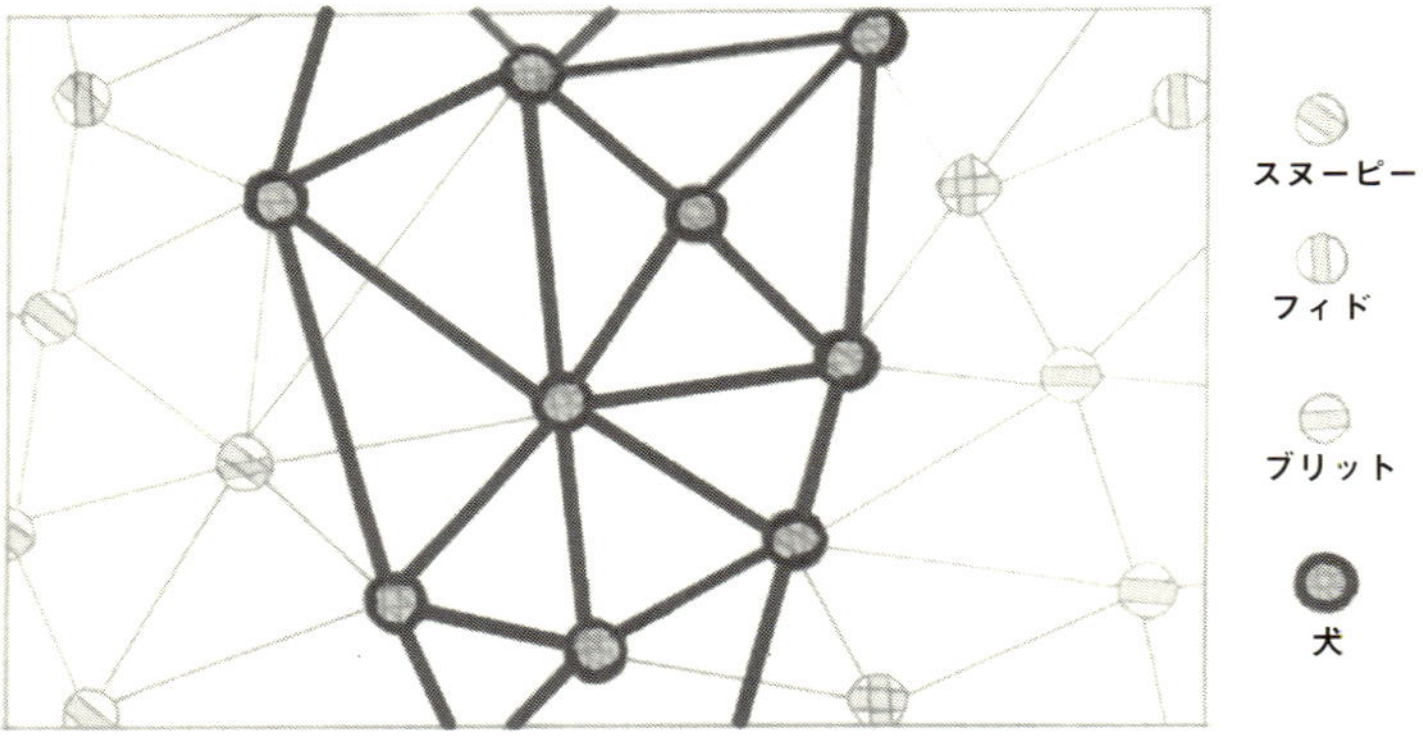

図8　神経回路の重なりあい
スヌーピー＝チョコレート色のラブラドール
フィド＝黒のドーベルマン
ブリット＝黄色っぽいブルマスチフ
一般記憶＝犬

くつものできごとや対象物から得られる共通特性が投影されている。それが一般記憶、つまりパターンの記憶だ。パターン記憶は一般性が高ければ高いほど、つまり重なりあっている経験が多いほど、脳損傷の影響を受けにくい頑丈なものになる。ほかに例のない具体的なことよりも、抽象的な表現のほうが神経の機能低下に強いということだ。

こうしたパターン記憶には、おもしろい特徴がある。そこにはすでに遭遇したことの情報だけでなく、これから出会うかもしれないことの情報も入っているのだ。パターン記憶に取りこまれているのは、トマト、椅子、吹雪、株価の暴落など、類似のできごとや対象物をひとつの集合にまとめたとき、浮かびあがってくる共通の特徴や性質だ。その後も、同じ集合に属するものに出会うたび、パターン記憶となっている共通の特徴や性質が呼びおこされる。

脳の神経がやられても、一般記憶あるいはパターン記憶が無傷でいられるのはなぜか？　その理由がだんだんわかってきた。それをもっとはっきり理解するには、逆向性健忘に注目するのがいちばんだ。逆向性健忘になったとき、消えてしまって二度と戻らない記憶もあれば、びくともしない記憶もある。それを決めるのは記憶の頑丈さ、言いかえれば使用頻度が高く、豊かな連想が働くかどうかだ。逆向性健忘の影響をもろに受ける記憶と、被害をまぬがれる記憶のちがい――それは神経心理学者や神経学者が長いあいだ探究し、論じてきたテーマだが、その過程で、認知神経科学における重要な見解がいくつか登場している。

そのひとつが、神経科学者ラリー・スクワイアたちが最初に唱えた、長期記憶における手続き記憶と宣言記憶の区別である。手続き記憶は「どうやるか」の知識であるのに対し、宣言記憶は「あれが何か」という知識だ。手続き記憶は、自転車の乗りかた、テニスのときの身体の動かしかた、ネクタイの締めかたなど、あらゆる技能の記憶である。これに対して宣言記憶は、事実の記憶と言うことができる。一週間は七日ある、フランスの首都はパリである、第二次世界大戦は一九四五年に終結した、などが宣言記憶になる。ただ神経心理学ではよくあることだが、宣言記憶と手続き記憶ははっきり白黒がつけられるわけではない。チェスやチェッカーができるのは、技能なのか、知識なのか？　あいまいな部分もあるとはいえ、長期記憶が二種類あるという認識は、貴重な視点になった。たとえば逆向性健忘では、多少の例外があるとはいえ、失われるのは主に宣言記憶のほうで、手続き記憶は残ることが多い。

また心理学者エンデル・タルヴィングは、宣言記憶をさらにエピソード記憶と意味記憶に分けた。エピソード記憶は、それが獲得されたときの背景や前後関係もいっしょに保存される。たとえばジョン・F・ケネディ暗殺や、九・一一の同時多発テロといった大事件は、そのことを知ったとき自分がどこにいて、何をしていたかという個人的な状況も含めて記憶されているはずだ。これほどの重大事件でなくても、生まれてはじめて買った自動車とか、人生初の就職面接に行ったときなど、もっと日常的なこともエピソード記憶になる。車のデザインとか、会社の名前はもちろんのこと、運転したときの感触や、面接のときのしぐさまで覚えているだろう。

これに対して意味記憶は、覚えたときの状況や背景とは切りはなされている。イタリアの首都はローマだ。アインシュタインは偉大な科学者だ。一週間は七日ある。金属は水に浮かない――これらが意味記憶に属するもので、最初にそうした知識を身につけたとき、自分がどこで何をしていたかは覚えていない。

手続き記憶、宣言記憶の区別と同じく、意味記憶とエピソード記憶の境界にはグレーゾーンがある。ある人にとって意味記憶になることが、ほかの人にはエピソード記憶になることもある。この本の読者のほとんどは、九・一一のテロをエピソード記憶として脳に保存しているはずだ。しかし時がすぎて、本や映画でしかあの事件を知らない人が出てきたら、彼らにとって九・一一は意味記憶になる。海には離岸流という岸から遠ざかる強い流れがあるが、これは多くの人にとって意味記憶でしかないだろう。しかし私のなかでは、まちがいなくエピソード記憶として保存されている。何しろ若いころ、地中海で離岸流に巻きこまれて二度も溺れかけたのだ。だが二度とも九死に一生を得て、岸にたどりつくことができた。

認知神経科学において、エピソード記憶と意味記憶の区別は重要な意味を持っており、逆向性健忘の研究でも大いに活用されている。逆向性健忘では、一般に失われやすいのはエピソード記憶で、意味記憶は残るとされている。しかし最近になって、脳疾患の影響を受ける記憶の種類は、手続き／宣言記憶、エピソード／意味記憶といった区別に当てはまらないことがわかってきた。生物医学の研究では、確立している理論や意見の前に、それでは説明のつかないめずらしい臨床例が立ちはだかり、最終的にくつがえすこともよくある。私自身、かなり前のことになるが、逆向性健忘の深刻さと範囲の広さについて、それまでの先入観を変えざるを得ない例にぶつかったことがある。その話をここで紹介しよう。

失われた記憶、失われなかった記憶、取りもどした記憶

スティーヴ(仮名)は落馬事故で脳に損傷を受け、当時私が勤務していた病院に運ばれてきた。彼には、前向性健忘と逆向性健忘がどちらも見られた。彼を担当することになった私は、一日に何度となくスティーヴに会うのだが、彼は一五分か三〇分前に会ったばかりの私の名前さえ覚えていない。これは重度の前向性健忘である。

スティーヴは、逆向性健忘もかなり重症だった。三〇代の彼は起業家として成功を収め、夫として、また父親としての務めも立派に果たしていた。ところが彼は、事故とともにそういう過去を完全に置きざりにした。自分の年齢は一七歳で、両親が住んでいる家の住所を自宅だと言う(実際、その家には一七歳まで住んでいた)。そして大学に入ったこと、結婚して子どもをもうけた

ことは頑なに否定する。一七歳までのできごとは鮮明に覚えているし、その後の二年間についてもまだらに思いだせるのだが、それ以降、つまり一九歳から三六歳になる現在のことになると、完全に空白だった。

0が明瞭に記憶がある段階、10が完全に記憶が失われている段階として健忘の程度を表現するならば、スティーヴは少なくとも8には達していた。とはいえ、これくらいの健忘は過去にも報告例がたくさんある。だからスティーヴも、前向性健忘の回復には時間がかかるし、よみがえる記憶も充分ではないと思われた。いっぽう逆向性健忘のほうは、かなりの部分が取りもどせるだろう。そのシナリオどおり、やがてスティーヴは過去のことを少しずつ思いだしてきた。ただし、今朝の『ニューヨーク・タイムズ』紙で読んだことは、午後になるともう忘れている。これは、記憶喪失からの回復における不変のパターンだと思われた。

ところが時間がたつうちに、意外なことが起きはじめた。予想をくつがえす展開に、私たちは夢中になってスティーヴの観察を続けた。スティーヴは、新しいことを記憶する能力が日増しに高まってきたのだ。今日起こったこと、先週経験したことの印象を、切れ目のないひとつのつながりとして思いだすことができる。その結果、スティーヴの前向性健忘はごく軽いものになった。くわしい検査をすれば、新しいことを学習する能力が落ちていることははっきりわかる。ただしそれは、日常生活にはまったく支障のないレベルだった。

ところが逆向性健忘、つまり事故前の記憶になると、期待したほど戻ってこない。スティーヴはあいかわらず、自分は一七歳から一九歳だと思っていて、それ以降の人生についてはまったく記憶がなかった。両親や兄弟のことはわかっても、妻子や同僚は見知らぬ人だった。新しい情報を取りこむ能力は飛躍的に回復していたし、家族は彼のいままでについて熱心に語りかけたので、スティーヴは自分の過去を学びなおすことができる。それでも彼のなかで、自分がほんとうに覚えていることと、他人から言われたことははっきり区別されていた。このように逆向性健忘をさしおいて、前向性健忘が順調に回復することは、神経学的にはありえない話だった。しかしその実例を目の当たりにした私は、記憶と記憶障害のメカニズムについて、それまでの認識を改めざるを得なかった。

しかし、話はそれで終わりではない。スティーヴの記憶は、さらに謎を投げかけてきた。彼の逆向性健忘は、エピソード記憶に留まらず、意味記憶にまでおよんでいたのだ。これもまた、通説に反している。スティーヴは大学時代のことを思いだせないだけでなく、スペインの首都がマドリードであるとか、ニュートンが物理学者であること、『リア王』を書いたのがシェイクスピアであることも忘れていた。

スティーヴの意味記憶は欠落がはなはだしく、エピソード記憶の喪失よりひどかった。彼の場合、一七歳前後までのエピソード記憶はまったく無傷である。ところが、シェイクスピア、ニュートン、マドリードと聞いてもちんぷんかんぷんだ。彼が育った家庭は中流に属していて、家族はみんな学歴が高い。そうした環境を考えると、いずれも一七歳までに学習しているのが当然と思われる知識なのに、スティーヴの脳からはそうした意味記憶が消えていた。

スティーヴの意味記憶は丸ごと失われたのか、それとも部分的な喪失なのか？　私たちがさらにくわしく調べたところ、一年が五二週あるとか、トマトが赤いといった知識は残っていることが判明した。また、男女の平均的な身長と体重についても、かなり正確に把握していた。

私はアシスタントのボブ・ビルダーとともに、スティーヴの記憶をもっと体系的に分析してみた。彼の場合、意味記憶の欠落が激しいのは「具体的事実」であって、「一般的事実」はそのまま残っていた。スティーヴの記憶障害は部分的なものだが、失われた記憶が完全に戻ることはない。損傷によって消えた記憶とそうでない記憶を区別するのは、特定の事実か、一般的な事実かということだった。

このめずらしい（当時はそう思われた）実例を足がかりに、私は元院生のビル・バーとともに、逆向性健忘の本格的な研究に乗りだした。これまでの先入観をはずして眺めてみると、スティーヴの逆向性健忘は例外ではなく、むしろ通例ではないかと思えてきた。外傷性脳損傷でも、アルツハイマー性痴呆、コルサコフ症候群でも、失われるのは具体的な事実に関する意味記憶なのである。一般的な情報は、無傷なままのことが多い。

一般記憶は色あせない

いろんな種類の記憶障害を調べていけばいくほど、一般記憶と特定記憶という区別が重みを増してくる。私たちの精神生活に内容を与えてくれるのが記憶だが、すべての記憶が同等というわけではない。脳が受ける悪影響（老化も含む）にあまり左右されない、耐性の高い記憶もある。ではなぜ、特定記憶（一度きり、ひとつだけの内容）と一般記憶（ある集合全体に共通する特性）の区別が

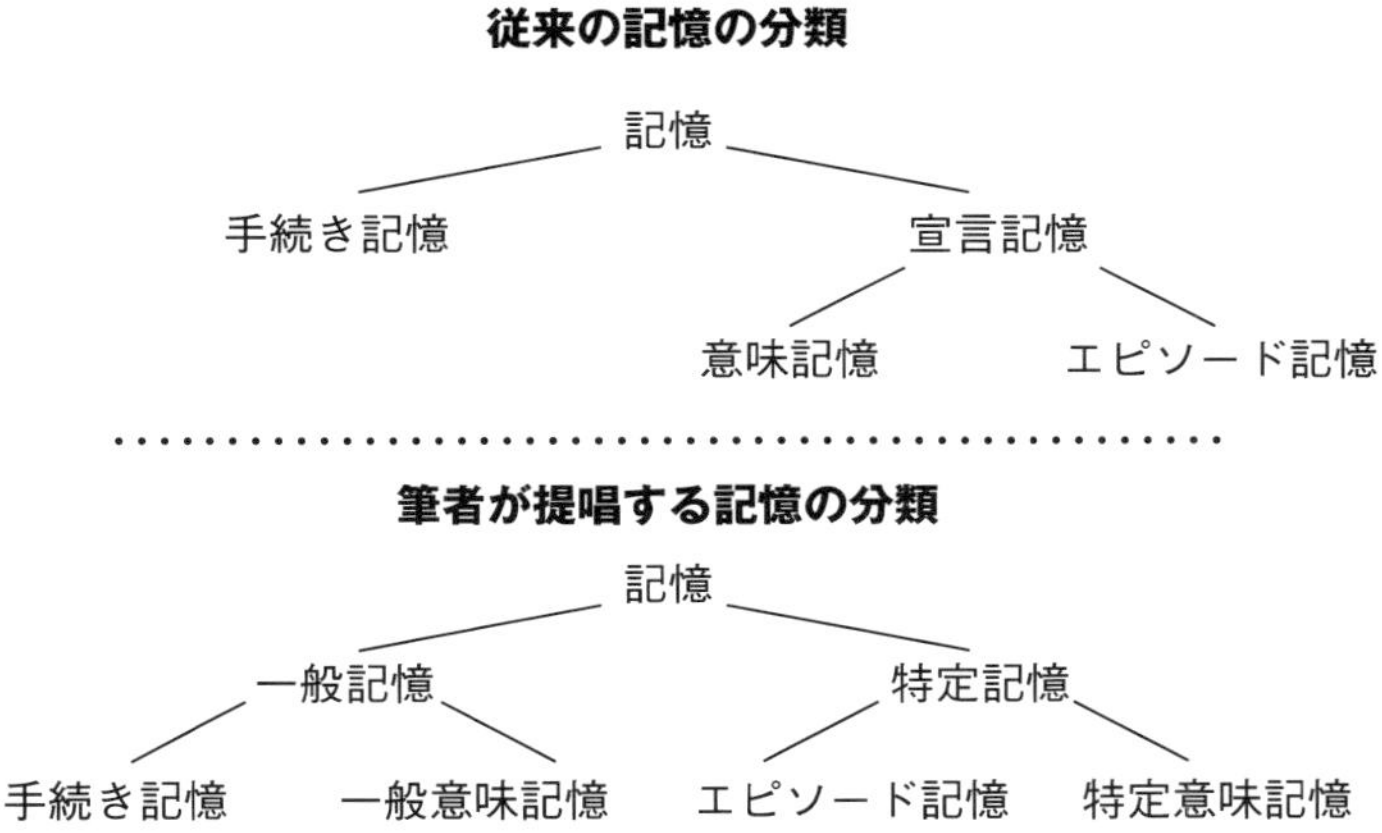

図9　記憶の分類

重要になってくるのだろう？　それは、脳が病気になったり衰えたりしたとき、すでに持っている知識の種類によって、たどる運命も変わってくるからだ。フランスの首都はパリである――これは特定記憶だ。フランスはひとつしかないし、パリもひとつしかない。だからこの知識は、たったひとつの存在に関するものである。いっぽう「熟したトマトは赤い」というのは、一般記憶になる。地球上に何百万個と存在する熟したトマトすべてに当てはまる知識である。

　呼びおこされる回数でくらべると、特定記憶より一般記憶のほうが多いはずだ。フランスの首都がパリであることを、私たちはどれくらいの頻度で思いだすだろう？　ニュースでパリの話題が出たとき、あるいは思いきってフランス旅行を計画するときなど、せいぜい月に数回といったところだ。しかし熟れたトマトが赤いという知識は、サラダに入っているトマトにフォークを突きさすときはもちろん、いつも買い物をするスーパーマーケットの野菜売り場でもかならず浮かんでくる。思いだす回数が多く、使用頻度が高い記憶ほど、長期記憶に格上げされるのが早くなる。長期記憶として保存されれば、脳の皮質下構造に依存しなくてすむので、アルツハイマー病などによる痴呆の影響を受けにくい。

一般記憶が特定記憶にくらべて強固であることは、私たちの精神生活を支える二本柱、すなわち言語と高次知覚を考えればよくわかる。この二つの能力も、実は記憶である。言葉を正しく、効果的に使うためには、どの単語が何を指しているのか「覚えて」いなくてはならない。ほとんどの場合、言葉と対象物の関係には規則性が存在せず、論理的に導きだすことができないからだ。もし「椅子」という単語がテーブルを意味していても、言葉としての有効性にまったく問題はない。このように、単語の意味を覚えているかどうかが言語能力の決め手になるわけだが、言うまでもなくそれは一般記憶である。アールデコ調の白いテーブル、漆塗りの黒いテーブル、近所の喫茶店に置いてあるぐらぐらしたテーブル、これらはみんな「テーブル」というひとつの言葉で表わすことができる。

そして高次知覚、つまり対象物が何であるかを認識することもまた、記憶あっての能力である。生まれてはじめて見たり聞いたりしたものなのに、それが何であるか一発でわかった経験は誰にでもあるはずだ。凝ったデザインのクラシックカーが道路を走っている。いままでそういう車を見たことがないのに、「あれは自動車だ」と理解できる。外で何かの鳴き声がしたとき、その種類の犬の声を聞いたことがなくても、「犬の吠え声だ」とピンと来る。そういう認識ができるためには、「自動車」「犬」といった分類に共通する特徴、すなわち一般記憶が脳のどこかに保存されていなくてはならない。つまりすでにできあがったパターンを持っていなくてはならないのである。そうすれば、共通の特徴を持つ何かに新しく出会ったとき、一般記憶が呼びだされ、対象を正しく認識することができる。

このように言語と高次知覚は、一般記憶をもとにしている。そのため脳疾患などで一般記憶が消えてしまうと、言葉を使えなくなったり、ものの名前が出てこなくなる。専門用語では、それぞれ「名称失語」「連合失認」と呼ばれる障害だ。こうした障害は、脳卒中や外傷性脳損傷、認知症などが原因で起こるのだが、それは損傷場所が新皮質である場合にかぎられる。皮質下構造がやられても、一般記憶はそこに依存していないので影響を受けない。ということは、言語および高次知覚は、正常な老化に対してもふんばりがきくということでもある。*

特定記憶は新皮質と皮質下構造の両方がかかわっているため、そのどちらか、あるいは両者をつなぐ神経経路がやられただけで記憶が損なわれる。これに対して一般記憶は、新皮質しか関係

*言語知識と知覚知識は、人間の認知能力のなかでも特別なものなので、心理学者はあえて「記憶」という呼びかたをしない。だが実際には、どちらも一般記憶そのものである。専門家のあいだでは、「記憶」という言葉は、もっぱら特定記憶を指すために使われていて、一般記憶は除外されるのがふつうだ。同様に、記憶が失われて呼びだせない状態は「健忘(amnesia)」だが、ものの名前が出てこない障害に関しては「名称失語(anomia)」という言いかたをする。しかし医療現場では、こうした用語が混乱を招くことも多い。専門用語に縁のない患者にとっては、健忘も名称失語も「物忘れ」なのである。

していないだけに、そこをやられないかぎり支障はない。年齢が高くなっても一般記憶が健在で、痴呆の影響もある程度まぬがれるのは、そのためである。

スティーヴの健忘がまさにそうだった。前例がなかったので、彼の健忘の原因を突きとめるには探偵並みの推理が必要だった。スティーヴの脳は、脳幹の腹側中脳がやられていて、そのせいで特定記憶は失われたものの、一般記憶は残った。

特定の経験を何度も繰りかえすことで、強固な長期記憶の形成が加速される。だが、新皮質に長期記憶として保存することだけが、大切な情報を守るすべてではない。脳にはほかにも保護メカニズムが用意されている。

そのメカニズムは、ｆＭＲＩ（機能的磁気共鳴画像）、ＰＥＴ（陽電子放射断層撮影）、ＳＰＥＣＴ（単一光子放射型コンピュータ断層撮影）、ＭＥＧ（脳磁図撮影）など、脳の働きを調べる最新鋭の画像技術によって明らかになった。これらの技術のおかげで、私たちは科学史上はじめて、活動中の脳の様子を見られるようになり、神経心理学や認知神経科学の研究のありかたが劇的に変わることになった。それは、天文学の世界に望遠鏡が登場したときと似ているかもしれない。どんな分野も、アイデアだけでは前進しない。とりわけ科学では、新しい技術（それもまた、別分野における斬新なアイデアの産物なのだが）が決定的な推進力になることが多い。

それはともかく、こうした最新技術の導入によって、新皮質で頻繁に呼びおこされる知識が、二種類のメカニズムによって守られていることが明らかになった。それは「パターン拡張」と、「エフォートレス・エクスパート」である。この二つの活動は協調している。

パターン拡張とは、経験を積んだり、練習を繰りかえして脳の特定領域を頻繁に使ううちに、その周辺部分も活発になってくることを指す。これは、カリフォルニア大学サンフランシスコ校のマイケル・マーゼニックを中心とする研究チームが、サルにさまざまな技能を習得させる実験で立証したメカニズムだ。もちろん人間でも同じことは起こる。アルヴァロ・パスカル＝レオーネは、点字が読める全盲者の場合、指先の刺激に対応する皮質の領域が、読めない全盲者よりも広いことを確かめた。また弦楽器奏者は、弦を押さえる左手指を動かしたときに活発になる領域がふつうの人より大きくなっている。このように、活動領域が広くなれば、病気や損傷などが起こっても影響が少なくてすむ。これは、穴がたくさん開いたスイスチーズを思いうかべればわかりやすい。穴（＝損傷）の数と大きさが一定であれば、チーズの断面積が広いほど食べられる部分は多くなる。

脳をチーズにたとえるなんて悪趣味だと思われるかもしれない。しかし年齢が関係する脳障害では、ニューロンが破壊された小さい穴がいくつも開いて、ほんとうに見た目もスイスチーズっぽくなる。たとえばアルツハイマー病患者の脳を顕微鏡で見ると、老人斑と神経原線維変化と呼ばれる病変が点々とできているのがわかる。またレヴィ小体型痴呆でも、その名のとおり脳にレヴィ小体ができるのが特徴だ。多発性脳梗塞による痴呆では、血管が詰まった小さな痕跡が脳全体に観察される。原因はともかく、痴呆になった脳には、こうした病変の穴がダーツの的のように開いているのである。だが的が大きければ大きいほど、無傷で残る部分も多くなる。

ミネソタ州にあるノートルダム教育修道女会では、多くの修道女が驚くほど明晰な精神を保ったまま長寿をまっとうしているが、その背景にあるのが、パターン拡張のメカニズムだと思われる。精神機能が衰えている様子がまったくなく、亡くなる最後の日まで健康な認知能力を発揮していた修道女の脳を解剖してみたら、アルツハイマー病が進行していたという例も少なくない。脳が病気にやられても、精神はびくともしなかったのである。修道女を対象にした研究はほかに例がないが、この現象そのものは例外ではないと私は確信している。医師や弁護士、エンジニアなど専門性が高い職業には、高齢になってときおり注意力が散漫になったり、もの覚えが悪くなったりしても、立派に務めを果たしている人がたくさんいる。それは、パターン拡張による保護機能が働いているからにちがいない。

記憶を守るもうひとつのメカニズムは、知識や記憶を呼びだす頻度が高くなると、それに必要な代謝量が小さくなる「エフォートトレス・エクスパート」というものだ。要するにおなじみの決まりきった問題は、少しのエネルギーで楽々と解決できるのである。このことは、私たち自身の日常生活を振りかえれば納得がいく。寝不足で、疲れきっていて、おなかがぺこぺこのときは、いくら簡単でも、未経験の新しい作業に手を出すと失敗する。でも過去に経験したことがある作業なら、コンディションが悪くても難なくこなせる。

最新の脳画像技術を使うと、このメカニズムを克明に観察することができる。R・J・ハイアーたちはPET装置を使って、複雑な新規作業を行なうとき、脳が必要とするブドウ糖代謝量を調べた。この実験で被験者が行なった「複雑な新規作業」とは、テレビゲームのテトリスである。被験者がゲームのコツをつかむにつれて、ブドウ糖の代謝量は少なくなっていった。数週間もすると、被験者がたたきだす得点は当初の七倍に達していたのに、代謝量は大幅に減少していた。そして最も高い得点を出した被験者は、代謝量がいちばん少なくなっていたのである！

物体識別をしている脳をｆＭＲＩで調べる最近の研究でも、同じような変化が確認された。識別に慣れて成績が上がるにつれて、それに関係する皮質の領域は、活動がおとなしくなっていったのである。そして、イアン・ドビンズたちが行なった独創的な実験によって、こうした変化は問題分析のやりかたが洗練されたからというより、分析そのものをすっ飛ばして、学習した反応を自動的に出しているからだということがわかった。

習熟した作業ほど、少ないエネルギーでこなすことができる――これは、神経機能が低下する危険にさらされる脳にとって、願ってもない防御メカニズムだ。年をとると、脳の一部に血液が行きわたらないことがよくある。いちばん多いのは、コレステロールなどが付着して血管が狭くなり、血液の流れが悪くなる状態だ。大量の血流が急に止まると、卒中を起こして周辺の組織が回復できないほどやられるし、血液の流れが少しとどこおっただけでも、認知が鈍くなる。しかし少ない血液（つまり供給される酸素の量も少ないことになる）で高度な知的作業が行なえるようにしておけば、脳血管系の病気になっても、脳の働きが保たれることになる。

パターン拡張とエフォートトレス・エクスパート、この二つのメカニズムは足並みを揃えて機能していて、習熟した認知作業を行なう脳の領域を広げつつ、作業に必要な代謝量を抑えている。それぞれ単独ではあまり威力がないかもしれないが、両者が合わさることによって脳疾患や損傷の悪影響を長期間（おそらく一〇年単位で）寄せつけない相乗効果が生まれる。

記憶のできかたが神経解剖学的に解明されるにつれて、記憶にまつわるプロセスが顕微鏡レベルでどんな風に起こっているかもわかってきた。一生消えることのない長期記憶の形成や、それにかかわる細胞のメカニズムについては、正確なところはまだわかっていない。それでも研究は猛スピードで進んでいて、新しい情報が日々大量に流れこんでいる。この分野で本を書こうとしても、出版されるころにはすでに時代遅れになっているのだ。私がこの本を執筆している時点で、いちばん興味ぶかい研究成果というと、記憶の細胞メカニズムにおけるプリオンの働きだろうか。プリオンというタンパク質は、つい最近まで完全な悪者扱いだった。クロイツフェルト＝ヤコブ病という恐ろしい神経障害の原因物質とされているからだ。しかし、熱でも酵素でも壊れず、ほとんど不死身のこのタンパク質が、永続的な記憶の形成に一役買っている可能性が浮上してきた。

記憶の細胞メカニズムはとても複雑なので、ここでは取りあげない。ただ、記憶形成につながるニューロンのさまざまな変化が、接合部であるシナプスで起こっていることはまちがいない。具体的には、新しい樹状突起が成長したり、神経伝達物質が増加したり、受容体の数が増えるわけだが、そうした変化がニューロンの集団内の接続を良くして、ちょうど砂地に掘った溝に水を流すように、特定経路に沿って連続的に活性化をうながしていく。私を含めた研究者は、こうしたつながりの良い神経経路ができることが、長期記憶の形成だと考えている。すでに保存された記憶を呼びおこしたり、知っている何かを認識したりするのは、その神経経路が活発になることにほかならない。

「砂地に掘った溝」のたとえは、わかりやすいが限界がある。なぜなら保存された記憶は、呼びだされるたびに、一度きりしかないそのときの状況にあわせて少しずつ変化しているからだ。いま私は、胴体が紫色で脚が縞模様、牙がらせん状の象を思いうかべている。そんな妙ちきりんな生きものを想像するのは生まれてはじめてだ。その過程で、私は象の視覚記憶を呼びおこした。そう頻繁に引きだされるわけではないが、しっかり定着している記憶だ。だが、こんな気まぐれな文章を書いたせいで、象の映像と、「記憶」という抽象概念が結びつき、さらには砂地に掘った溝のイメージともつながってしまった。それぞれを思いだすときに活性化する神経回路の、ちょっとしたつなぎかえが起こったのである。この変化は短命で、神経ダーウィニズムの厳しい競争に生きのこれないかもしれない。しかし、これから学生に講義するときにかならずこの話を引きあいに出していたら、回路のつなぎかえは完全に定着するだろう。このように、記憶はよみがえるたびに、再構築と再編成が行なわれているのである。

脳の魅力

記憶の形成や呼びだしのくわしいプロセスはまだ解明されていないが、最近では、計算神経科学という研究分野から興味ぶかい考察が得られるようになった。脳科学は生物学や心理学と同じく、これまでは経験による部分が大きかった。地道な観察と実験を重ねて、一般原則を探りだすしか方法がなかった。

そこに登場したのが、計算神経科学である。もっとも私が思うに、計算神経科学という名称はおもしろみに欠けるし、この新しい分野の幅広さ、豊かさをうまく伝えていない。むしろ理論物理学との連想で「理論神経科学」と呼ぶほうがいいかもしれない。

今日の計算神経科学は、脳研究のなかでも精密さを誇る分野と言っていいだろう。計算神経科学では、脳のなかで起こるさまざまなプロセスを、数学的なモデルで考えようとする。そして高性能コンピュータの助けを借りて、理論と実験を巧みに融合させたコンピュータ・モデリングという手法を編みだした。生物の複雑難解なシステムをモデル化し、そのモデルにいろいろな作業をさせ、またパラメータを変えたりして、異なる「ふるまい」を観察する。こうした理論と実験の融合によって、それぞれを単独で行なうよりはるかに充実した研究成果を得ることができる。その代表例が、形式ニューラルネットワークだ。

形式ニューラルネットワークを使ったモデリングは、計算神経科学のなかでも、かなり強力で有望な手段のひとつだ。相互接続された単純な要素(形式ニューロン)で構成されるこのネットワークは、ほんものの脳が働くときに見られるきわめて基本的な特性を再現する。ネットワークの構成要素は脳のニューロンと同じく、それひとつだけでは大したことはできない。だが要素どうしが相互作用を行なうと、そこから問題解決能力が出現する。だから、ネットワークの情報力はどこか特定の場所にあるのではない。ネットワーク全体に遍在しているのだ。

ほんものの脳で行なわれる認知プロセスには、それほど複雑なものでなくても、膨大な数のニューロンとグリア細胞が動員されているので、それらの相互作用を、ひとつひとつ実験的に分析することはとてもできない。脳というのは、同時に動いている部分がたくさんありすぎるし、興味ぶかい特徴のほとんどは、どこかの部分が単独でつくりだすのではなく、部分どうしの相互作用で生じているのだ。しかし、コンピュータ上でニューラルネットワークモデルを動かしてみれば、そうした相互作用の多くが明らかになってくる。

形式ニューラルネットワークにいろいろな作業をやらせてみると、驚くほど脳に似たふるまいをする。とくにおもしろいのは、設計者があらかじめプログラミングしていない能力や技能が発揮されることだ。そうした自然発生的な新しい能力のことを、「創発特性」と呼ぶ。ニューラルネットワークは、そうした能力を自力で獲得することで、「自らを発明」しているのである。以前に経験した成功あるいは失敗について、フィードバックが得られるとき(教師あり学習)にかぎらず、得られないとき(教師なし学習)でも、ネットワークは創発特性を生みだしていく。

創発特性のなかでもとりわけおもしろいのは、「アトラクタ」と「アトラクタ状態」だろう。アトラクタとは、密接に結びついたニューロンの集団がつくるネットワークのことで、外からの直接的な刺激がなくても、安定した活動パターンを持っている。こうした継続的な活動パターンのことを、アトラクタ状態と呼ぶ。アトラクタ内のニューロンどうしの接続が強固なので、ごく一部が活発になるだけで、全体のパターンが保たれるのだ。つまりアトラクタを構成する要素のどれかを、多い少ないに関係なく刺激すれば、アトラクタ全体が活発になるのだ。脳に見られるアトラクタ的な特性は、「縮退」とも呼ばれる。縮退とはもともと数学で扱われる状態で、もっぱら代数学や記号論理学でくわしく研究されているが、生物におけるアトラクタにとっても重要な概念だ。

アトラクタの働きは、この言葉の意味から考えれば理解しやすい。アトラクタ自体、神経科学者が数学の世界からひっぱってきた用語だ。もとは一九世紀フランスの数学者ジュール＝アンリ・ポアンカレが思いついたもので、ある範囲のどんな数値を方程式に入れても、一定の解が出る状態のことだ。ひとつの解が、方程式に入れる数全体を「引きつける」のでアトラクタと呼ばれる。

そして脳内のアトラクタ・ニューラルネットワークもまた、外界から入ってくるさまざまな情報によって、同じネットワークが活性化する。プラスチック製の黒のサインペン、金属製の赤ペン、18金の万年筆――これらは感覚情報としては異なるが、私たちはどれも「ペン」として認識する。目にする色や形がちがっていても、活性化するニューラルネットワークは同じなのだ。アトラクタの概念はコンピュータ・モデリングから来ているが、脳における記憶形成の特徴も、アトラクタでうまく説明できる可能性がある。ニューラルネットワーク・モデリングの先駆者であるジョン・ホップフィールドは、記憶とはアトラクタではないかとはじめて主張したひとりだ。

脳内にアトラクタに似た回路が存在することは、すでに知られている。その全容はまだ解明されていないが、「記憶＝アトラクタ」説を裏づける証拠は着実に集まっている。そんな証拠のひとつを提供するのが、モーフィング実験だ。マイケル・ジャクソンの「ブラック・オア・ホワイト」のミュージックビデオを見た人は、女性の顔がいつのまにか男性の顔になったり、老人の顔が若返ったりする映像を覚えているだろう。これがモーフィング技術だ。コンピュータグラフィックスを使った実験で、たとえば犬が猫にモーフィングする映像を被験者に見せ、途中のいろいろな段階で、犬と猫のどちらに見えるか質問した。映像でなくても、音声でも同じ実験ができる。コンピュータ合成の音や、複数の人の声を混ぜあわせて、「ア」から「オ」、「オ」から「ウ」といったように、母音をモーフィングし、被験者に聞きとらせるのである。

この種の実験では、モーフィングの一定段階までなら、被験者は誰もが迷うことなく犬と答える。ところがそれを超えたとたん、被験者は自信たっぷりに猫だと言うのである。答えがこれほどはっきり線引きされているのは、脳のなかでアトラクタが働いている証拠だろう。

ニューラルネットワーク・モデリングのもうひとりの先駆者、スティーヴン・グロスバーグは、適応共鳴理論（ART）を提唱した。ARTモデルでは、対象を認識したり、記憶を呼びだしたりする行為は、すでに形成されたニューラルネットワークを活性化させることにほかならないという。この発想は、神経科学者のあいだにしだいに受けいれられてきた。

脳マニアの読者ならば、アトラクタとモジュールがどういう関係なのか興味があるはずだ。モジュールという用語は、一九八〇年代から九〇年代にかけて、認知科学で広く使われていた。私たちの脳は、「情報が詰まった」小さな区画で構成されていて、それぞれが特定の精神活動を受けもっている。異なるモジュール間の連絡はかぎられていて、役割や回路構成が重なりあうことはほとんどない――これがモジュール説だ。脳科学の世界では、このモジュールを認知の単位とする考えかたが長く好まれていた。だがモジュール説は、一九世紀に大流行した骨相学が、当世風に姿を変えて復活したにすぎない。

今日では、モジュール説は完全に馬脚を現わし、神経科学の世界では見向きもされなくなっている。モジュールのことを、皮肉まじりに「おばあちゃん細胞」と呼ぶ向きもあるほどだ。おばあちゃん細胞とは、おばあちゃんの面影が保存されているニューロンという意味だが、脳のなかをいくら探しても、そんなものは存在しない。

だがアトラクタという新しい概念にしても、ハイテクなコンピュータ用語を使っているだけで、ひと皮むけばモジュール説と同じではないのか？　その答えはノーだ。モジュールは生まれつきのものとされていたが、アトラクタはあとから発生する。モジュールはそれぞれ働きが決まっていたが、神経的な機能を共有するアトラクタはたくさんある。また構造的にも、モジュールは位置が定まっているが、アトラクタは皮質の広い領域に分散している。たとえば、誰かの名前がのどまで出かかっているのに、なかなか思いだせないことがある。そのとき、当の本人が部屋に入ってきたら？　その笑顔を見たとたん、名前が思いうかぶはずだ。むろん相手は名札などつけていないし、おでこに名前を書いているわけでもない。

このように誰かの名前を思いだすには、顔面情報が保存されている視覚領域と、名前の情報が入っている聴覚領域を統合するネットワークが存在していないといけない。この二つの情報は、皮質上のまったく別の場所に存在している（顔面情報は頭頂葉、名前情報は側頭葉）にもかかわらず、ひとつのアトラクタを構成しているのだ。しかも、そのなかにあるほんの小さなニューロンの集団が活性化するだけで、アトラクタ全体が活発になる。

要するにこれが一般記憶のメカニズムである。一般記憶が認知ツールとしてどれほど強力か、次章以降で見ていこう。

第八章　知恵を生みだすからくり

節約するのはいいことだ

過去に前例がなく、どう手をつけていいかわからない難問が降ってわいたとき、あっというまに、しかも楽々と(傍《はた》からはそう見える)あざやかな解決策を出す——こんな風に知恵や判断力を発揮すると、周囲は驚き、感心するだろう。知恵とは、ほかの人が気づかない展開を予測できる能力と言いかえることができる。知恵という現象はとても複雑で、たんに高レベルのパターン認識能力で説明できるものではない。しかしパターン認識能力が、知恵の少なからぬ部分を構成していることも事実だ。つまり優れた知恵を持つ人は、けたはずれに豊富なパターンを認識できるのである。なぜそういうことができるかというと、脳のなかのアトラクタの数がちがうからだ。ただパターン認識をするアトラクタができあがるまでには、けっこうな時間がかかる。また、パターンとは一般記憶であり、この一般記憶は年齢とともに蓄積が増えていく。

もうひとつ、年齢とともに高くなるのが、直観的にものごとを判断できる能力だ。直観的な判断は、分析を抜きにして、あるいは分析する前に下されると世間では思われているが、実際はそうではない。直観は、過去の膨大な分析経験が圧縮され、結晶化したものだ。分析プロセスがぎりぎりまで凝縮されているため、本人さえも分析と気づかないで行なわれているのである。

こうした精神活動の凝縮は、何百万年という進化によって実現したものだ。それだけに利点も多く、人間以外にもいろんな生きものが活用している。たとえばヘビが危険を認識するとき、いちいち考えこんだりしない。瞬間的、自動的に危ない状況を察知している。そうした危険感知メカニズムは、前に紹介した「種としての知恵」に属している。このように脳にあらかじめ配線されていて、自動的に反応を起こすメカニズムは、左右側頭葉の内側にある、扁桃体というところが管理している。

直観とは、過去のいくつもの判断が凝縮されて自動的に起こるようになったもの——それを私が痛感したできごとがある。もう何年も前に、ケニア旅行をしたときのことだ。観光客の例にもれず、私もワニ園を訪れた。そこには卵からかえったばかりのワニがいたのだが、体長が私の手のひらほどしかなく、やせっぽちのワニの子どもは、何か危害を加えるようには見えなかった。私はワニにさわろうと手を伸ばしたが（新皮質が命令した意識的なプロセス）、次の瞬間、勢いよくひっこめた（扁桃体が命令した自動的なプロセス）。自分の脳のなかで行なわれたニューロンの綱引きを、私はぼうぜんと見守るしかなかった。この綱引きは扁桃体が勝利したので、結局私はワニにさわることはできなかった。理性的に考えれば、生まれたてのワニにかまれるなんてありえない。それにもかかわらず、何世代にもわたって磨きあげてきたメカニズムが最終決定権を握ったのだ。相手がヘビでも同様で、私は大道芸人が肩に巻きつけている大蛇を見るたびに、背筋が寒くなる。近よって大蛇にさわろうとは、これっぽっちも思わない。

扁桃体には、何百万年もかけて培われた種としての知恵が、そして新皮質には、その人が生まれてからいままでに築きあげてきた個人の知恵が、アトラクタという形で凝縮されている。私がワニの子どもをさわろうとしたときのように、認知テンプレートによる情報のふるいわけが的はずれな反応を生むこともある。* それでも全体で見れば、認知テンプレートは、周囲の状況に巧みに適応することができる。

その道に精通した人が下す直観的な意思決定は、実は整然とした論理に裏づけられている。過去の経験、つまり論理的な道すじに沿って考え、判断した経験の積みかさねによって、いちいち同じように考えなくても結論に到達できる「精神活動の節約」が実現したのだ。偉大な物理学者リチャード・ファインマンは、難解な数式がびっしり並んだページをさっと眺めただけで、「正しいようだね」と言ってのけたという。

*オーストラリアの神経科学者アラン・スナイダーは、迅速なパターン認識メカニズムに頼りすぎると、しっぺがえしが来ると考えている。そのことを確かめるために、スナイダーはある実験を行なった。被験者の脳に弱い磁気信号を流して(専門家のあいだでは経頭蓋的磁気刺激、略称TMSと呼ばれる)、パターン認識を行なう回路を一時的に停止させると、精神作業の能力が大きく伸びたのである。とくに絵を描かせると、細部を見落とすことなく充実した内容の絵ができたという。スナイダーは優れた科学者であり、私の良き友人でもある。私はシドニー大学のスナイダーを訪ねたとき、このTMS実験の被験者にならないかと誘われたが、遠慮した。もし引きうけていたら、この本のできもちがっていたかもしれない。

これまでの知識の蓄積によって、精神活動を節約しているのはファインマンだけではない。たとえば新聞を読むとき。二〇〇三年も終わりに近づいたある日、新聞を開いた私の目に大きな見出しが飛びこんできた。「ミロシェヴィッチ……またしても病気」「シュワルツェネッガー……獲得」「バリ島……爆破……判決」これだけで記事の内容がわかるのは、すでに知識の蓄積があるからだ。ユーゴスラヴィアのミロシェヴィッチ元大統領の裁判が、体調不良を理由に延期になった。肉体派俳優から政治家に転身した男が、カリフォルニア州知事選を有利に展開している。バリ島のディスコを爆破したイスラム原理主義者の裁判が大詰めを迎えている。おそらく実際の記事を読んだところで、私が推測した以上のことは書いていないだろう。

これだけの情報をゼロから獲得しようと思ったら、記事を丹念に読まなくてはならない。少なくとも三〇分から一時間は新聞にかかりきりだし、注意力、記憶力、言語能力も投入する必要がある。しかし、すでに予備知識があるおかげで、見出しをさっと眺めただけで、ほとんど何の努力もなしに内容を認識することができた。時間はものの三〇秒もかからない。これが精神活動の節約なのである！　もちろん新聞の中身を予測するのは、複雑な状況で難しい決断を下すのとはわけがちがう。それでも、すでに蓄積されたパターンが、その後の認知作業の効率を高めるメカニズムはいっしょだ。

精神活動の節約は、年齢が上がれば上がるほど大きな恩恵をもたらしてくれる。その理由を考えるときに出てくるのが、「精神資源」という概念だ。当然この資源は、年齢とともに枯渇していく。ただこの概念は、精神のとらえどころのない側面、たとえば世間で「精神力」とか「しっかりした考え」と言われるものに、もっともらしい名称を与えただけのような気がしないでもない。

では精神資源は、どうやって測定するのか？　これはあくまで憶測だが、脳に流れこむ血液中の酸素量とか、ニューロン接続の密度、軸索を通過する電気信号の速さ、シナプス内の神経伝達物質の濃度などが手がかりになるのかもしれない。そもそも、精神資源の量は個人差があるはずだ。そうした精神資源をあまり消費することなく、複雑な知的作業を可能にしてくれるのが、パターン認識のメカニズムということになる。パターン認識を多用して経済的な精神活動ができれば、年をとって精神資源が残り少なくなっても、活動の質が低下しなくてすむ。

認知科学者ハーバート・サイモンは、パターン認識は、私たちが気軽に使えて効果的な問題解決手段だと言った。パターン認識の底力を知れば知るほど、この言葉が真に迫ってくる。もちろん、だからといってすべてのパターンが知恵になるわけではない。だがパターンの数が増えて一般性が高くなり、幅広い問題に対して瞬間的に解決策が導きだせるようになれば、それは知恵と呼ぶにふさわしいものになる。そして精神活動のなかで、パターンをひんぱんに活性化させていれば、脳の老化や痴呆の悪影響を受けにくくなる。パターンの種類は年齢とともに増えていく。知恵となるパターンを蓄積するには、どうしても年をとらないといけないのだ。

習慣の束

すでに見てきたように、知恵と判断力は年齢とともに充実してくる。ではそれは、白髪になったり、肌にしわができたりするのと同じように、自然発生するものなのか？　もしそうなら何よりだが、実際のところ、年をとっただけでは知恵者になれない。オーストラリアで活躍するラジオジャーナリスト、ピーター・トンプソンが出版したインタビュー集は、「知恵——それは受け手を選ぶ贈り物」という副題がついている。つまり知恵とは、年齢とともに与えられる当然の資格ではない。それを獲得するためには、努力しなければならないのである。

　脳の働きで考えると、知恵と判断力がつくということは、パターン認識を可能にするアトラクタを蓄積していくことにほかならない。だから当然、生涯を通じてパターン認識能力に磨きをかける人もいれば……そうでない人もいる。いや、どんな人でも、生きているあいだにパターン認識能力はある程度伸びるものだ。だが、多くの人を巻きこむ重要な問題に答えを見つけだせるような、傑出したパターン認識能力を持つ人はそう多くない。一般的には、頭脳的な課題に熱心にとりくみ、巧みに解決してきた人、言いかえれば聡明で、知的作業を活発に行なってきた人ほど、年をとったときに精神の抵抗力が強くなっている。

　このことは、推理能力と一般知識（語彙を含む）の関係を調べることで明らかになった。推理能力が低い人は、年をとっても一般知識や語彙は増えないどころか、減る傾向にある。いっぽう推理能力が高い人は、知識も語彙もどんどん増えていき、その傾向は八〇歳になっても変わらなかった！

　ほかの人が頭を抱えてしまうような難題に、軽々と一発解答できてしまう強力なパターン認識能力は、若いころから知的課題に挑戦してきたことの積みかさねであり、ごほうびでもある。知恵という「相手を選ぶ贈り物」をもらえた人は、老化はもちろんのこと、ニューロンが受けるあらゆる攻撃に対して、驚くほどの耐久力を発揮する。アメリカの心理学者ウィリアム・ジェームズの次のような言葉は、正しく的を射ているのである。「人はあっというまに、習慣の束が服を着て歩いているだけになる。もしそれを若者が知っていたら、柔軟性のあるうちに、もっと自分のふるまいに気をつけるだろう」

だが「習慣の束」と化した年代にも、卓越した判断力を保ちつづけている人がいる。昨今は、職場で立派に現役を務めている高齢者も多い。年齢と職務遂行能力は基本的に関係ないことは、数々の研究によって証明されている。

仕事で発揮される判断力は、職場で日々突きあたる問題を解決するための手続き的な知識であり、研修や訓練では教えてもらえない「暗黙の知識」と言いかえることもできる。そうした知識は、一度身につけたあとは、年をとっても失われないことがわかっている。それどころか、記憶や注意力といった、神経心理学的なテストで評価できる個別の精神機能より、はるかに衰えにくいのである。その道のプロフェッショナルは、年老いて記憶や注意力にかげりが出てきても、立派に活躍できるというわけだ。

叙述的知識と規範的知識

暗黙の知識は、たんなる事実（叙述的知識）というより、問題解決のためのコツ（規範的知識）のようなものだ。この区別はとても重要で、認知行動のみならず、知恵や判断力にも、叙述的か規範的かという線引きが存在する。知識に叙述的、規範的がある以上、パターン認識や、それを脳で行なうアトラクタにも同じ区別がある。

叙述的知識とは、ものごとがどういう状態かを伝える知識であり、「真実の知識」と呼ばれることもある。観察者の希望や好みに関係なく、「真」「偽」のどちらかで表すことのできるものだ。「5＋5＝10」は真であり、「5＋5＝12」は偽である。いくら「12であってほしい」と願ってもむなしいだけだ。だから叙述的知識は、ものごとの正しい本質についての知識とも言える。

これに対して規範的知識は、ものごとがどういう状態にあるべきかを語っている。誰かの希望や必要に沿ってどうふるまうべきか、どうするのが望ましいかということだ。だから規範的知識は、その持ち主と切りはなすことができない。というより、規範的知識には当人のニーズが表現されており、その人にとって最善の行動を示すものにほかならない。だからもちろん、規範的知識の中身は人によって異なる。

人間には強力な精神機構が備わっていて、叙述的知識を獲得し、保存することができる。しかしその機構もあくまで二次的、副次的なものであって、規範的知識を取りこみたいという欲求には道を譲る。私たちの脳と身体をつくってきたのは、生きのこりを最優先とする進化圧力であって、ものごとの真実を確立することは後回しだったのである。たしかに、樽を住まいにした哲学者ディオゲネスでもないかぎり、自分の身のまわりを便利で快適にすることが、私たちが生きる目的の最たるものだろう。真実は、そうした目的のための手段にはなっても、それ自体が目的にはなりにくい。*

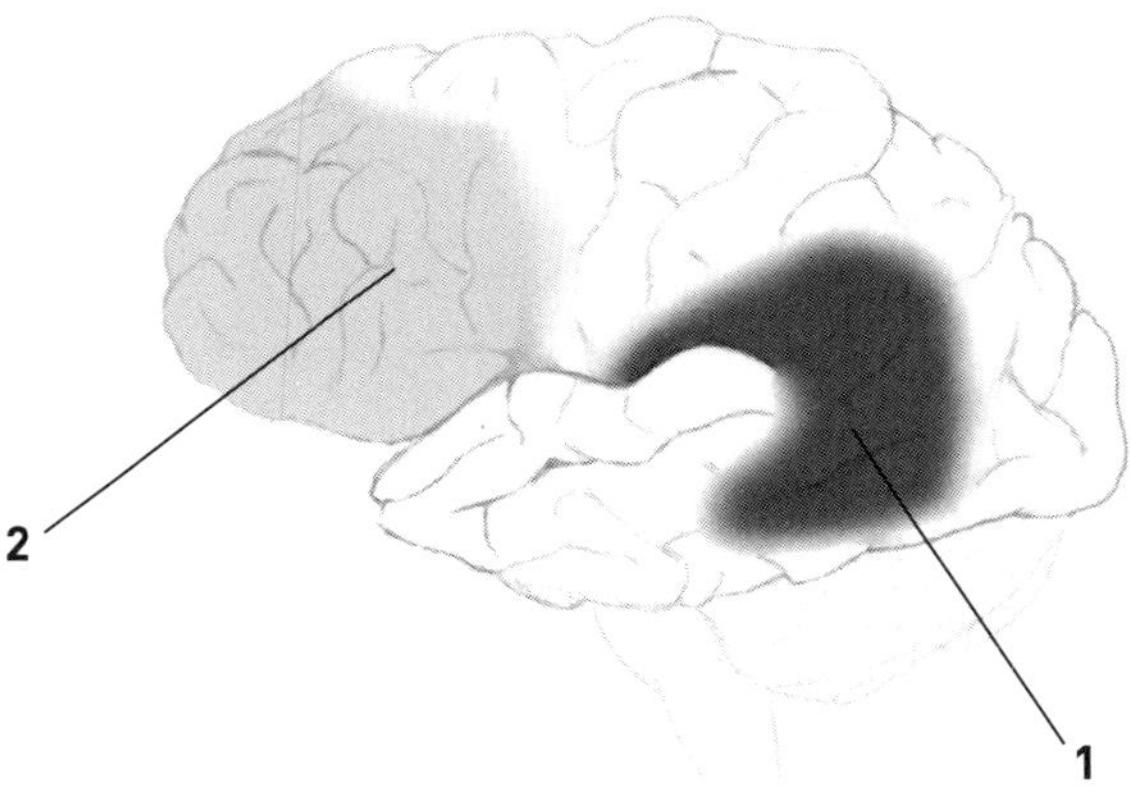

図10
1－叙述的知識の領域
2－規範的知識の領域

そうなると、知識にしても、知恵や判断力にしても、規範的なほうが重視されるのも当然と言える。人びとが賢者の言葉を求めるのは、どうするべきかの助言を得るためであって、事物や現象の説明が聞きたいからではない。

しかし、脳のどこで知識が形成され、保存されるかを知っておく必要がある。そうした脳の働きに、叙述的な知識と規範的な知識のちがいがどこまで反映されているのか。脳のつくりを眺めると、右半球と左半球、大脳皮質の前側とうしろ側といったぐあいに、大きく二つにわかれている。そして叙述的な知識も規範的な知識も、パターン認識に基づいている点はいっしょだ。そして認識する

＊しかしこれまでの認知心理学では、叙述的知識にばかり注目してきた。規範的知識を取りこみ、保存するメカニズムが科学的な関心を集めるようになったのは、つい最近のことである。

パターンは、アトラクタで表現される。知識は、その情報が最初に処理されたところに保存されるので（独立した記憶の貯蔵庫のようなところは、脳には存在しない）、アトラクタもまた新皮質のいろいろな領域に居場所がある。

叙述的な知識と規範的な知識が保存されているのは、新皮質のなかでもいちばん発達した連合野というところだ。このうち叙述的な知識のほうは、側頭葉、頭頂葉、後頭葉のうしろ側の区画にあり、規範的知識は前頭葉で保存される。最近の研究によって、脳の右半球と左半球では、知識の獲得と保存、アトラクタの形成、パターン認識に果たす役割がかなり異なることがわかってきた。

そこで次章以降では、知恵と判断力を生みだす脳のメカニズムを、右半球と左半球、そして前頭葉に注目しながらさらにくわしく探る。

第九章　意思決定の最前線

前頭葉の内部を探る

脳のなかでいちばん研究されているところ、それは前頭葉だ。前頭葉は私たちの精神活動のよりどころであり、成長期や老年期に前頭葉に起きる変化は、科学者たちの注目の的である。認知能力の発達と衰えは、前頭葉を抜きに考えることはできない。

私はバルト海に面したリガという町で育った。子どものとき、母親に連れられてはじめて地元のオペラハウスに行ったときのことを覚えている。私は舞台そっちのけで、オーケストラの前にいる小柄な男性を見つめていた。彼は演壇のようなところに立って、しきりと両手を振っている。楽器も鳴らしていないのに、彼はいったい何をしているのか？　私には見当もつかなかった。言うまでもなく、その男性は指揮者だった。

前頭葉、もっと正確には前頭前野という領域は、脳全体にとって指揮者のような役割を果たしている。しかし心理学者や神経学者は、少年のころの私のように、前頭葉が何をしているのか長いあいだわからなかった。

ところが臨床の現場では、前頭葉が人格のありかたに大きな役割を果たしていることが経験的

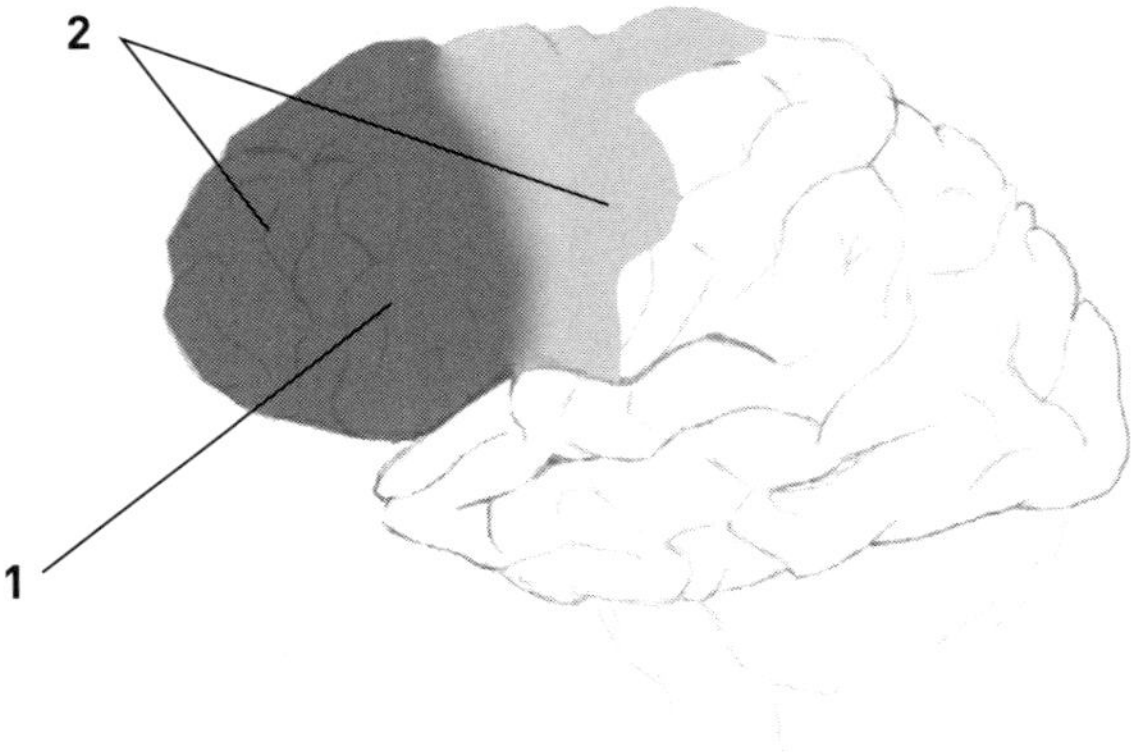

図11
1－前頭前野（黒い領域）
2－黒い領域と、グレーのところをあわせて前頭葉と呼んでいる

に知られていた。前頭葉ロボトミー手術を受けた患者は、人格が激変し、多くの場合荒廃してしまったからだ。前頭葉ロボトミー手術は、二〇世紀半ばまでヨーロッパと北アメリカで盛んに行なわれていた精神病治療法で、前頭葉とそれ以外の部分の連絡を遮断するというものだ。ただし、それだけでは、前頭葉の働きを科学的に解明するには至らなかった。

神経心理学や認知神経科学の研究者が叙述的知識に執着していたことも、前頭葉を理解するうえでさまたげになっていた。あいにく前頭葉が受けもつのは規範的知識であって、叙述的知識はほとんど関係ない。神経科学が、もっぱら知覚や言語、運動を研究し、測定してきたことも障害となった。指揮者がどの楽器も演奏しないように、前頭葉はこれらの技能に直接関与していないのである。

参加するすべての楽器が調和して鳴らないことには、交響楽の演奏はできない。そのまとめ役を務めるのが指揮者だ。同様に私たちの行動にも、数多くの技能がかかわっている。その複雑なアンサンブルを仕切るのが前頭葉なのである。前頭葉は、日々押しよせる多種多様な問題に解決策を見つけだすべく、計画を立て、道筋を決める。そして指揮者が、音楽の流れにしたがって各楽器に指示を出していくように、前頭葉も具体的な技能や能力を組みあわせて複雑な行動をつくりだす。司令官のようなこうした役割は、「遂行機能」と呼ばれることが多い。特定の職務を負っているわけではないが、グローバルな戦略を立てて推進し、全社の動きを見守っている大企業のCEOを想像するとわかりやすい。

企業や軍隊、行政機関など、社会の大きな組織は階層構造になっているが、最近の研究で、脳の前頭前野も同じようなつくりをしていることがわかってきた。意思決定を全般的に担当するところが頂点にあって、その下に、作業の具体的な細部について計画を立てたり、それを遂行したりするところが続く。

思考のプロセスが体系的になればなるほど、また問題が複雑になればなるほど、前頭葉に頼る部分が大きくなる。だから問題を解決するために、論理的、合理的な手法を導入するときは、前頭前野が活発になる。そしておもしろいことに、演繹的推論よりも帰納的推論のほうが、前頭前野をたくさん使っている。

前頭葉は、目的の定まった高度な行動や思考をするときの推進機関と呼んでもいいだろう。問題点を分析し、効果的な対処方法を練り、行動や計画書と青写真をつくる――こうした作業はすべて、前頭葉の音頭のもとで行なわれている。

私たちの記憶は、実際の経験を処理・分析したところと同じ場所に保存される。行動計画や、分析を行なうときの思考の流れは前頭前野で処理されるので、当然そうした記憶、つまりこれまでに直面した問題で思いついた解決策や、分析するときの思考の癖のようなものも、前頭前野に保存されている。神経科学者ジョアキン・ファスターは、それを「遂行記憶」と呼んでいる。人生には、毎度おなじみのことが手を替え品を替えて起こるものだが、遂行記憶はそういう場面で使えるようになっている。前頭葉はそんな遂行記憶の保管庫なのである。

言いかえれば、現状を受けとめて、最も望ましい行動を筋道だてて考えるための規範的知識、または一般記憶は前頭葉にあるということだ。そんな一般記憶をたくさんためていれば、ほかの人が面食らいそうな状況でも「どうするべきか」がはっきりわかる。ただ、難問に突きあたるたびに「一から」分析・判断するのはものすごく大変だ。そこで登場するのがパターン認識である。だから前頭前野には、未来にとる行動や、これから起こるはずの状況を分析するアプローチが入っているとも言える。知恵や判断力を神経の働きから考えるとき、前頭葉はぜったいに落とせない領域なのである。

これは精神の根幹を成すような重要なことなのに、科学の世界はこれまでほとんど目を向けてこなかった。精神には、脳の管轄、すなわち神経科学者が探究する部分と、詩人や宗教家が扱う魂の部分があるというのが従来の考えかただった。そして認知神経学の関係者も、「飯の種」であり「お株」である知覚や運動、記憶を研究するだけで満足していた。やる気とか判断力、共感、洞察、倫理などという、人間ならではの微妙な特質は、あくまで「魂部門」に属するものであり、科学の本流でとりあげるべきではないと思われていたのだ。そうした要素を議論に持ちこもうとする輩は、エセ科学者、食わせ者、あるいはもっとひどい評価を受けた。

認知のあいまいさもまた、科学では触れてはならないタブーのひとつだった。心理学の実験は、恣意の入る余地がない決定的なものでなければならなかった。しかし現実の生活はあいまいなことだらけだ。先行きの見えない状況のなかで、重要な決断を下さねばならないことも多い。残念ながら脳科学や認知科学は、つい最近までそうした不透明な要素を研究に織りこむことができなかったのである。

しかし最近では、そうしたタブーも薄れてきた。いまや科学関係の専門誌は、微妙な状況における意志作用や衝動、判断、洞察、意思決定といった研究の報告であふれている。そればかりか、作意、倫理的行動、道徳性、共感といったきわめて人間的な特質さえ、認知神経科学や実験心理学の厳密な手法で探究されているのだ。そうした流れを反映してか、「社会神経科学」「行動経済学」なる分野も登場してきた。社会神経科学とは、社会的なやりとりを行なうときの脳のメカニズムを調べる学問であり、いっぽう行動経済学とは、市場での意思決定を心理学的に探るものだ。二〇〇二年にノーベル経済学賞を受けたのは、心理学者のダニエル・カーネマンだった。彼は故エイモス・トヴェルスキーとともに、不透明な状況で経済的な意思決定が行なわれる心理的なメカニズム(それは理屈に反することも少なくない)を研究したのである。

これが神経科学における新しい流れだが、勢いはそれだけにとどまらない。昨今では「行動経済学」ではなまぬるいとばかりに、「神経経済学」とか、「ニューロマーケティング」なる分野ま

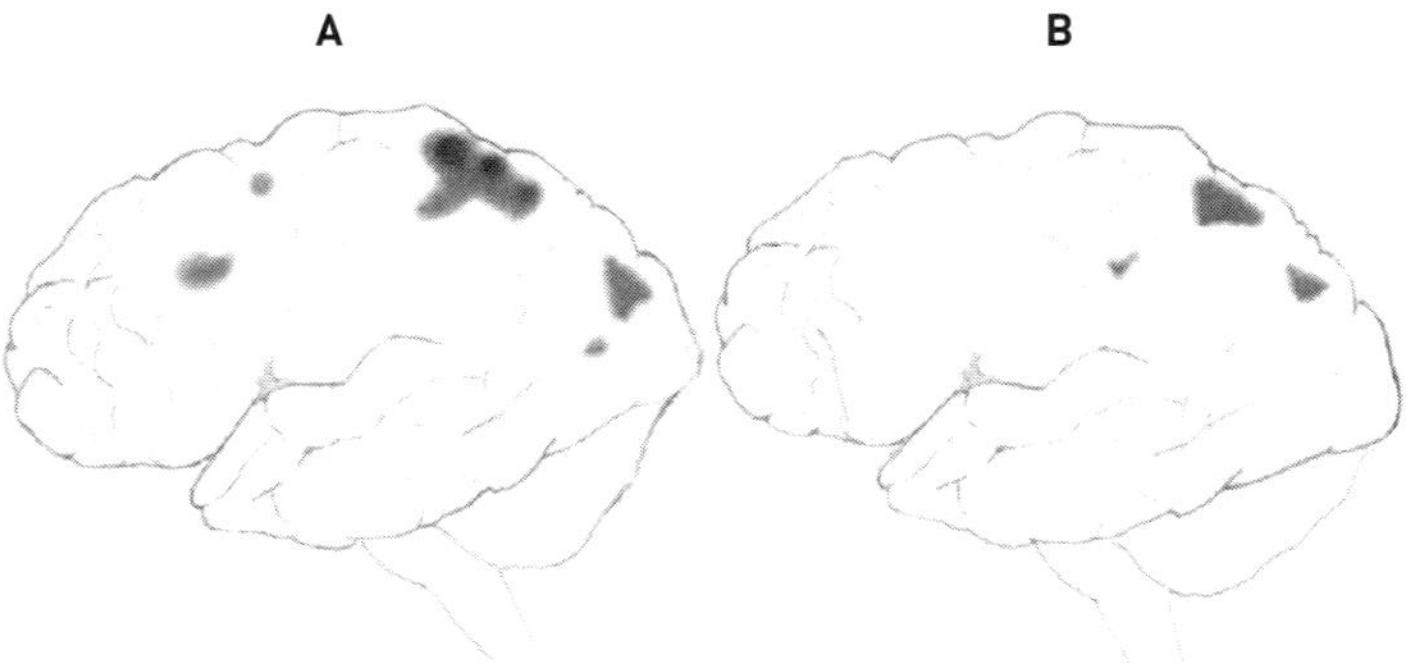

図12
A—自分の好きな図形を選ぶとき（規範的認知）に活発になる領域。前頭前野と頭頂葉が中心になっている
B—仲間はずれの図形を選ぶとき（叙述的認知）に活発になる領域。頭頂葉だけが明るく光る
ヴォーゲリーらの規範性認知と前頭葉の関係の研究（2003年）から

で登場している。購買の意思決定を下すときの脳の働きや、広告に対する人びとの反応を調べるのが目的だが、どちらも脳画像技術を駆使するのが特徴であり、選挙運動でのイメージ戦略にも応用されている。こうした傾向をじっくり眺めていると、神経科学の世界は、叙述性（何が真実なのか？）から規範性（私にとって最善なことは何か？）に重点が移っているような気がしてならない。

叙述性、規範性と言っても、一般的な状況では密接にからみあっているのがふつうだ。それでも両者はきちんと区別しなければならない。二〇〇二年、アメリカの連邦最高裁判所が、知的障害者の死刑を違憲とする画期的な判決を下した。判事たちは、人によって叙述的認知（言葉のうえでは善悪がわかる）はできても、規範的認知ができない（善悪の知識を自分の行動に生かすことができない）ことがあると判断したのである。

神経心理学、および認知神経科学という学問は、これまで脳が叙述的な知識を獲得するメカニズムだけを扱ってきた。規範的な認知に目を向けるようになったのは、かなり最近になってからだ。だが私たちの脳を設計し、能力を高めてきた進化圧力は、何はさておき「私にとって最善な行動」を見つけることであって、「真実を探りあてる」ことはあくまで二次的、派生的でしかなかった。そのことを考えると、神経科学の研究者が、最近になってようやく規範的知識を取りあげるようになったのは皮肉な話だ。それでも、まったくやらないよりましだが。

脳のなかで、「どう行動すればいちばんトクか」という規範的知識を担当するのは前頭葉である。いちばんあとから進化して、脳のほかの部分を操る指揮官役を務める前頭葉には、まだわからない秘密がたくさん隠されている。それでも規範性認知と前頭葉の関係は、カイ・ヴォーゲリーの研究室でｆＭＲＩを使って行なわれた研究などで、少しずつ明らかになってきた。

シンデレラと脳

それまで見向きもされなかったのに、とつぜん注目を浴びはじめた前頭葉は、さしずめ神経科学におけるシンデレラだろうか。二〇世紀もなかばに入るまで、前頭葉はただのお飾りであり、せいぜい頭蓋骨を支える役目しかないと思われていた(イギリスの神経学者ジョン・ヒューリングズ・ジャクソンや、アレクサンドル・ルリアのように、認知に前頭葉が果たす役割を早くから看破していた研究者もいたことはいたが)。

私が思いだすのは、何年も前にコロンビア大学で、前頭葉研究の第一人者、パトリシア・ゴー

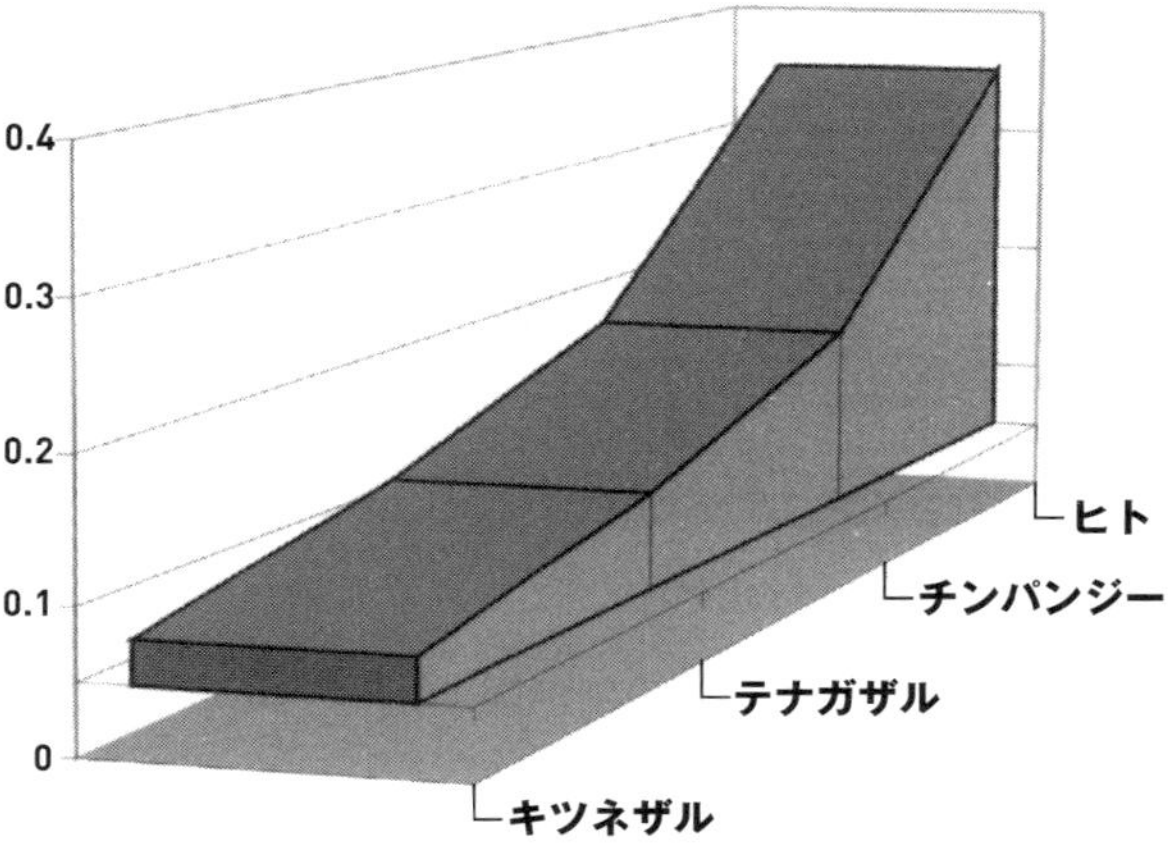

図13　前頭皮質の進化―全大脳皮質に占める前頭皮質の割合
ブロードマンの脳地図（1909年）を参考

ルドマン＝ラキッチに聞いた話だ。脳のそれぞれの葉《よう》にはホムンクルスというこびとがすんでいて、科学的な関心度が高い葉にはホムンクルスがたくさんいる。そしてホムンクルスの数がいちばん少ないのが、前頭葉なのだと嘆いた。当時、前頭葉は見向きもされていなかったのだ。

　しかし、そう語ったゴールドマン＝ラキッチ自身の努力もあって、いまでは前頭葉にすむホムンクルスの数も飛躍的に増えた。規範性認知の研究が少しずつ進むにつれて、あらゆる面で前頭葉がかかわっていることがわかってきた。認知における前頭葉の役割はとても重要であり、それは認知作業そのものを認知するという意味で「メタ認知」と呼ばれることも多い。もっとも前頭葉全体が、そうした高レベルな認知作業に関与しているわけではない。正確に言うならば、前頭葉のなかの前頭前野というところである。

　進化の歴史において、前頭前野の登場はとても遅い。それらしい領域が認められるようになったのは哺乳類からで、大きく発達したのは高等霊長類だけである。前頭前野が、（真偽はともかく）人間だけに見られる精神的な特質に深くかかわっているというのもうなずける。

関心の振り子が前頭葉のほうに大きく揺れてくると、今度は人間の高レベルな精神活動は、すべて前頭前野に結びつけられ、人間が人間として進化したのは、ひとえに前頭前野のおかげとてはやされるようになった。アレクサンドル・ルリアのような権威でさえ、前頭前野のことを「文明を生む器官」と呼んでいる。そんな神話づくりに、実は私も一枚かんでいる。以前出した著作の表紙に、おそれおおくもミケランジェロの《アダムの創造》よろしく、神がアダムの前頭葉を光らせる絵を使ったのだ。

だがそうした熱狂は抜きにしても、前頭前野が認知の中心的な役割を果たしていることは疑いようがない。道徳的、社会的なジレンマに悩むとき、他者に共感するとき、「相手の心を読みとろうとする」とき、脳画像装置で撮影される前頭葉は明るく光っている。反対に前頭葉を損傷した人は、他人の内面を洞察したり、道理にしたがってものを考えることができなくなる。これは特殊なタイプの疾病否認で、右脳が原因で起こる疾病否認とは性質が異なるが、深刻であることに変わりはない。また暴力的な犯罪者の多くは、前頭前野が異常に小さかったり、機能が低いことが調査で明らかになっている。反社会的な人格障害者の脳を調べると、前頭前野の灰白質が減少していて、「前頭葉低活性」と呼ばれる状態に陥っており、衝動的な攻撃行動を起こしやすい。

では、人は生まれつき前頭葉に「道徳的な知識」「社会的な知識」を持っているのだろうか？

「すべてはモジュールでできている」という無邪気な発想を押しすすめると、「道徳本能が入っている道徳性モジュール」なるものが発見されるのだろうか？

いまは「道徳性は前頭葉にあり」という論調が流行になっているが、人間が文化を築いてきた歴史を謙虚に振りかえると、道徳性は生まれつきという説には疑問を持たざるをえない。過度にロマンを追いもとめるわけでも、虚無に走るわけでもない私は、脳というのは「道徳失認」器官だと考えている。だから「道徳本能」というのは、「言語本能」と同じくらいありえないものなのだ。私たちの社会的行動を規定している倫理観は、脳に配線されているものではなく、むしろ文化の産物なのである。

こう書くと、では前頭前野は道徳心の発達とまったく関係ないのかと言われそうだが、断じてそんなことはない。前頭前野は、倫理的な概念の形成に決定的な役割を果たしている。ただ、そのかかわりかたが間接的なのだ。前頭前野の役目は、精神のさまざまな働きを時間の流れにそってうまく配列し、複雑な認知活動にまとめあげることだ。時系列で行動を組織化する、と言いかえることもできる。つまり前頭前野には、「その前」と「その後」の関係を確立するメカニズムが入っていることになる。そして、時系列の関係を築くことができるおかげで、前頭前野はより複雑で高いレベルの関係、つまり原因と結果を結びつけるという抽象化もやってのける。

「もしAならば、Bである」という原因と結果の関係づけは、基本的に霊長類でもヒト以外にはできないことで、高度な認知技能の出発点でもある。たとえば言語もそのひとつで、どんなに複雑な文法規則も、「AならばB」という構造で成りたっている。ゆえに前頭前野は、進化における言語の出現、子どもの言葉の発達、日常的な言葉の使用にとても大きな役割を果たしているのだが、この事実は見すごされることが多い。

そしてもちろん、「AならばB」の関係を把握できるかどうかは、道徳性を発達させ、倫理的な概念を理解する決め手でもある。もともと「道徳失認」であり、道徳的な推論には間接的にしかかかわっていない前頭葉ではあるが、それでも神経生物学的には、道徳性のよりどころであることにまちがいない。

道徳的推論の土台として重要な能力が、あと二つある。ひとつは、実際とは別の行動を選択した結果を想像する能力だ——「YではなくXをしていたら、いったいどうなっただろう?」と考えられるかどうかである。そしてもうひとつは、判断の分かれ道でまちがった方向に進んでしまった場合、後悔できる能力だ。最初のほうは「反事実推論」という言いかたをするが、これは道徳的なことにかぎらず、あらゆる意思決定の場面で重要になってくる。反事実推論ができないと、経験から学ぶことができず、いつでも試行錯誤するしかなくなる。そして、反事実推論にしても、後悔体験にしても、前頭葉が深く関係していることがわかっている。ナタリー・カミーユを中心とするフランスの研究者グループは、前頭葉のある部分——眼窩前頭野——が損傷すると、こうした能力が著しく損なわれたと報告している。

知恵の定義はいろいろだが、現実としてどう行動すべきかという判断、それに倫理観にもとづいた共感、この二つの能力を意味していることはまちがいない。この二つは、効果的な問題解決能力と並んで、知恵に欠かせない構成要素である。そして判断力と共感力をひとつに統合して、高度な意思決定プロセスにまとめるのが、前頭前野の役割ということになる。

人間を人間たらしめている数々の特徴は、前頭前野が発達したおかげで出現した――今日では、それを裏づける証拠がたくさんある。ではそれらの特徴は、ほんとうに人間にしかないものなのか？　私たちは、人間という存在を過大視する傾向がある。私たちが「人間ならではのもの」とおめでたく信じている特徴の多くは、なるほど人類が極限まで磨きをかけ、花開かせたものかもしれない。しかし、あるかないかということで考えれば、ほかの動物に皆無というわけではないのである。

その例として、「共感」および「他者の心を読む能力」を考えよう。この二つは神経科学では「心の理論」とも表現されるが、どちらも人間どうしが集団をつくって維持するうえで、明らかに必要なものだ。そして私たちは、これらの能力はホモサピエンスだけに与えられた贈り物、と鼻高々で自慢し、ほかの動物に譲りわたそうとしない。それでも明白な証拠を突きつけられて、ヒト以外の大型類人猿に、そうした能力の萌芽が見られることだけはしぶしぶ認めている。悲しい振りをする飼育係に駆けよって、懸命になぐさめるチンパンジーの子どもの写真は有名だ。

では私の愛犬、ブルマスチフのブリットはどうだろう？　彼は子犬のとき、よく寝室のクローゼットから靴下をこっそり盗みだし、居間のカウチで嚙んで遊んでいた。私はそれを見つけるたびに、ブリットを追いかけて靴下を取りかえしていたのだが、しばらくすると彼の行動に変化が現われた。寝室から靴下を出してきたら、お気に入りのカウチに向かわず、私のところに持ってくるようになったのだ。

私はブリットに、靴下を渡すよう仕込んだ覚えはない。それでも彼は犬なりに、自分から取りあげるくらいだから、私がとても靴下を必要としていると推測した。そして犬の善意を発揮して、私に渡してくれたのである。これが「心の理論」でなくて何だろうか!

それだけではない。私が両手で顔をおおい、泣いている振りをすると、ブリットはそのときしていたことを即座に中断し、私のところにやってきて顔をぺろぺろなめはじめた。ほかの感情を見せたとき、たとえば楽しそうに笑ったりとか、怒ってどなったりする振りをしても無反応だったから、ブリットは種の異なる人間の感情を区別できたことになる(種はちがっても、私たちは大の仲良しだ)。人間には遠くおよばないものの、犬にも前頭葉はある。飼い主の心を読んで、共感を表わす初歩的な能力なら、その程度でも充分なのだろう。

私が誰かとおしゃべりに熱中していると、あるいは本を読んだり、パソコンで仕事をしていると、ブリットは前足で私をやさしく、でもしつこくつつく。何か欲しいものがあるというより、自分に注意を向けてほしいようだ。そんなブリットの姿を見ていると、ごく原始的なものではあるが、自意識の存在を感じる。自意識もまた、前頭葉がかかわっている特徴のひとつだ。

私はブリットを心から愛しているが、彼がほかの犬にはない特質を持つスーパードッグだとは思わない。飼っていたのが別の生きものだったとしても、私は同じような光景を目撃しただろう。共感や心の理論は高度に発達した認知能力ではあるが、進化の最終段階でだしぬけに登場したのではない。哺乳類が進化して、前頭葉がはじめて出現したときから、ゆっくり、少しずつ成長していったものなのだ。

オーケストラの指揮者、あるいは大企業のCEOにたとえられる前頭葉だが、他の領域との接続という面から見ると、操り人形使いと考えるのがわかりやすい。人形使いは、ひもをひっぱって人形の動きをコントロールする。ひもが切れたら最後、人形使いはまったくの無力だ。そして脳の場合、前頭葉とほかの場所をつなぐ神経接続は、できあがるまでにとても長い時間がかかり、一八歳から三〇歳ぐらいでようやくフル稼働しはじめる。神経線維がミエリンと呼ばれる白い脂肪組織に包まれて、情報の転送スピードと信頼性が確保されれば、接続が完全にできあがったことになる。

前頭葉の成熟ぶりを知るもうひとつの手がかりが、「紡錘細胞」である。紡錘細胞は眼窩前頭野にたくさんあって、脳の広い範囲に情報を中継する。この細胞は生後数か月から現われるが、爆発的に増えるのは二、三歳のころだ。紡錘細胞をいちばんたくさん持っているのは人間で、アフリカに生息する大型類人猿も少しあるが、それ以外の動物には一個も存在しない。そうなると、意識や意志といった高度な精神機能と、紡錘細胞を結びつけたくなる。

しかしひとまず話を少し戻して、一八歳から三〇歳という年代について考えてみよう。先進社会では、一八歳は子どもから成人になる年齢とされているし、三〇歳は被選挙権が与えられる年齢である(国によって数年のずれはある)。これはただの偶然ではない。神経科学の厳密なデータがなくても、一八歳から三〇歳は人間がいろいろな面で成熟する年代だということを、私たちの社会はわかっているのである。今日では多くの研究者が(私もそのひとりだ)、社会的成熟には前頭葉が成熟し、完全に機能することが不可欠だと考えている。

もちろん、前頭葉の複雑で高レベルな遂行機能が、何もなかったところからとつぜん姿を現わすわけではない。そうした働きも、ほかの認知能力や生物学的な特徴と同じく、少しずつ成長していく。だから成熟途上の前頭葉の遂行機能について問うならば、「あるかないか」ではなく「どこまで」できたか、ということになる。

前頭葉の成長には、むろん個人差もある。オーケストラをまとめあげる指揮者の手腕、すなわち前頭葉の遂行機能のレベルは人によってまちまちだ。そうした個人差を神経心理学的に調べる試みはまだはじまったばかりだが、心身にこれといった異常のない健康な人のあいだでも、音楽や文学の才能、スポーツの才能にばらつきがあることは周知の事実だ。ただそれにしても、「ある」「なし」ではっきり二分できるものではなく、むしろ「どれくらい」才能があるかを判断することが多い。

身長や体重、目や髪の色、肺活量、血液型といった身体的な特徴がひとりひとり異なるように、脳にも個性がある。どれくらい才能があるかといったことは、脳の個体差や特徴に負うところが大きい。

同じことは、遂行機能にも言える。計画、洞察、共感、心の理論、それに衝動のコントロールなど、前頭葉が行なう数々の仕事はひとつのパッケージになっていて、成長の足並みが揃っていることが多い。だから神経学的に特殊な問題を抱えてさえいなければ、前頭葉の機能はすべてがよく発達しているか、ほどほどに発達しているか、あまり発達していないかのどれかである。

遂行機能を発揮しなければならない状況に直面しても、実際には前頭葉の全部でひとつの作業をこなすわけではなく、使われるのはその一部であったりする。たとえば中年の男性が、本を書くことにした。彼はプロフェッショナルの文筆家ではないし、使う言葉も母語ではない。不利な条件だらけだが、それを補うために、彼は前頭葉をフル回転させる。

文章を書くスタイルは人それぞれだ。ペン先が紙に触れるまで（あるいはキーボードに指を置くまで）、どんな言葉が出てくるのか自分でもわからない書き手もいる。そういう人は、思考と筆記のプロセスが融合してひとつの流れになっているのだろう。だが先ほどの男性は、そうではない。行動の前に計画が必要になる。彼は毎日、大きくて人なつこい愛犬を連れてセントラルパークを長い時間歩きまわる。一見怠けているようだが、頭のなかではこれから書く本の内容、章の構成などをずっと考えている。実際に書きはじめるまでに、全体の青写真を描いておくのが彼のやりかたであり、そのときに使われるのが前頭葉である。事前に行動計画を立てるのは前頭前野の担当なので、彼が愛犬とともにストロベリーフィールズからベセスダ噴水までのんびり歩くあいだ、前頭前野は猛烈に忙しく働いているはずだ。この方法は、どちらかというと彫刻に近いかもしれない。全体像を描きだしてから、各章の骨格を組みたてて、あとから肉づけしていく。第一章が完成したら第二章へ、といった直線的な作業ではない。階層的に計画を展開させながら、並行して作業を進めるのも、前頭葉の管轄になる。

この男性が書こうとしている本は、生物学と心理学、歴史という複数のテーマを扱っている。それぞれのテーマについて書くためには、五〇数年間の人生で蓄積してきた知識にアクセスする必要がある。本人はほとんど意識しないでやっているが、脳のなかでは前頭葉がテーマの切りかえに忙しい。

彼は読者が途中で本を放りださないよう、あまり長いものにしないつもりだ。そうなると、知っていることをすべて盛りこむわけにいかないので、優先順位をつけて取捨選択しなければならない。そうした編集作業もまた、前頭葉が行なっている。

その本は、章が進むにつれて生物学から心理学の話へと移り、さらに歴史にも触れて、また生物学に戻ったりする。こうした話題の切りかえは、前頭前野には朝飯前だ。

本を書く人は誰でもそうだが、この男性も、何か新しいこと、独創的なことを伝えたいと思っている。しかし今日、ほんとうに新しいものなどほとんどない。どんなに目新しい話でも、何らかの形で古い知識と結びついている。それでも古い知識の断片を、これまでにない形で再構成すれば、新鮮な内容になるはずだ。このように、すでにできあがった知識や記憶をただ呼びだすのではなく、新しい配置に並べかえるときも、前頭前野の出番になる。

本を書く以上、読者には楽しく読んでもらいたいし、内容に興味を持ち、刺激を受けてもらいたい。もちろん、彼もそう願っている。そしてそのためには、読者の気持ちに入りこまなくてはならない。読者の立場になって、その内面世界を思いえがいたうえで、退屈なパラグラフを削ったり、おもしろおかしいエピソードを加えたりするのだが、言うまでもなくそうした能力は前頭葉に由来している。

さあ、なんとか原稿が完成した。幸いなことに、彼にはとても優秀な編集者がついていて、原稿を客観的に、厳しく見直してくれる。この作業もまた、前頭葉の指令下で行われている——ただし編集者の前頭葉だが。

前頭葉と老化

幸いなことに、担当編集者の年齢はこの男性より二〇歳以上若い。なぜ幸いかというと、前頭葉は脳のほかの場所にくらべて、老化の影響を受けやすいからだ。だが、老化しやすいからといって、規範的な知識や判断力が消えてなくなるわけではないし、前頭葉の衰えかたにも個人差がある。ジョアキン・ファスターは、前頭前野には、あらゆる状況や問題に効果を発揮する行動スキームが投影されているのではないかと考えた。彼はそれを意味論的遂行記憶、行動概念の記憶と呼んでいる。これらの記憶は普遍性に差があるので、階層構造になっている。ほかの一般記憶と同様、遂行記憶は脳が損傷を受けてもわりあい平気である。大企業のCEOや政治家が、高齢になって認知にかげりが見えはじめても、職務を立派に果たすことができるのはそのためだ。

遂行記憶が豊かな人は、過去にまったく経験のない状況におかれても、最適な行動を選択することができる。しかもそうした経験を繰りかえすうちに、これまでに成功した行動の一部もしくは全部が、「一般遂行記憶」の豊富なライブラリーとなって、アトラクタの形で前頭葉に存在することになる。ライブラリーが充実すればするほど、新しい状況に直面したとき、過去にうまく解決できた問題との共通点を見つけだし、効果的な対応を編みだすことが容易になるわけだ。

老化のしかたは人それぞれであり、むろん前頭葉も例外ではない。そして、年齢が高くなってもすこやかな精神を保つ鍵は、前頭葉にある。前頭葉が順調に機能している人は、年をとっても明瞭な精神でいられる可能性が高い。

たとえ前頭葉が衰えはじめたとしても、老化のあおりを受けるのは、未知の状況に解決策を見いだす能力だ。ただし未知かそうでないかという区別にもまた、個人差がある。どんなに新しい状況でも、過去の経験と響きあうところが何かしらあるはずだ。そのため、一般遂行記憶のライブラリーが充実している人は、前頭葉の機能が低下したあとも、少なくともしばらくは問題解決能力を発揮できる。

次章から先では、神経組織を強化してくれる精神活動を紹介していこう。これはもちろん、前頭葉でも有効だ。難しい状況で積極的に意思決定する経験を積みあげてきた人は、あまりそういうことをしなかった「追随型」の人よりも、前頭葉の神経がきれいに保たれる可能性が高い。

以前私は『ハーヴァード・ビジネスレビュー』誌の取材で、ものごとを遂行する才能は、あとから開発できるのかという質問を受けた。この雑誌を読むのは主に企業の上級役員だと思うが、ふつうの人も大いに関心がある話だろう。どんな職業の人でも、自分の人生を切りひらいていくなかで、大なり小なり「遂行的」決断を迫られる場面はあるはずだ。

しかし、私は明確な答えを避けた。遂行能力を伸ばすことは、おそらく不可能ではない。だが、生まれつきその能力に欠けている人がいることも認識する必要がある。遂行能力は、すべての人に等しく備わっているわけではないのだ。だから企業のリーダーは、ちょっとしたコツで社員の遂行能力を改善できるなどと思わないほうがいい。むしろスポーツや音楽、ダンスの世界で、一流の指導者が後進を育てるために何をしているか注目するべきだ。彼らは来る者拒まずで教えるわけではない。生まれつき才能に恵まれた者を選びだし、彼らに指導の情熱を注ぎこむのだ。そうした指導者は、正しく選別することが、人を育てる最大の鍵だということを知っている。

そうなると、次の疑問が湧いてくるのは当然の流れだ。才能があるかないか、どうやって見きわめればいいのか？　これもまた、消去法で考えればわかりやすい。たとえばＩＱはだめである。大きな成功を収めている企業経営者のなかに、ずばぬけたＩＱの持ち主があまりいないことはすでに確認されている。むろん、彼らの多くは「平均より上」のＩＱだが、だからといってものすごく高いわけではない。そして脳卒中、外傷、神経的な疾病などで前頭葉をひどく損傷した人も、ＩＱは正常であることが多い。

ここまで読んできた読者ならば、遂行機能の複雑さをもう充分おわかりのことと思う。遂行機能は多面的なので、ひとつの物差しで測ることはできない。計画能力、集中力、思考の柔軟性、共感能力、未知のものに対応する能力、相手の身になって考える能力など、遂行機能を構成するさまざまな能力ごとに測定する必要がある。

このなかでもとくに興味ぶかいのは、相手の身になって考える能力だ。少し前で紹介したように、この能力はわが家の愛犬ブリットでさえ少しは持っている。いろんな人と接したり、あるいは人の上に立って指揮するようなときは、この能力に長けていないとはじまらない。人と協力したり、誰かのために行動するとき、あるいは対立を解消しなければならないときにも、相手の立場になれるかどうかが重要だ。充実した人生を送ってきた長寿の人は、周囲にとって良き友人であったり、刺激的なライバルであったりすることが多いが、それもこの能力があればこそだ。

いずれにしても、相手の身になってものごとを考える能力は、他人の心に対する関心から出発している。この事実は、いくら強調してもしすぎることはない。高度な遂行能力を獲得するうえで、ぜったいに欠かせないものをひとつ挙げよと言われたら、私は他人の心への関心だと答えるだろう。

他人の心への関心度を、客観的に測定できる手段はおそらくないだろう。だがなにげない観察で、かなりのところまで知ることができる。みんなといっしょにいる場で、徹頭徹尾自分のことしか話さない人がいる。そうかと思うと、自分の話をしながらも、ときおりほかの誰かに質問を投げかける人もいる。遂行能力という点に関しては、前者はお手あげだ。遂行能力が伸びる可能性を秘めているのは、やはり後者のほうだろう。私自身の経験から言っても、洞察力にすぐれた鋭敏な人は、自分の知識や頭の良さをひけらかすのではなく、相手から多くの情報をうまく引きだす傾向がある。

自分を前面に出すことに夢中な人は、しばしば笑いを誘う。ベテラン外交官が居並ぶ前で、無知で浅薄な世界観をとうとうと語る人。一流音楽家を相手に音楽論を一席ぶつ人。たった五日間のツアーに参加しただけで、旧ソ連出身の私に向かって、ロシアの今後について堂々と自説を展開した人もいた。その場に居合わせた人たちには、時間のむだ以外の何物でもなかったはずだ！

第十章　未知のこと、旧知のこと——脳の右と左

二重性の謎

脳という器官は、抱えこんだ秘密をなかなか私たちに明かそうとしない。前頭葉などは、その最たるものだ。それでも近年は、研究者のあいだのみならず世間一般でも、脳の謎に対する関心がいつになく高まっている。なぜ脳は右と左に分かれているのだろう？　右脳と左脳はどうちがうのだろう？

天才と知恵。どちらも人が望んでやまない能力だが、中身はまるで別物だし、どちらかひとつにしか恵まれないことも多々ある。そもそもこの二つは、ピークを迎える年代がちがう。天才（および才能）は若いときに花開くのに対して、知恵（および判断力）が充実してくるのは人生の後半になってからだ。

このように天才と知恵は、独立した能力でありながら、密接に結びついている。両者は脳のなかでどんな風につながり、どう対比されているのか？　いよいよこの疑問に取りくむときがきた。すでに述べたように、知恵と判断力は、叙述的情報と規範的情報を含むパターンをいかに豊富に揃え、それを自在に使えるかにかかっている。

それでも、脳にためたパターンのどれにも当てはまらない状況が降ってくることもあるだろう。そんなときはどうするのか？　パターン形成のプロセスはこみいっていて、長い時間がかかることはすでに説明した。だからひとつのパターンでも、まだできかけの部分と、すでに使える部分がある。そうした微妙なところは後述するので、ここでは話をわかりやすくするために、パターンのあるなしで単純に分けることにしよう。スティーヴン・グロスバーグの言葉を借りるならば、いま直面している問題が、すでに形成されたアトラクタのどれかに「適応共鳴」するかしないかということである。そうすると、私たちが直面するあらゆる状況は、すでに知っているか（既知）、そうでないか（未知）のどちらかになる。脳はこれらの状況にどう対処しているのだろう？

二重性――それは脳という器官が持つ根源的、普遍的な性質だ。脳幹から新皮質まで、レベルに関係なく脳のあらゆる部分を二重性が貫いていて、脳の器官はどれも二個ずつ存在している。かつて脳は完全に左右対称だと思われていたが、実際のところ対称なのは一部だけで、むしろ非対称と言ったほうが適切かもしれない。右脳と左脳は、共通する基本テーマを踏まえてできた二つの変異体と言ってもいいだろう。この二つは、おたがいを無視して活動することはできない。両者をつなぐ連絡経路は、皮質はもちろんのこと、皮質下にもたくさんある。このうち皮質レベルでは、脳梁と前交連、後交連である。こうした連絡経路を通じて、右脳と左脳はたくさんの情報を忙しくやりとりしている。

連絡経路でさかんに情報が交換されているのなら、脳全体がひとつのまとまりと考えてもよさそうなものだが、実際のところ、そのまとまりはいくつもの対照性で構成されている。右と左は構造的、生化学的に微妙に異なっていて、それが両者の働きに決定的なちがいを生みだしているのだ。

脳のなかで、二重性の枠からはずれているところはほんの少ししかない。それは脳の奥深くに埋もれている二つの内分泌器官、松果体と下垂体である。とくに松果体は、一七世紀の哲学者ルネ・デカルトが、肉体と魂が出会うところと呼んだ。肉体と精神の二重性を唱えたデカルトは、そこから生じるジレンマを松果体で解消できると信じたのである。実際の松果体の役割は、それほどご大層なものではないが、それでもメラトニンを分泌して睡眠と覚醒のサイクルを管理する重要な仕事をしている。また下垂体は、各種ホルモンの分泌と放出を受けもっている。

それにしても、脳のこうした二重性ほど、とっぴな憶測を呼ぶ話題もない。なぜ私たちは、右と左に分かれた脳が必要なのか？　なぜひとつでは事足りないのか？　こうした疑問に対して、数えきれないほどの仮説が立てられてきた。しかしどんな仮説を立てても、それを疑わしくさせたり、頭から否定する証拠がかならず出てくるのである。

言語と脳――思いちがいのはじまり

脳の右と左を理解しようとする試みはつねに暗黙の思いこみに支配されてきた。第一の思いこみは、左右のちがいは皮質、つまり大脳半球に限定されるというものだ。また左右で異なるのは機能面だけであって、構造や生化学的な面は完全に同じというのが第二の思いこみである。そして第三の思いこみは、左右に相違があるのは人間だけで、ほかの動物は対称だということだった。

これら三つの思いこみは、結局のところ誤りであり、話をわかりやすくするどころか、かえってややこしくした。そのうえ、神経心理学および認知神経科学の研究者が、これだけは正しいと信じていたことも、見直さざるを得なくなった。それは、脳の左右のちがいは、言語とそれ以外の機能の区別から来ているというものだ。

こうした思いちがいの根本原因を知るために、まず言語と脳の基本的な事実を押さえておこう。言語能力は左脳が大きな役割を果たしているというのが長年の定説であり、それを裏づける証拠にも事欠かない。たとえば失語症は、脳卒中や外傷性脳損傷などで左脳をやられたときになりやすい(ただしこれはおとなの場合。子どもはそのかぎりではない)。

外科手術のとき、患者の左側頭葉に電気刺激を与えると、幻聴が起こる。意味のある単語やフレーズが聞こえてくるのである。統合失調症の患者がよく経験する幻聴もまた、無意味な音ではなく、意味もまとまりもある言葉だ。このことから、統合失調症は右脳より左脳に多大な影響を与えていると思われる。てんかんの焦点が左側頭葉にあるときも、幻聴が聞こえる(だから側頭葉てんかんは、統合失調症とまちがわれることがある)。失読症患者に左ききが多いのも、生まれて早い時期に左脳が損傷して、きき手が移った可能性が考えられる。失語症が左脳の機能不全によって起こるのだとすれば、逆に左脳がふつうより大きくなるウィリアムズ症候群の患者が、どんなに長い文章も一度聞いただけで暗唱できるのも不思議ではない。これらの証拠を見れば、言葉は左脳にあると考えてまちがいないだろう。

いっぽう右脳を損傷すると、言語に頼らない精神機能がうまくいかなくなる。顔の認知ができない相貌失認症や、音楽が理解できない失音楽症などがそれにあたる。

これら数々の所見が、脳の右と左の機能差をめぐる思いこみをつくりあげ、定着させてきた。人間社会は言語抜きでは成りたたないので、言語脳の異名を持つ左脳がいきおい重要視されるようになる。それにくらべると右脳は地位が低く、さほど重要でないと思われてきた。今日でも神経外科医が手術をするとき、左脳には細心の注意を払ってメスを入れるのに、右脳だとちょっと雑になる。

これだけでも充分素朴すぎる理解なのだが、さらに単純化は進み、左脳といえば言語脳、右脳は視覚空間脳という結びつきがすっかりできあがった。脳障害を扱う臨床医や心理学者のあいだでさえ、こうした思いこみはいまだに根強い。ところが最新の研究結果は、これまでのような右脳と左脳の単純な分けかたをくつがえそうとしている。私たちは、脳の二重性を新しい視点でとらえることを迫られているのだ。

そのあたりのことを、あまり専門的にならないように説明してみよう。脳の働きを、言語プロセスと非言語プロセスで分けるやりかたが有効なのは、言語能力を持つ生きものだけだ。ごく狭い定義で言うならば、言語能力があるのは人間だけである。ゆえに、この分けかたは人間にしか通用しない。

たしかに左右の脳の機能差は、人間にしか存在しないと長いあいだ思われていた。この前提は、少なくとも表向きは説得力がある。そのいっぽう、昔から多くの科学者に却下されてきた主張もある。それは、右脳と左脳が構造的、生化学的に完全に対になっているというものだ。科学者たちが納得しないのも無理はない。右脳と左脳は、明らかに働きかたがちがっているのだから、中身がいっしょだとおかしいことになる。構造が一致しているのに機能が異なるなんて考えられないし、常識にも反する。

こうして研究者たちは、強力な脳画像技術の登場に後押しされて、左右の脳の構造をくわしく調べはじめた。ただし、直接の目的は左脳と言語の関係を探ることだったので、もっぱら「言語野」が対象になった。こうした初期の研究をリードしていたのが、北米における行動神経学の父と称されるノーマン・ゲシュヴィントである。

調べはじめてまもなく、右脳と左脳は構造的に同じでないことがわかってきた。脳のなかで、言語能力にとりわけ大きな役割を果たしている領域が二つある。ひとつは側頭平面で、言葉として話された音を区別するところだ。もうひとつは前頭弁蓋で、言葉の発音に不可欠な場所である。右ききの人の場合、両者はいずれも左脳のほうが右脳より大きい。これは、左脳が言語脳であることの何よりの証拠ではないのか？

しかしすぐに新しい事実が判明した。側頭平面と前頭弁蓋は、「言葉を持たない」はずの大型類人猿でも、やはり左脳のほうが大きかったのだ。さらに古人類学のほうからも手がかりが上がってきた。頭蓋骨の内側に残った脳の痕跡から、アウストラロピテクスはすでに脳が非対称であることがわかった。さらに調べを進めると、形態だけでなく生化学的な面でも、右脳と左脳に差が見つかった。つまり右脳と左脳のちがいは、人間だけの特徴ではない。霊長類はもとより、ラットなどの劣った哺乳類とも共通するものだったのだ。

右脳と左脳のちがいは、脳を俯瞰で観察してもわかるし、分子レベルでくらべても明らかだ。脳全体を上から眺めると、右半球のほうが前に突きだしていて、逆に左半球はうしろに飛びだしているのがわかる（「ヤコブレフのねじれ」と呼ばれる）。先ほど述べたように、側頭平面と前頭弁蓋はどちらも左脳のほうが大きい。そして微視的な観察からは、左右では皮質の厚さが異なっていて、少なくとも男性では右脳のほうが厚いことが確認できる。さらに細胞レベルで比較すれば、右脳は紡錘細胞の数が左脳よりはるかに多い。それ以外にも、信号伝達で中心的な役割を果たす化学物質、ドーパミンとノルエピネフリンが働く経路にもわずかながら差がある。ドーパミンの経路は左脳、ノルエピネフリンの経路は右脳のほうが少しだけ多いのだ。また海馬の中身を分子レベルで調べると、ＮＭＤＡ型受容体の分布が左右でちがうことがわかる。ＮＭＤＡ型受容体は、記憶や学習に大きな役割を果たしている。神経伝達物質のひとつ、グルタミン酸を仲介役にすることで、ニューロンどうしの信号のやりとりを可能にするのだ。すでに説明したように、海馬はとりわけ記憶と関係が深い。

以上のような右脳と左脳のちがいは、人間だけでなくすべての哺乳類に共通している。

だがそうなると、いままで説明してきたことは、かえって混乱の原因になる。機能のちがいが構造のちがいに由来していると考えるのであれば、構造がちがえば当然働きもちがってくるはずだ。だがチンパンジーやゴリラはもちろんのこと、ラットやマウスについても、言語のあるなしは機能上の差異だけでは説明がつかないのだ。私たちの仲間である哺乳類は知的能力もあるし、巧妙なコミュニケーション手段を発達させている種類もあるが、それでも言語は持っていない！

動物も言葉があると頑なに信じているロマンティストは、私の主張にとうてい納得できないだろう。それどころか、左右の脳がちがっていることを、人間以外の哺乳類も言葉を持つ根拠にしかねない。だが、そこまで話を発展させるつもりなら、相応の準備をしておくべきだ。アルベルト・パスクアルを中心とするチームが調べたところ、脳の非対称性は、哺乳類以外のある生きものにも見られたという。それは……ショウジョウバエだ。脳が対称なショウジョウバエと、非対称のショウジョウバエをくらべると、どちらも短期記憶に差はなかったが、長期記憶を持つことができるのは後者だけだった。だからショウジョウバエにも言語があると考える人はいないだろうが、脳の非対称性は、言語が出現するよりはるかに前から存在していて、何らかの役目を果たしていたのだと思われる。

脳の二重性に関しては、そろそろこれまでと異なる新しい枠組みで考えたほうがいいのかもしれない。いわゆるパラダイム・シフトである。事実、新しいパラダイム探しはもうはじまっているし、次々と発表される新しい研究結果によって、もう避けられない流れになっている。左脳が言語能力で中心的な役割を果たしていることに疑問の余地はないが、左右の脳のちがいを、言語を中心にして説明するとなると話は別だ。言語における右脳と左脳の役割差は、実は特殊で派生的なものであり、その背後にはもっと根本的で、人間はもちろん、それ以外の動物にも見られるちがいがあるのではないか。では、それはどんなちがいなのだろう?

厳密な科学が途方に暮れるときは、あいまいな隠喩が手がかりになることが多い。右脳と左脳に関しても、左脳は「逐次的」「分析的」で、右脳は「同時的」「全体的」といったぐあいに、ぱっと聞いて覚えやすいたとえがたくさんある。ただこれらはあくまで隠喩であり、詩の材料になっても科学の素材にはならない。ほんとうに左脳が逐次的で、右脳が同時的かどうか、実験で確かめることはできないし、反証も難しい。科学の世界では、デルポイの神託並みにあいまいな内容で、誤りであることを証明できない命題は、真実とは見なされない。だからわかりやすい隠喩は、科学上の真剣な議論ではなく、どちらかというとマスコミに活路を見いだしている。

新しいパラダイム――古さと新しさ

そして私は、脳の左右のちがいに関してひとつの仮説を立てた。それは、古さと新しさに着目するものである。そもそも右脳と左脳の差異を理解するためには、静止した状態ではなく、プロセスに着目して、動きをとらえるアプローチを選ぶべきだろう。私たちの精神活動は、つねに流動しているからだ。たとえば学習という活動ひとつとっても、それは教室でのお勉強にとどまらない。さまざまな形で現われ、迫ってくる外の世界――および内面世界――に精通していくことが学習である。それは奇跡のように瞬時に悟ったりするものではなく、少しずつ進んでいく「プロセス」なのである。

右脳と左脳は、この学習という普遍的なプロセスで果たす役割が異なるのではないか。それが私の立てた仮説である。言いかえるなら、はじめて知ることと、すでに知っていることへのかかわりかたがちがう。右脳は、未知の世界を探索する、大胆で新しもの好きの脳。対して左脳には、それまでに得た知識が凝縮された形で保存されている。すでに経験ずみの状況に再会したとき、効率よく効果的に対処できるよう安定したパターン認識を行なう脳だ。

この仮説を思いたったのは、一九六〇年代後半にまでさかのぼる。当時私は、モスクワにあるブルジェンコ神経外科学研究所で、アレクサンドル・ルリアに師事する学生だった。そこで子どもの脳損傷をたくさん見た私は、子どもは左脳を損傷しても、おとなほど深刻な影響を受けないことに気づいた。反対に右脳をやられると、その深刻さはおとなとは比較にならない。この観察結果には、驚くべき真実が隠されているように思えた。認知能力が発達していく途上で、いや、ひょっとしたら生涯にわたって、認知の主導権は右脳から左脳に移っていくのではないか。

ただ研究所での観察は、臨床で私が見聞きした印象にすぎない――科学的な理論として構築するには、あまりに根拠が弱すぎた。仮説が正しいにせよ、まちがっているにせよ、もっと整った根拠が必要だ。「おや」と思うような観察から、体系的な研究プログラムがはじまることはよくある。しかし私の場合、本格的な研究に着手するのは、ソ連を脱出して、ニューヨークに落ちつく数年先までお預けになる。

右脳は新しいことに対応するのが得意で、左脳には、すでにおなじみの手順がたくさん保存されている――そんな区別が存在するとすれば、右脳と左脳は、神経回路の配線もちがっているはずだ。私がそう考えるようになったころ、新しい研究結果がぽつぽつと発表されはじめ、やはり脳の右と左では配線が微妙に異なることが明らかになってきた。

最初のちがいは、まず表面にある。右と左では、皮質の割りあてが異なるのだ。右脳は異種感覚統合野と呼ばれる部分が発達しているのに対し、左脳は様式特異統合野が広くなっている。どちらも複雑な情報処理を行なうところだが、そのやりかたはいっしょではない。様式特異統合野は、視覚、聴覚、触覚といった特定の感覚システムを経由して入ってくる情報しか扱わないし、感覚ごとに担当する領域も独立して存在している。要するに、周囲の世界を感覚ごとの表現に分解するところと考えればよい。いっぽう異種感覚統合野は、さまざまな感覚経路を通って入ってきた情報を統合するところだ。

二番目のちがいは、皮質領域の接続である。左脳は、隣りあった領域どうしのつながり、いわばローカルな接続が多いが、右脳は離れた領域どうしをつなぐのを得意とする。それぞれの情報の往来をたとえるなら、左脳はタクシーで市内を走りまわるようなもので、右脳は飛行機で大陸を移動するようなものだ。そこでおもしろい存在となるのが、前章で説明した紡錘細胞である。紡錘細胞は、離れた領域どうしが情報をやりとりするときに中継器の役目を果たすのだが、なるほどこの細胞は、左脳よりも右脳のほうに広くたくさん分布している。

右脳と左脳の役割分担に関しては、私の唱える新旧情報分担説も含めて、もっぱら右ききの人間を対象にしている。左ききの脳がどうなっているかということは、まだ推測の域を出ない部分が多い。ただ左ききや両ききの人は、右脳と左脳の専門化があまり見られず、どちらも同じような役割を果たす傾向があるようだ。また構造的な面でも特徴があって、ヤコブレフのねじれが少なかったり、まったくないこともある。左ききの三〇パーセントから四〇パーセントは、右脳と左脳の役割分担が右ききと反対になっている。となると、彼らは左脳で未知の経験に対応し、右脳で旧知の経験をたくわえていると考えるのも、あながちこじつけではないだろう。したがって、発達途上で起こる右脳から左脳への主導権移譲にしても、彼らの場合は左脳から右脳に向けて行なわれているはずだ。右から左、左から右という方向はきき手によって変わってくるものの、未知の情報と旧知の情報を左右のどちらかが処理するという役割分担の基本は同じである。

右脳と左脳が新旧の情報を分担しているという発想は、それぞれの半球に固定的な役割を当てはめるそれまでの考えかたから離れて、右脳と左脳の相互作用に新しい光を当てる先駆けとなった。今日はじめて知った事実も、明日になれば、すでに知っている事実になる。今日頭をさんざんひねってようやく解決した問題も、適切なパターンさえできあがれば、次に直面したとき、パターン認識によって瞬時に答えが見つかるだろう。さらにこの仮説は、脳の働きは細部にわたるまで誰もが同じという、神経心理学の世界に昔からあった暗黙の思いこみも揺るがした。実際には、ある人が知らなかったことも、ほかの人はよく知っていたりするものだ。つまり新旧情報分担説は、それまで考えられていた以上に、脳の働きに個人差があることも示唆していたのである。

私の仮説はまちがっているかもしれない。最初のころは私自身でさえ、あまりに話がうまくできすぎると疑っていた。科学哲学者カール・ポパーは、科学と非科学を区別するのは反証可能性だと主張したが、当時出回っていたほかの説とちがって、私の仮説はその意味で科学的である。未知の概念を学習する叙述的知識にせよ、新しい種類の問題を解決できるようになる規範的知識にせよ、ともかく新しいパターンを形成するプロセスには、まず右脳が関与し、次に左脳がかかわる。「情報処理の重心移動」は、かならず右から左への一方通行なのである。

私の仮説には、もうひとつ注目すべきことがある——それは、人間以外の動物の脳も非対称であることがわかってくると、なおさら重要になってくる。未知か旧知かという区別は、人間だけでなく、学習能力を持つすべての動物にとって意味のあることなのだ。動物もパターン認識のメカニズムをうまく使いながら、厳しい環境のなかで生きのびている。私の愛犬ブリットは、「お座り」「おいで」「伏せ」「だめ」といった簡単な命令を私の声で覚えたはずだが、いまではほかのスタッフに命じられてもちゃんとしたがう。わが家だけでなくよその家に行ったときでも、禁じられている場所(キッチンや浴室など)に足を踏みいれようとしない。

それだけではない。ブリットはドアマンを認識するという、高度な能力まで身につけている。私が住んでいるマンハッタンのミッドタウン界隈では、たいていのドアマンが近所の犬のためにビスケットを用意している。ブリットは、たとえはじめて通りかかったビルでも、ドアマンを見逃さない。前に座りこんで、身動きひとつせず、つぶらな瞳でじっと見あげてビスケットを待つのだ。ブリットがそういうことをするのは、ドアマンに対してだけである。どうやってドアマンとそうでない人を区別しているのかわからないが、人間以外の動物が自発的に身につけたパターン認識能力であることはまちがいない。

私自身が見聞きした動物のパターン認識例は、子どものころから飼っていた犬にまつわるものが多い。しかしもちろん、ほかの動物もパターン認識はできる。未知のことと、旧知のことを区別できるかどうかは、犬以外の動物にも重要だからだ。したがって新旧情報分担説は、哺乳類の脳が二重性を持つようになった進化の謎を解く鍵にもなりうる。少なくとも、言語脳と非言語脳といった区別よりは、真実に近いと言えるだろう。

第十一章　脳の重心移動

すべてのパターンは左へどうぞ

新旧情報分担説を思いついた私は、その型破りなアイデアに魅了されると同時に、おじけづいていた。この仮説がほんとうに通用するのかどうか、確かめなくてはならない。そう思った私は、神経心理学者であるルイス・コスタとともに、仮説が反証の試練に耐えうるかどうかを確認するいくつかの試験を考えだした。

科学をやっていていちばん胸が躍るのは、定説に反する予想を立てることだろう。いくら理論的には正しくても、あえなく否定されて沈没するリスクは大きい。自説の正しさを信じるのも気持ち半分にしておかないと、だめだったときの打撃ははかりしれない。知的能力をふりしぼって立てた仮説が試験を通過したときのひそやかな喜びは、世間の賞賛や喝采など足元におよばない。

新旧情報分担説を試すときに最初に参考にしたのは、二種類の観察結果である。ひとつは、左脳と右脳のどちらかを損傷した患者を比較したもの。もうひとつは、タキストスコープという装置とイヤホンを使って、健康な人の視覚と聴覚のプロセスを調べるものだ。こうした手法は、一九六〇年代から八〇年代までは大いに有効だったが、それでも大ざっぱで不正確な面があることいだ。

は否めなかった。今日にくらべると、当時は認知神経科学の「旧石器時代」と呼んでもいいくら

うれしいことに、これら二種類の観察結果は、私たちの予測と一致していた。さらに検証を重ねて確信を深めた私たちは、「叙述的システムの獲得と使用における半球差」という標題で一九八一年に学会誌に発表した。

精神活動の主導権が右から左に移ることは、数時間単位の短いものから、何年もの年月を費やす長いものまで、およそすべての学習プロセスに共通して見られる現象だ。いままで経験のない状況や問題にぶつかったとき、最初に対応するのは右脳だ。しかし一度経験したり、習得したあとでは、担当は左脳に移る。新しい状況に触れて、その本質をパターンとしてつかんだら、それを左脳にためておくといった感じだろうか。

その後新たな研究結果が発表されるにつれて、新旧情報分担説の前では、神経心理学の聖域であるはずの言語さえも特別扱いできないことがわかってきた。言語脳の異名を持つのは左脳だが、単語のなかにある特定の文字を探すとか、動詞と名詞を仲間どうしで結びつけるといった「ひねりの入った」作業になると、左脳ではなく右脳が盛んに使われる。だがその「ひねり」に慣れてくると、比重は左脳に移るのだ。もちろん、日常的な言葉の使用や、それに近い作業は、最初から左脳が中心に働いている。

言葉だけでなく、視覚空間的な作業も同様だ。顔面認識など視覚空間的な作業は、すべて右脳で行なわれるというのが、従来の考えかただった。しかし、知っている人の顔を認識するような

ときは、左脳が活発になっているのである。これに対して、知らない人の顔写真を比較する作業では、右脳が使われている。

そして近年、活動中の脳の様子をリアルタイムで把握できる画像技術が次々と登場しており、脳研究は飛躍的に進歩している。ペンと紙が基本のローテク研究分野だった神経心理学にも、PET、fMRI、SPCET、MEGといった最新のハイテク画像装置が導入されるようになった。これらの装置は、もとの原理こそいろいろだが、働いている脳の状態を俯瞰することができる。個々のニューロンや神経回路の活動まではわからないが、異なる条件のもとで、脳のどの部分が活発になるかを確かめるには充分役に立つ。

こうした最新鋭の脳画像装置は、刻々と変化する脳の姿を直接的に、しかも正確に観察することを可能にしてくれた。とくに数年前からは、右脳と左脳が学習に果たす役割について、豊富なデータが手に入るようになっている。しかもそうしたデータは、右脳から左脳への「認知の重心」の移動が、作業の種類や時間の長さに関係なく起こることを裏づけているのだ。

この重心移動は、ほんの数時間の実験で観察することができる。まず被験者に、それまでにやったことのないさまざまな作業を学習してもらう。すると作業の内容に関係なく、学習の初期段階では右脳のほうが活発に働いているのがわかる。ところが技能に習熟するにつれて、中心は左脳に移っていく。図14に示すのは、日本の神経科学者が行なった実験で、被験者のガンマ波の様子を記録した画像である。

右脳から左脳への「重心移動」は、獲得するまで何年もかかるような専門的な技能でも起こっ

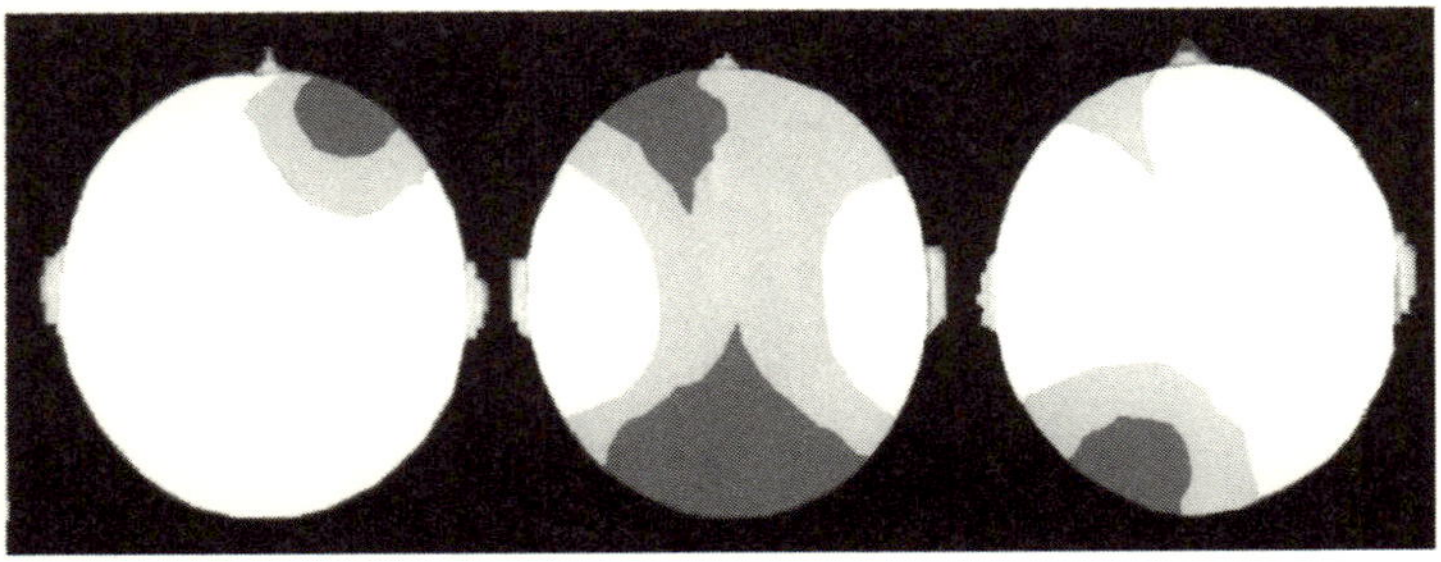

図14　作業の精通にともなって起こる皮質ガンマ波の移動
影が濃くなるほど、活動が盛んになっている
A―はじめて作業を行なうとき――右脳が活発
B―実験の途中段階――左右どちらも活発だが、とくに左の前頭葉が顕著
C―実験の終了近く――左脳が活発
神谷裕子氏ら「前頭葉機能の側方性に関する電気生理学的検討――Cognitive bias task施行中の脳波周波数解析」(2002年)から許諾を得て転載

ている。そうした技能を要する作業を初心者に挑戦させると、右脳が活発になっている。ところが、その作業を習熟した専門家がこなすときは、左脳が盛んに使われているのだ。同じメロディでも、音楽の専門教育を受けていない人(要するに私たちのことだ)が聴くのと、音楽家が聴くのとでは、使われる脳がちがうのである。

神経心理学では、左脳が「言語脳」であることは動かしがたい事実とされているが、これもよく調べると、少し様子がちがうことがわかってきた。言語は、最初から左脳の独占物というわけではなく、とくに幼児が言葉を獲得するときには、右脳も重要な役割を果たしている。このことを強力に裏づける証拠は、脳損傷と言語の関係を調べた研究から得られる。右脳を損傷した子どもは、その後の言語発達が大きく妨げられた。しかしおとなが右脳を損傷しても、ふつうは言語能力にさほど影響は出ない。むしろ影響は、左脳をやられたときのほうが深刻だ。ただし、不慣れだったり、まったくはじめての言語作業だと、おとなでも右脳が主体となる。マーク・ユング＝ビーマンを中心とする研究グループは、それを確かめるために、被験者にこんな問題を出した。「pine, crab, sauce とくっついて複合語をつくる単語は？」(答えは apple. それぞれ pineapple, crabapple, applesauce になる)被験者が頭をひねって、「あ、そうか！」と答えがわかるまでのあいだ、右脳を盛んに使っていることがｆＭＲＩでも脳波計でも確認された。

パターン学習としての言語の習得は、かなり早い段階からはじまる。最初は母語の音を取りこむ「音韻学習」だ。私の母語はロシア語である。英語もかなりできるほうで、本も三冊書いたほどだが、言語的な各種プロセスや、それを生みだす脳のプロセスはネイティブと同じではない。

アメリカは昔もいまも移民の国だ。彼らの多くは、必要最低限で実用的な英語しか身につけないが、なかには驚くほど流暢に英語を使いこなし、話すだけでなく、すぐれた文章力を発揮する者もいる。ウラジミール・ナボコフやジョゼフ・コンラッドといった作家がそうだし、最近ではヘンリー・キッシンジャー、エリ・ウィーゼル、ジョージ・ソロスなどが知られている。彼らは、その年齢にしては驚くほど上手な英語の使い手で、ひょっとすると、もう母語より英語のほうが言いたいことは表現できていたかもしれない。それでも彼らの英語は、ネイティブの英語と同じではなかった。どちらが優れているわけではなく、場合によっては彼らのほうが巧みだったかもしれないが、それでもちがっていた。しかもそのちがいは、いわゆる「お国なまり」的なアクセントが残っているというだけではない。一〇代に入ってから外国語を習得した場合は、そうしたアクセントは一生抜けないとされている。*

　ネイティブとノンネイティブの言葉のちがいは一目瞭然だし、直感的に納得できる。人が言葉を習得するとき、身につける語彙の種類は年齢によって異なる。それはつまり、ある年齢を過ぎてから新しい言語に触れると、それ以前に学ぶべき語彙が置きざりにされるということだ。第二言語に習熟して、科学や哲学、政治の高尚な話題をよどみなく話せる人でも、動植物や、どこにでもある家庭用品の名前は知らなかったりする。

　もうひとつ、これほどわかりやすくはないものの、ネイティブとノンネイティブのあいだには大きなちがいがある。それは「注意度」である。ヒアリングとリスニングの関係と言いかえてもいい。私は英語の発音を正しくできるし、伝えられた情報も理解できるが、それでも私にとって英語は努力を要する言語であり、母語以上に注意を払うことを強いられる。端的に言えば、ロシア語ならば話された言葉が自然と耳に入ってくるのに、英語では、注意を集中しないと理解できないのである。第二言語を使うときは、情報処理の負担が母語より大きくなり、それだけ労力が要求されるのだ。バイリンガルの人が認知症になり、第二言語を使えなくなって母語に回帰する背景には、そうした事情もあるだろう。晩年のスターリンも、あれほど上手だったロシア語を忘れ、グルジア語しか話さなくなった。

　では母語と第二言語は、脳のなかでちがう扱いを受けているのだろうか？　最新の研究で、そのことがくわしく解明されるようになってきた。それまで何十年ものあいだ、言語を扱うメカニズムはどんな人でも不変であり、左脳にいくつかある決まった領域で処理されていると考えられていた。だが実際の言語機構は、それほど固定されたものではなく、言語能力を発達させる段階や程度によって、脳のさまざまな場所がかかわっているらしい。すでに説明したように、子どもの言葉の発達には、右脳がきわめて重要な役割を果たしている。しかし年齢が上がるにつれて、右脳の出番は少しずつ減っていく。このことは、正常な子どもや、右脳、あるいは左脳のどちらかに損傷を受けた子どもを年齢別にくらべてみるとよくわかる。そして、母語習得における脳の左右のかかわりかたもまた、新旧情報分担の原則にのっとっている。新しい情報を扱うのは右脳であり、すでに定着した認知技能を担当するのは左脳なのだ。

そして第二、第三言語になると、脳の働きはさらに複雑になる。第二言語は、形のうえでは未経験の新しい情報だが、実際は母語と共通するところもけっこうある。そのため第二言語(および第三言語以降)は、すでに神経回路がしっかりできあがった母語を土台に習得することになる。バイリンガルの脳を調べた最近の研究では、母語と第二、第三言語とでは、活発になる領域がかなり重なってはいるものの、まったく同じではないことが判明した。おとなのバイリンガルが母語を話すとき、活動するのはもっぱら左脳である。ところが第二言語では、右も左も活発になっ

＊多言語を驚くほど巧みに駆使しながらも、強烈なアクセントが抜けなかった人物といえば、ロマン・ヤコブソン(一八九六〜一九八二年)だろう。ユダヤ系ロシア人の彼は、アメリカに渡ってハーヴァード大学の教授になった。アメリカを代表する言語学者のひとりとして、音韻構造の研究が広く知られている。

ているのだ。これは脳画像装置で確認されたことではあるが、それ以前にも逸話的な報告はあった。第二言語ばかり何十年も使っていた人が、脳卒中で右半球をやられたあと、母語に戻ったというものである。

子どもが母語を学ぶ、あるいはおとなが第二言語を学ぶときは、言葉は認知装置としてまだなじみが薄い。そういう場合は、右脳が主導権を握っているようだ。しかしその言葉を使いなれてくると、左脳の独壇場になる。前述したように、言語は包括的な知識が盛りこまれたパターン体系なので、一度形成されたものは左脳に保存されるのである。

パターンの種類

人間の認知活動において、言語が果たしている偉大な役割に敬意を表しつつも、ほかのパターンにも目を向けてみよう。私たちの精神世界には、非言語のパターン認識プロセスも数多く行なわれている。毎度おなじみのありふれた状況でも、私たちははじめて出会う対象をすばやく認識し、すでによく知っているカテゴリーに分類する作業を繰りかえしているのだ。はじめて出会うものなのに、どうして分類ができるのか？　それこそが、パターン認識のなせるわざなのだ！　新モデルの車を見たとき、ヤシの木ではなく自動車だとわかるのも、デパートにずらりと並んだ商品を見て、これはシャツ、これは靴と認識できるのも、すべてパターン認識のおかげである。パターン認識ができないと、私たちのまわりは見慣れないものだらけになり、対象物の意味を一から学んでいかなければならない。

脳損傷でパターン認識能力が損なわれると、「連合失認」という状態になる。ここでとくに注目すべきは、左脳あるいは左右の両半球が損傷した場合だ。なぜなら、言語に関係あるもの、ないものを含めて、パターンはすべて左脳に存在しているからだ(右ききの場合)。たとえば「椅子」の概念を表現するさまざまな神経回路は、後頭葉、側頭葉、頭頂葉と分散しているものの、全部左脳にある。

すべてのパターンというからには、叙述的なものだけでなく、規範的なものも左脳にある。つまり「椅子とは何か」というだけでなく、「椅子とは何をするものか」という知識も左脳にたくわえられている。スプーン、くし、ペンの持ちかたはそれぞれ微妙に異なるが、私たちはとりちがえたりしない。靴ひもやネクタイを結んだり、金づちやかみそりを使ったりするときも同様だ。しかも、道具を使えるのはその場かぎりの技能ではない。かみそりの使いかたを一度覚えたら、ほかのかみそりも扱える。ネクタイも、長さや幅に関係なく結ぶことができる。脳損傷でこうした運動技能が損なわれると、観念失行と呼ばれる状態になる。観念失行もまた、左脳または左右両方が傷ついたときになる。右脳だけでは観念失行にならない。つまり規範的なパターンも、言語に関係なく左脳に保存されていることになる。要するに左脳は、パターン認識を用いるプロセスのほとんどを担当しているのだ。

これに対して右脳が活躍するのは、まだ使えるパターンがそれほど多くない幼少期だ。このことは、発達神経心理学者もようやく認めるようになってきた。学習障害や初期の認知発達障害は、すべて左脳の機能不全からはじまるというのがそれまでの定説だった。しかし最近では、非言語性の学習障害やアスペルガー症候群など、右脳の機能不全に由来する障害も数多く報告されている。カナダの神経心理学者バイロン・ロークは、発達障害と右脳の関係を解明するうえで多大な貢献をしている。

右脳の機能不全がもたらす症状のなかには、素人目にも明らかなものがあり、そうした症状は、右脳本来の役割を浮きぼりにする。右脳がうまく働かない人は、未経験の状況を好まない。生活のさまざまな場面で一定の手順にしがみつき、厳密に決めた行動予定から少しでもはずれることを極度に怖がる。

右脳機能不全のこうした症状は人目をひきやすいし、社会的な行動にも影響が出る。世の中には、反応が速くて機敏に動ける人もいれば、何をやらせても不器用でぎこちない人もいる。不器用も程度が軽ければご愛嬌ですむが、深刻な状態だと生活のあちらこちらに支障が出る。社会生活が営めないほど不器用な人は、右脳に何らかの損傷があることが多い。

それはなぜかというと、損傷のせいでパターンが形成されない活動領域があるからだ。健康な人ならパターン認識で楽々とこなせることでも、感覚を頼りにその場その場で対応しなければならない。たとえば善悪の判断とか、人間関係を築くことがそれに当たる。社会的な状況はあまりに多様で流動的、しかも微妙なので、かぎられた数のテンプレートでは体系化できないのである。

そつなくふるまえる人とぎこちない人のちがいは、社会的規範の知識があるかどうかであり、さらに言うなら、懸命に努力してどうにかこうにか規範を守るのではなく、さりげなく規範に従って楽々と行動できるかどうかである。マニュアルどおりに動く人は、「こうあるべき」という

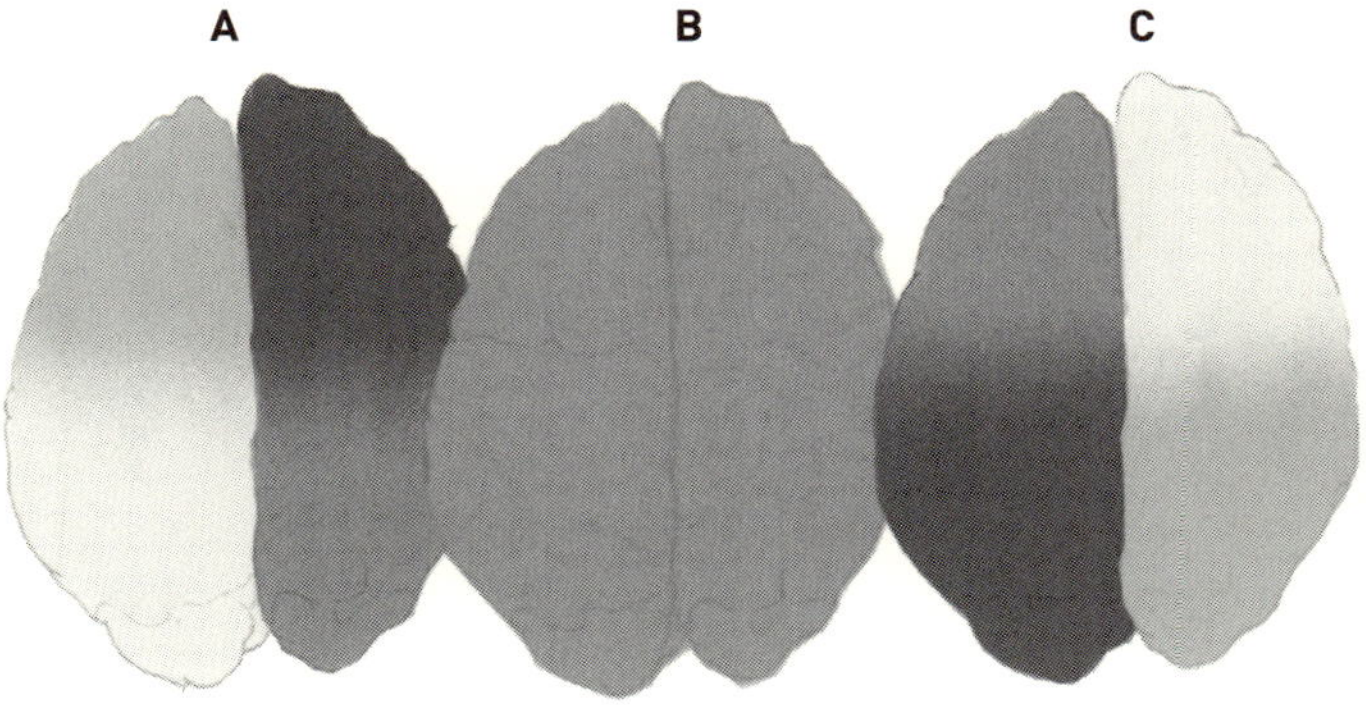

図15　認知学習における右脳と左脳の役割

A―未経験の認知課題にとりくむときは、右脳が主体になっている
B―学習途中では、右脳と左脳が同じくらい関与している
C―課題に習熟すると、左脳が中心になって処理を行なう
習熟度が上がるにつれて、前頭前野（図の上部）の関与も低くなる

概念をひとつひとつ形にしているだけであって、流れるようなそこには微妙なニュアンスもなければ、その場にとけこもうと必死になればなるほど、動きはちぐはぐになり、仲間はずれにされる。右脳損傷の患者には、子どもだけでなくおとなにもこうした特徴が顕著に見られる。

人は子どもからおとなになるあいだに、いろんなパターンを蓄積していく。そのおかげで、はじめて経験する状況に直面しても、まるでもう知っているかのようにふるまうことができる。そうしたパターンのほとんどは左脳に保存されていて、パターンのレパートリーが増えるほど、左脳への依存度が高くなる。こうして「認知活動の重心」は、右脳から左脳へと移っていくのだ。この重心移動は一気に起こるのではなく、少しずつ進んでいくし、認知の種類によって進行度も変わってくる。それでも、右から左への移動という大きな流れは不変である。

生涯をかけた大移動

ではここで、人の一生を考えてみよう。成長にともなう脳の働きの変化を研究するときは、「子どもとおとなはどこがちがうのか?」という問題をつねに念頭に置いている。しかし、老化への関心が高まっている昨今では、さらに「おとなと老人はどこがちがうのか?」という問題も視野に入れる必要が出てきている。

この疑問は、PETやfMRIを使った数多くの研究でもとりあげられている。脳の活動を成人の年代別に調べてみると、右脳から左脳への「認知活動の重心移動」は生涯を通じて続いていることがわかってきた。年齢が若い人は、右の前頭前野のほうが左よりかなり活発だが、年をとるにつれて、左の前頭前野の活動が盛んになるのだ。このことを最初に指摘したのは、先見性にあふれる二人の科学者、ジェイソン・ブラウンとジョゼフ・ジャッフィだった。そして、彼らの予測を裏づける経験的事実も次々と報告されつつある。

認知活動の重心移動は、たんに子どもからおとなへの移りかわりではなく、幼少期から中年期、さらに老年期に至るまで続く現象である。人生の早い段階では、右脳が中心的な役割を果たしているが、年齢を重ねるにつれて、右脳は少しずつ左脳に主導権を明けわたしていく。そして左脳はアトラクタの形で、効率的なパターン認識の「在庫」をひたすら増やしていくのだ。若者は、未知の海域にも恐れず船を進める。そんな大胆な若さを支えるのが右脳である。そして、過去の膨大な経験をもとに新しいことを咀嚼する左脳は、成熟と知恵の年代にとって重要な存在だ。

私たちが何かを新しく学習するとき、その過程で右脳と左脳は異なる役割を果たしている。では右脳と左脳は、外から入ってくる知識をどう受けとめているのだろうか？　そのちがいは、データ解析で用いられる二種類のグラフにたとえるとわかりやすい。データ解析では、同じデータ集合を二通りのグラフに表現することができる。ひとつはグループデータであり、もうひとつは個々のデータポイントの集まりである。

グループデータは、平均と標準偏差で表わされ、個々のデータポイントは散布図と呼ばれるグラフで表現できる。グループデータに新しい情報が加わったら、平均と標準偏差を新しく計算しなおさなくてはならない。いっぽう散布図のほうは、新しいデータポイントをグラフにひとつ追加するだけで事足りる。

そして右脳の働きは、グループデータに相当する。過去の全経験に関する平均と標準偏差を持っているが、細部まではすくいきれない。そして左脳は、むしろ具体的な体験や状況が点となって集まっている散布図だ（図16参照）。

認知的な課題に出会ったとき、それが左脳にすでに存在するテンプレート（アトラクタ）と呼応すれば、その課題は「すでに知っているもの」として認識され、過去の経験にもとづいて対応が行なわれる。もし呼応するアトラクタがひとつもなければ、それはまったくはじめてのものとなる。左脳に具体的な参照先がないので、右脳に備わっているだいたいの「平均的」情報で対処するしかない。

たとえばキッチンのテーブルに瓶が置いてあって、なかにどろっとしたものが入っていたとする。あなたの左脳が「これはジャムだ」と判断したら、あなたは味見をするし、液体洗剤だと判

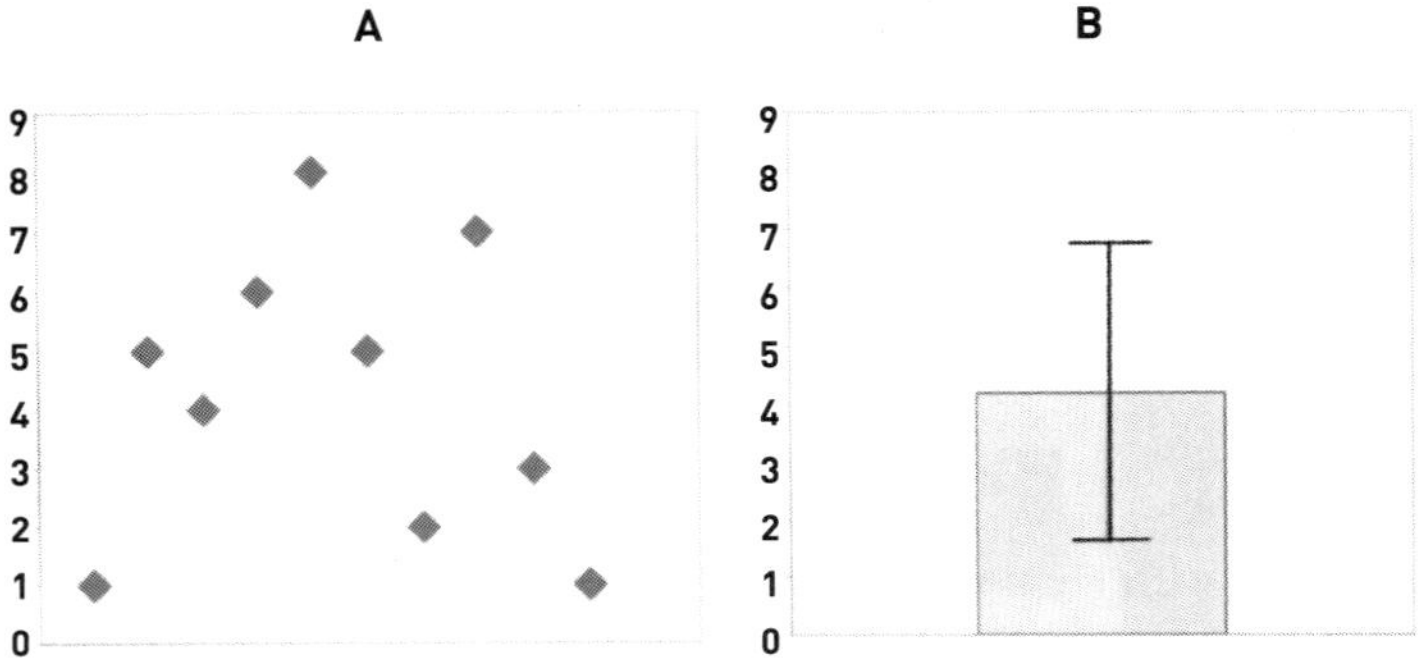

図16
右脳と左脳では、知識や経験の表現が異なる
A—散布図（ひとつの点が、特定の状況の具体的な特徴を表わす）——左脳
B—平均と標準偏差（あらゆる状況の大まかな平均値）——右脳

断したら、食器洗い機のところに移動させるだろう。ではもし、何だか見当もつかないものだったら？　行動を決める主導権は右脳に移って、あなたはおそるおそる瓶を持ちあげ、中身を流しに捨てる。

未体験の課題に直面したときに使われるのは、右脳だけではない。左右の前頭葉も重要な役割を果たしている。機能的な脳画像装置で活動中の脳を観察すると、未知の課題に挑戦するとき、前頭葉がとりわけ明るく光っている。しかし、すでにおなじみの課題を機械的に、楽々とこなすときは、前頭葉の役割は小さくなる。

そうなると、創造性が発揮できるかどうかは前頭葉の働きに左右されることになる。インゲヤード・カールソンらは、創造性の高い人と低い人の局所脳血流量をくらべてみた（創造性は特殊な心理テストで判定した）。すると創造性の高いグループは、休息時でも前頭部の血流量が多いことがわかった。さらに認知課題をさせると、このグループは右と左の前頭葉がどちらも活発になったのに対し、創造性の低いグループは左前頭葉しか活発にならなかった。創造性が豊かな人は、問題を解決するときに前頭葉を左右どちらも使っているのである。別の実験でも、創意工夫が求められる課題に取りくむとき、創造性が高い人ほど右脳が活発になることが確かめられた。反対に創造性に乏しい人は左脳に頼りっぱなしで、右脳はあまり使っていなかった。

だが「認知活動の重心移動」は、生涯をかけて右脳から左脳に移っていくはずだ。これはどんな人でも寸分たがわぬペースで進んでいくのか。それとも、やはり個人差があるものなのか？ 脳と認知についてこれまでくわしく見てきた私たちは、当然後者だと予測がつく。

実際、年をとっても豊かな創造力が少しも衰えない人がいる。そういう人の脳は、ふつうの人と配線が別になっているのか？ 仮に、知恵の程度を測れる心理テストがあるとしよう。このテストの結果で、知恵者とそうでない者をグループ分けする。両方のグループに、知恵を発揮しなければ解決できない課題を与えたら、脳の活動パターンにどんなちがいが見られるだろう？ おそらく、知恵者のグループは左前頭部がとびきり明るく光っているにちがいない。さらにそのなかで、創造性を保ちつづけている人は、左前頭部に加えて、右前頭部も活発に働いているはずだ。

右脳と左脳の働きをくわしく知ることで、認知の最も謎めいた部分に一歩近づくことができた。だが認知活動は、ほかから完全に切りはなされた真空状態で行なわれているわけではない。それどころか、認知と情動は密接にからみあっていて、その結びつきにも右脳と左脳が関与している。次章ではそのことを述べるとしよう。

第十二章　プロザック号のマゼラン

脳の陰と陽

　ここ数十年で、脳研究の世界では少なからぬ数のタブーが破られてきた。情動のメカニズムもそのひとつで、科学として真剣に取りあげられるようになったのは最近のことだ。それまでは、情動は心理学にまかせておけばよく、神経科学が扱うのは沽券にかかわると考えられていたのだ。もっともそうした態度は、食べてもみないで「あのブドウはすっぱい」と決めつけるキツネと似ていなくもない。情動を神経生物学的に探りたくても、どこから手をつけてよいやらさっぱりわからなかった、というのが正直なところだろう。

　そうした状況をくつがえしたのが、ジョゼフ・ルドゥー、リチャード・デヴィッドソン、アントニオ・ダマシオといった面々だ。彼らは情動というテーマに、厳密な科学的手法を導入することに成功した。ジョゼフ・ルドゥーは、情動における扁桃体の役割を明らかにした。扁桃体は系統発生的には古い皮質下構造で、大脳辺縁系に属している。つまり情動のメカニズムは、進化の早い段階で出現したということだ。これに対して、感情を抜きにした合理的な思考は、進化的に若い新皮質が受けもつというのが、研究者のあいだでは暗黙の了解になっていた。つまり私たちの内面世界は、皮質下の大脳辺縁系が支配する「ホットな」感情世界と、「クールな」新皮質が支配する理知的な世界に二分されていることになる。

この二分法はあまりにきっちりしすぎていて、かえって怪しい。というよりも、実際はそれほど単純ではないのだ。情動体験や情動表現にも、まちがいなく新皮質はかかわっている。さらにくわしく言うならば、左脳にはポジティブな情動、右脳にはネガティブな情動が投影される。これは、近年の神経心理学における最大の発見のひとつだ。

脳の右と左が情動の扱いを分担している事実は、脳損傷を受けた患者を観察することで得られた。臨床医は以前から、左脳を損傷するとうつ病になりやすいことを経験的に知っていた。反対に右脳損傷患者には躁病や多幸症が多く見られる。

脳損傷の部位によって情動が受ける影響が変わってくるのは、障害に対する患者自身の意識の程度がちがうから、というのがそれまでの見かただった。ご存じのとおり、おとなが左脳を損傷すると、言語機能が損なわれる。言葉は包括的でとても重要な技能であるがゆえに、患者は言語機能を失ったことをなかなか理解できず、もどかしくて苛立ちが募る。ところが右脳の機能は、言葉にくらべるとつかみどころがないので、患者はさほど動揺しない。機能を失って落ちこむはずなのにのんきに構える態度が、多幸症と誤って解釈されるというのである。

たしかに右脳損傷患者は、自分の障害を認めることができない疾病否認という状態になることがある。疾病否認でいちばん多いのは、自分から見て左半分の世界から入る情報を受けとったり、処理することができない「左半側無視」だ。なぜ左側かというと、外界の情報を取りこんで脳に送る感覚経路が、途中で左右逆になるためだ。左半分の世界のことは、右脳に送られるのである。左脳を損傷して障害が残ると、患者はすぐにそのことを認識して、失われた機能を補う方法を学習する。ところが損傷が右脳の場合、患者は障害を認識することすらできない。そのため左半側無視はやっかいだし、影響も深刻だ。

第一章でも、老人ホームのカフェテリアで、自分にはマッシュポテトだけでステーキがないと怒りだした老人の話を紹介したが、左半側無視や左半側失認は、こうした視覚だけの話にとどまらない。触覚が影響を受けると、「エイリアン・ハンド」と呼ばれる現象が起きる。患者には、左半身がどうしても自分の身体だと思えない。そこでエイリアンが乗りうつったなどという話をでっちあげる。だからといって、患者の精神状態が問題視されることはない。

いっぽう左脳を損傷して失語症になると、患者は自分の障害をいやというほど意識して苦悩し、恐怖に打ちのめされ、涙を流す。こうした患者がうつ病になると、言語機能の喪失と結びつけられることが多い。

だが右脳と左脳の接続についてくわしく調べると、ことは障害の認識度の差だけではないことがわかる。脳の半球は広い。だから損傷にともなう特定の症状を、右脳と左脳のどちらかに関係づけるだけではあまりに大ざっぱだ。右脳、あるいは左脳のどの部分が関係しているかを正確に知らなければならない。すると、患者がいちばんうつ病になりやすいのは、左前頭葉を損傷した場合だということが明らかになった。

だがここで、ひとつの謎にぶつかる。前頭葉を損傷すると、疾病否認が起こることはすでに述べた。すると左前頭葉を損傷しても、気持ちが落ちこむほど自分の障害を認識できないのではないか？　そうなると、障害の認識がうつ病の原因になるという発想には疑問が出てくる。同じように右前頭葉の損傷で生じる多幸症や躁病も、病識だけでは説明がつかない。

こうした疑問を解明するには、正常な人の脳で、情動と左右の半球の関係を調べる必要がある。この研究は一九七〇年代から八〇年代にかけて、まず脳波計を用いて行なわれるようになった。その後ＰＥＴやｆＭＲＩといった、機能的な脳画像装置が登場したことで、より直接的に脳の様子を観察することが可能になった。この分野に関しては、リチャード・デヴィッドソンを中心とするグループが先駆的な研究を行なっている。

研究の結果、おもしろい事実が判明した。楽しい映像を見せると、正常な人では左脳、とくに左の前頭皮質が活発になった。反対に不愉快な映像、あるいは悲しい映像を見せると、右脳、それもやはり前頭皮質の活動が顕著になった。お金儲けを競うテレビゲームをやらせても、同じように対照的な結果が出た。お金を稼いだときは左前頭葉が、お金を損したときは右前頭葉が活発になったのである。

脳損傷患者の例と、正常な人の脳画像を調べた研究を考えあわせると、どうやら情動を経験し、表現するときには、右脳と左脳が直接的な形でかかわっているようだ。しかも右と左の役割は対照的である。左脳はポジティブな情動を、右脳はネガティブな情動を扱っている——まさに陰と陽の関係だ。

次に考えるべきは、情動のスタイルの個人差である。デヴィッドソンたちの研究によると、情動の個人差は、その人の脳の活動が右脳優位か、それとも左脳優位かに関係している。前向きで明るい考えかたをする人がいるかと思えば、何かにつけてすぐ落ちこむ人がいる。前者は左前頭部が活発であるのに対し、後者は右脳の前頭部が盛んに活動している。そして何らかの理由で左前頭部が損傷し、正しく機能しなくなると、悲しい気分と落ちこみが頭をもたげてくる。また嫌悪や恐怖といったネガティブな情動は、右脳の活動と関係が深いとされている。このことは、ナオミ・アイゼンバーガーのグループが、fMRIを使った実験で確認した。この実験ではバーチャル野球ゲームをさせたのだが、途中から一部の被験者をゲームから排除したのだ。

こうした情動と脳の左右の関係は、生まれつきのように思われる。少なくとも、生後かなり早い時期に根づくものらしい。生後一〇か月の赤ん坊の脳を調べると、いつもごきげんな赤ん坊は左前頭部が活発だし、すぐ泣く赤ん坊は反対に右前頭部が活発になっていた。

右と左で情動の担当が変わるのは、新皮質だけの話ではない。扁桃体と呼ばれる器官も深くかかわっている。健康な人の場合、ポジティブな刺激を与えたときによく反応するのは、右ではなく左の扁桃体だ。反対に、うつ病患者は左の扁桃体の活動が停滞している。ということは、前頭部と扁桃体をつなぐ「情動回路」が二種類存在していることになる。事実、報酬が関係してくるさまざまな意思決定の場面で、この情動回路が働いていることは確認ずみだ。レストランで、メニューのなかから食べたい料理を選ぶときなども、情動回路の出番となる。

精神疾患のなかには、脳の活動パターンだけでなく、構造の大きさにも明らかにちがいが出てくるものがある。全般性不安障害になると、右の扁桃体が大きくなる。また難治性てんかんの治療で右扁桃体を切除すると、恐怖の表情を認識できなくなるという。

情動には、扁桃体以外の脳器官も関与している。たとえば帯状回(左右の半球を連絡する脳梁を包みこむように位置する)や、視床の一部がそうだ。これらの器官については、左右の役割のちがいはほとんどわかっていないが、おそらく皮質の役割分担に対応していると見ていいだろう。

つまり情動を経験したり、表現したりするときは、前頭前野、扁桃体、帯状回といった脳の器官が協調して働いているのであり、しかも情動の種類に応じて二つの独立したシステムが用意されているのである。脳の左側にあるシステムはポジティブな情動を、右側のシステムはネガティブな情動を担当する。ただ、現実に私たちが経験する情動は複雑で、ただ甘い、苦いではなく、ほろ苦かったりしょっぱかったりする。したがって前頭部と扁桃体を結ぶ二つの情動回路も、バランスはそのときどきで変わるものの、実際には同時進行で機能しているはずだ。

異なるテーマを束ねる

賢明な読者ならすでにお気づきだと思うが、右脳と左脳の役割のちがいを理解しようという試みは、複数の道が並行して走っているようなものだ。それらは交わったり、収束することがない。そうした道のひとつは、もっぱら認知に重点を置くものだ。つまり左脳は言語脳で、右脳は視覚空間脳であるという前提で考察を進める。前に説明したように、これは神経心理学における長年の主要テーマだった。もうひとつの道はそれより新しく、情動を前面に押しだして、ネガティブ、ポジティブな情動と右脳、左脳の関係を探ろうとする。

これら二つの道は、いままで交わることがなかった。それぞれの研究者は交流することがなく、別々の学会誌に論文を投稿し、ちがう学会で発表するだけだった。意外に思われるかもしれないが、無理からぬ面もある。言語とポジティブな情動、視覚空間機能とネガティブな情動を結びつけるような議論は、論理的にも経験的にも成りたたないのである。言語は情動的に中立な、というよりプラスとマイナスのどちらにも等しい力が働くツールだ。ポジティブだろうとネガティブだろうと、情動を等しく記号化し、表現することができる。視覚的なイメージも同様で、どちらの種類の情動も同じように上手に(あるいは下手くそに)表現しうる。

言語脳と視覚空間脳の区別、ポジティブ脳とネガティブ脳の区別は、おたがいに近づくとっかかりがまったくない。これを研究者は「直交している」と言う。ではこれら二種類の区別は、まったく無関係なところから偶然右脳と左脳に宿ったのだろうか？　科学はつねに、倹約を美徳として栄えてきた。膨大な観察例のなかから、そこに潜む最小限の原理をあぶりだしてきたのだ。ただ、そうした態度を重んじるあまり、倹約的な理論ほど説得力があり、まちがいのない説明として額面どおり受けとられる傾向もある。いくつものテーマが収束することなく並存するような状態では、真実味がないとされてしまうのである。

こうした基準に照らしあわせると、右脳と左脳の機能分化の説明として、二種類の「直交する」区別が存在することは、神経心理学者や認知神経学者にとって由々しき事態ということになる。でも、実際はそうでもない。いまの脳研究は、分野をどこまでも細分化していて、研究者はすきまのような自分の専門にしか関心を示さないからだ。だが私は、そんなばらばらの分野をひとつに束ねて、倹約を実践したいと考えている。

そして、前章でくわしく説明した右脳と左脳の新旧情報分担説は、認知面と情動面を一本の道に収束させる決定打ではないだろうか。なぜなら、おなじみになっている認知作業とポジティブな感情、および未知の経験とネガティブな感情のあいだには、本質的なつながりがあるからだ。

左脳は、すでにお手のものになっている認知作業のための脳だ。外から入ってきた情報は、一定期間に頻繁に利用されないかぎり、長期記憶として蓄積されない。役に立たない情報(二〇年前の今日、お昼に何を食べたか)は、左脳にあるパターン認識の引きだしに入れてもらえないのだ。言いかえるなら、左脳には「役に立つ」情報、つまり当人にとって「良いこと」がぎっしり詰まっていることになる。

いっぽう右脳は、新しいことに対処するための脳である。左脳に蓄積されている知識のレパートリーでは、目の前の問題が解決せず、一から解決策を探らなければならないときに中心的な役割を果たす。右脳に出番が求められるのは、解決能力と必要性のあいだに大きな開きがあるとき、つまり当人にとって不満が大きい「悪い」状態のときだ。

すでに見てきたように、脳の右半球と左半球は、構造的にも化学的にも鏡のようにぴったり同じというわけではない。たとえば神経伝達物質のノルエピネフリンは、明らかに左脳より右脳のほうにたくさん存在している。反対にドーパミンは、左脳のほうに多く存在する。

このように生化学的な非対称の状態が生じるのは、認知と情動の両方が働いている結果と言える。動物実験で脳内のドーパミン濃度を上昇させると、すでに身についているのになお学習を続けようと、決まりきった動作を繰りかえす行動が出てくる。ドーパミンは、報酬とか、成功した行動の強化に深くかかわる物質だが、同時に、快楽とか依存とも関係がある。つまりドーパミンは、ポジティブな情動と、お決まりの認知作業のどちらにも結びついていることになる。お決まりの認知作業というのは、過去に成功した、つまりポジティブな情動をもたらした経験を記号化したものだから、なるほど納得がいく話だ。

ではやはり動物実験で、脳内のノルエピネフリン濃度を上げるとどうなるか——とりつかれたように新しい経験を追いもとめる行動が起こるのだ。またノルエピネフリン濃度が異常に高くなると、うつ状態になることも知られている。こうした手がかりから、ノルエピネフリンはネガティブな情動と、未知のことを探索する行動の両方にかかわっていると考えられる。すでにある知識だけでは問題に歯が立たないとわかると、ネガティブな気持ちが湧きあがると同時に、新しい解決策を見つけだそうとするから、これも納得がいく。さらにもうひとつ別の種類の神経伝達物質、セロトニンもまた、認知と情動が一体であることを物語る。脳内のセロトニン濃度が下がると気持ちが落ちこみ、認知作業に柔軟性がなくなるのだ。

となると、ひとつ疑問が生じる。情動と認知は、どちらが先なのだろう？　これまでの話からすると、ポジティブな情動が左脳で扱われるのは、「好ましい」状況に対応するのが左脳だから、ということになる（好ましいというのは、必要性と、それを満たす能力がうまく合致していることを意味する）。ネガティブな情動のほうも、「好ましくない」状況（必要性と、それを満たす能力のあいだに開きがある）に右脳で対応することに端を発している。それとも、右脳と左脳で扱う情動が異なることが第一義で、経験が未知か既知かということは、その次に来るのだろうか。

これはニワトリが先か、卵が先かという話と同じで、答えを出しようがないし、つまるところさほど重要でもない。ただ、情動的な経験をしているとき、新皮質のなかでもとりわけ活発になるのは前頭前野だ。もちろん、それがポジティブな経験だと左の前頭前野が、ネガティブなものだと右の前頭前野が活動的になる。そして前頭前野は、行動することを前提とした意思決定や状況評価で中心的な役割を果たすこともわかっている。「何が真実か」という抽象的かつ冷静な評価よりも、「この個体にとって何が得か」という計算を働かせるところなのだ。そうなると、認知機能のほうが先で、情動の働きは「後発」のようにも思える。

そうだとすれば、脳は「垂直回路」と「水平回路」を同時に活用することで、情動を制御しているのだろう。即時的な(それだけに生まれつき回路ができている)情動反応は、扁桃体にまかせて、認知的・理性的な分析にもとづいた情動反応は前頭葉が担当する。これらの反応を、前頭葉と扁桃体を結ぶ回路でひとつに統合するのが垂直回路だ。そしてポジティブな左とネガティブな右、それぞれに存在する垂直回路のあいだで、脳梁や前交連を経由しながら情報をやりとりするのが、水平回路ということになる。

発見を後押ししたものは

この章では、情動と認知の関係について論じてきた。この二つは、右脳と左脳のちがいと深く結びついているのだが、そうしたちがいは微妙でわかりにくい。ただ、情動の経験のしかたとか、認知のスタイルが人それぞれであることはまちがいない。そこで、認知や情動の個人差と、右脳および左脳との関係を考察してみよう。

手はじめに、マゼランやコロンブスの時代に抗うつ薬プロザックがあったら、と想像してみる。彼らはセビリアやリスボン、カディスから大航海に出発することなく、港町にとどまって酒を飲んで騒いでいただろう。ヨーロッパ人がアメリカを「発見」することはなかったし、日付変更線が引かれることもなかった。

プロザック錠を口にほうりこむコロンブスの姿はこっけいだが、そこには重要な真実がある。未知の世界へと乗りだす航海や、常識をくつがえすような革新へと人を駆りたてるのは、現状に対する不満感である。未知のものを探検したい、「どうあるべきか」という答えを見いだしたいという、いてもたってもいられない衝動は、右脳から出てくる。現状に満足している人は新大陸を発見しないし、船で世界を一周したりしない。科学の世界で、革新的な成果をあげることもないだろう。

先駆者と聞いて人びとが思いうかべるのは、しかめつらで何かを考えこんでいる人の姿だろう。満ちたりたほがらかな表情ではない。古今の偉大な作家や科学者、探検家には、躁うつ病やうつ病患者がけっこういたことが知られている。心理学者ケイ・レッドフィールド・ジャミソンには、創造性と精神疾患の関係を探った著書があるが、彼女自身躁うつ病をわずらっている。

ジャブロウ・ハーシュマンとジュリアン・レイブは、躁うつ病を「天才に通じる鍵」だと考えている。彼らは共著で出版した一連の著作のなかで、歴史上の偉大な英雄と大悪人の生涯を、躁うつ病の視点から掘りさげている。それによると、ベートーヴェン、バイロン、ディケンズ、ニュートン、プーシキン、シューマン、ゴッホはみんな躁うつ病だったという。いずれも人類の叡智に大いに貢献した天才である。チャーチルも、「黒い犬」と本人が呼ぶ重いうつ状態に陥ることがあったし、いっぽう驚異的なペースで著作をものしていた時期は、軽躁病が疑われる。さらに、ナポレオン、ヒトラー、スターリンといった独裁者たちも、領土拡大や帝国建設の初期に躁うつ病を発症していた可能性があるという。

だがチャーチルやニュートンも、そしてスターリンもヒトラーも、晩年に認知能力が低下した例としてこの本で紹介した人物である。躁うつ病といった感情障害と、認知機能の衰えが、同じ人間に起こるのはたんなる偶然ではない。生涯にわたって続くうつ状態は、痴呆を招くリスク要因なのである。

躁うつ病と創造性を結びつけるときに持ちだされる証拠はたくさんあるが、どれも逸話的なものでしかない。軽度の感情障害と明らかな天才の関連を裏づける厳密なデータは、私の知るかぎり存在しない。そういうデータを取ろうとしたら、感情障害にかかっている天才と、そうでない天才をグループ分けして、さまざまな角度から数値を比較しなければならないし、さらに天才でない一般人でも同様に比較を行なう必要がある。だがこんな調査が実際に行なわれることはまずないだろう。そもそも天才と凡才を、どんな基準で振りわければいいのか？

ところが、それにきわめて近い研究を、穏当な形で行なった人たちがいる。スタンフォード大学のコニー・ストロングとテレンス・ケッターだ。彼らが各種心理テストを駆使して調べたところ、精神が健康でも、芸術的な創造性が豊かな人の人格構成をくわしく調べたら、軽い躁うつ病患者に近いことを突きとめた。病気とは言えない軽いうつや躁うつ傾向は、創造性を発揮する能力と強い関連があるというのが、ストロングたちの結論である。また躁うつ病患者には、新しもの好きの傾向が見られることもわかっている。

こうなると、躁うつ病のメカニズムが知りたくなるのも当然だろう。機能的脳画像技術を使った観察や、脳損傷患者の例から、うつ病は左脳、躁病は右脳と密接な関係があることはすでにわかっている。では躁うつ病はどうだろう? なるほど躁うつ病患者は、躁期とうつ期では脳の活動パターンが異なるが、それは極端な状態だ。躁うつ病患者の「ふだんの」脳の活動を調べると、そのパターンはどちらかというとうつ病患者のパターンに近いという。右脳は正常な活動をしていて、左脳だけ活動低下に陥っているのだ。

脳がこうした状態のとき、心理的にはどうかというと、何を見ても聞いても不満だらけで、変化を起こしたくてたまらない。そして断続的な軽躁状態は、そうした欲求にエネルギーを注ぎ、ふつうの人より高いレベルに押しあげる。不満が鬱積している素地に、ときおりエネルギーが投入されることで、創造性あふれる大仕事が達成されるのだ。

しかし人の情動は、濃淡や強弱がいつも一定というわけではない。「精神の四季」と呼ばれるように、生涯を通じて変化していく。いずれにせよ、自分とうまく折りあいがついている状態が望ましいはずだが、若者はそう思わない。彼らに言わせれば、それは自分のなすべき務めも果たさず、したり顔でぬるま湯につかった凡庸な態度にほかならないのだ。青春にはロマンティックなイメージがあるが、そこにはくすぶる不満とざわついた心、大胆な反抗をそそのかす緊張が隠れている。一九六〇年代にアメリカとフランスで起こった大規模なデモや、八〇年代の天安門事件、九〇年代のインドネシア民主化要求運動は、どれも学生たちが中心になっていた。これらは右脳ならではの情動が、最も激しい形で表現された例だろう。

だが若さは永遠ではない。年齢が上がるにつれて、情動もネガティブな面が影をひそめ、ポジティブな面が強調されるようになる。これは、脳の活動の変化を反映している。脳の扁桃体が、ネガティブな刺激に反応しにくくなるのだ。ポジティブな刺激への反応は、年をとっても変わらない。その結果バランスが変わって、左脳的な情動が主流となる。このことは、経験的にもうなずけるはずだ。老人たる者、満ちたりて穏やかに日々を過ごすのが望ましい。八〇歳にもなってそわそわと落ちつきがないと、力を出しきることなく、その場その場で適当に対処しながら生きてきた人だと思われる。

ではなぜ、老人にうつ病が多いのかと反問されそうだが、年をとると出てくる変化はうつ病にかぎらない。骨粗鬆症やガンも増えるし、髪も薄くなる。病気にかかりやすくなるのは、老いがもたらす現象のひとつなのだ。健康に年をとっていれば、自分に満足して幸福でいられるはずだ。

若いときは右脳が主導していた私たちの精神は、年齢とともに左脳が中心になる。認知の重心と情動の重心が、手をたずさえて右から左へ移っていくのだ。私たちの精神生活および精神の発達に、認知と情動が強く結びついた形でかかわっていることが、これでよくわかるだろう。

第十三章　夏の盛り

脳の地形図

加齢の影響は、右脳と左脳に同じように押しよせるのだろうか？　老化を神経生物学の観点から取りあげる文献はたくさんあるが、こうした疑問を投げかけたものはほとんどない。脳の働きは左右いっしょというのが長年の常識だったのだから、それもしかたがないだろう。しかし認知機能の重心が、一生のうちに少しずつ右から左へ移っていく以上、風変わりに思えるこの疑問にも理があるはずだ。人は年をとればとるほど、左脳を使う割合が増えていく。右と左で使われかたがちがうならば、老化の速度も変わるはずだ。

私がそんなことを考えるようになったのは、二〇〇三年六月のある朝だった。新聞が一〇〇年ぶりと書くぐらい、その夏は雨が多かった。母国ロシアでは、大雨のことを「犬の天気」と表現するが、その朝のどしゃ降りは犬でさえたじろぐものだった。何しろわが家の愛犬ブリットが、日課の散歩をいやがったのだ。いつものようにアパートメントから舗道に出たとたん、ブリットはきびすを返し、濡れなくてすむ玄関に私をひっぱって戻った。人間も同じ心境だったらしく、その日は診察予約のキャンセルが相次いだ。

飼い主として、また医師としての責務から解放された私は、不運を好機に転じてやろうと思った。そして家にあるいちばん大きい傘を選び、マリオット・マーキス・ホテルに向かった。「ヒューマンブレインマッピング２００３」と題された会議が、そこで開かれていたのだ。

ブレインマッピングとは、専門的に言うならば神経画像技術である。脳の中身を測定したり、画像化して観察を可能にする技術をひっくるめてこう呼んでいる。使われている原理はいろいろでも、脳の構造や生理機能について情報を提供するという目的は同じだ。脳の構造と生理機能は、言うなればスチール写真と動画のようなもので、前者用は構造的神経画像技術、後者用は機能的神経画像技術とも呼んでいる。ＣＴやＭＲＩなどは、構造的神経画像技術に属するもので、脳の形態についてくわしいことがわかる。機能的な神経画像技術には、ｆＭＲＩ、ＰＥＴ、ＳＰＥＣＴ、ＭＥＧなどがあり、これらは活動中の脳について知る情報源だ。

神経画像技術の登場は、精神と脳の科学に革命を起こした。それまで「ソフトサイエンス」に分類されていたこの分野が、ハードサイエンスというれっきとした科学に昇格したのである。神経画像技術が認知神経科学に与えた影響をたとえるなら、天文学における望遠鏡の出現ということになるだろう。脳は人間の認知や情動、意識の「小宇宙」であり、そのありさまを私たちに教えてくれるのが、神経画像技術という望遠鏡なのだ。そして私自身も、この新しい分野の動きに乗りおくれまいと日々努力している。大雨の日に開かれた「ヒューマンブレインマッピング２００３」は、神経画像技術の最先端を知るまたとない機会だった。

ホテルの会議場は、熱気にあふれていた。世界各地から若い科学者が大勢詰めかけている。長年いろんな学会に顔を出していると、精神と脳を扱う科学でも、心理学、精神医学、神経科学、コンピュータサイエンス、哲学と分野によって研究者のタイプが分かれることに気がつく(もともとの性格が分野選びに影響するのか、その世界に入ってから特定の性格を形づくるのかはわからないが、社会学的におもしろいテーマではある)。しかしこの日は、掛け値なしに関係するすべての分野が一堂に会していた。なるほど今日の認知神経科学は、さまざまな学問領域が重なりあったところで発展しているのだ。

科学系の学会は、研究成果を示す手段が二種類ある。ポスター展示と発表だ。発表のほうが格上だが、演壇に立って言うべきことを言えばそれでおしまいなので、労力は少ない。ポスター展示は、自分の研究を視覚的にわかりやすく表現し、ボードに貼るだけでなく、その前に何時間も立って、通路を行きかうほかの参加者に説明しなければならない。私自身は発表のほうが好きだが、ほかの研究者の仕事ぶりを知るには、ポスター展示を見るほうが効率的に情報を収集できる。そこで私は、ポスターがずらりと(全部で二〇〇〇点近くあった)並ぶ会場を見て歩き、気になることがあれば携帯情報端末に入力していった。

私の最大の関心は、脳の老化について新しい情報がないかということだった。年をとると、脳溝と脳室が大きくなることはすでにわかっている。脳が縮んで小さくなるからだ。これはとくに前頭葉で著しい。しかし、もっとわかりやすい変化はないものか? 右脳と左脳では、老化の進みかたがちがうのでは? 私はそんな確信に近い直感を抱いていたが、それを裏づける証拠がほしい——あるいは、否定してくれる反証でもよい。この学会に足を運んだのは、それが理由のひとつだった。

脳溝は、脳の外見を決定づける大きな特徴だ。脳回という尾根のように盛りあがった部分のあいだに、深く刻まれたしわが脳溝である。哺乳動物の脳は、脳溝と脳回が発達したために、このような独特の形になっていった。進化とともに大脳皮質の表面積が増えると、表面がつるつるの脳は全体がどんどん大きくなり、入れ物である頭蓋も大きなものが必要になってくる。人間の場合だと、頭がクジラ並みにならないと、発達した脳はおさまらない。これでは身動きがとれないし、何より見た目が悪い。だが脳の表面積が大きくても、人間サイズの頭蓋骨に入れる方法はある――それは、表面にしわを寄せることだ。特許を申請したいくらいうまいやりかただが、これは自然淘汰と突然変異のなせるわざである。

では、人は年をとると、そのしわしわに何が起こるのか? 私はブレインマッピングのポスター展示のなかに、この問題を扱ったものを見つけた。それはジョンズ・ホプキンズ大学と国立加齢医学研究所の共同研究で、地学研究用に開発された手法を応用するというユニークなものだった。学問領域をまたがる研究も、ここまでスケールが広がっているのだ! そしてこの研究によると、年齢が高くなるにつれて脳溝は浅くなるという。つまり脳溝周辺の皮質組織が萎縮するということだ。絶壁が侵食で削られて低くなれば、それだけ渓谷が浅くなるのと同じである。私が予想したとおりの結果だが、話はそれで終わりではない。脳溝は全体で一様に浅くなるわけではなく、とくに右半球の頭頂部と後頭部で顕著だというのである。左半球の脳溝は、年をとってもあまり深さが変わらない。

私はさらに、MRIを使った別のポスター展示ものぞいてみた。これはオーストラリアの研究者によるもので、オーストラリアは私が大好きな国のひとつなので、興味津々だった。この研究は、脳皮質のなかでも「島《とう》」と呼ばれる場所に注目した。系統発生的には、新皮質ではなく古皮質に属するところで、前頭葉、側頭葉、頭頂葉がつくりだす渓谷の底深くに隠れている。島の働きは謎めいていて、神経解剖学や神経科学の教科書を開いても、島についてはほとんど何も書かれていない。嗅覚と味覚をひとつにまとめる役割はわかっているが、戦略的に重要な位置であり、神経接続が豊富であるため、全身および体内の状態と、外界の情報を統合しているものと思われる。そしてオーストラリアの研究は、島の灰白質の量は、右脳では年齢とともに大幅に減少するのに、左脳はあまり減らないと報告していた。

次に私の目に留まったのは、日本のポスター展示である。それは三次元MRIを用いて、男性の脳を3D画素形態計測した研究だった。3D画素とは、デジタルカメラで言うピクセルに相当するもので、画像を構成する最小の要素だ。こうした最小要素があることで、脳画像データをあらゆる角度から定量的に分析することが可能になる。たとえば、脳のある部分の画像を取りだし、それを構成する画素を数えれば、大きさを数値で表わすことができる。日本の研究者がやったこともまさにそれで、三〇代、四〇代、五〇代の男性の脳のさまざまな構造を比較していた。年齢とともに衰えていく神経構造は、左脳より右脳のほうが変化が早く起きる。右脳の場合、灰白質の減少は早くも三〇代からはじまり、四〇代に入るとその影響がほかの構造にもおよんでくる。ところが左脳のほうは、四〇代に入ってもほとんど衰退が起こっていなかった。

さらに、うつ病患者の脳をMRIで調べた研究報告もあった。高齢のうつ病患者の脳は、前頭葉と右の海馬が小さくなっているという。海馬は、記憶を直接保管するところではないものの、記憶と密接にかかわっている器官だ。

会場を歩いていたら、年齢と性別、きき手、脳の体積を取りあげたおもしろそうなパネルがあった。これは脳画像研究の最先端として知られるUCLAの研究発表で、一八歳から三〇歳という若い年代でも、灰白質の減少は起こるという報告だった。右脳と左脳のちがいについては触れられていなかったが、ポスターに示されたデータをくわしく見ると、わずかではあるが、やはり右脳のほうが減りかたが大きいことがわかった。

左側はタフ

これら五つのパネル展示はすべて、年齢とともに起きる脳の萎縮は左脳より右脳のほうが激しいことを示していた。その逆はひとつもない。このちがいはどう説明すればいいのだろう? 年をとると、左脳が精神活動に果たす役割が大きくなることはすでに述べた。となると、使用度のちがいが、衰えかたのちがいに結びついているのだろうか。

右脳のほうが左脳より速く老いぼれる——この指摘は以前からなされていたが、裏づけとなる確かなデータがなかった。せいぜい根拠となるのは、ウェクスラー成人知能検査のようなテストの結果ぐらいだった。ウェクスラー成人知能検査は、言語性検査と動作性検査の二つで構成されるが、年齢が高くなると、後者の成績のほうが低下が著しい。言語能力は左脳がつかさどるので、ゆえに左脳は老化に強いという結論が導きだされていたのである。

しかし今日では、最新鋭の画像装置で脳の様子を直接観察できる。そして、やはり右脳のほうが老化の進みかたが速いことが確認された。これは言いかたを変えれば、左脳は右脳よりタフで、加齢にともなう機能低下に強いことにほかならない。

第十四章　脳は使えば使うほど元気になる

新しいニューロンの新しい証拠

なぜ右脳は、左脳より速く老化が進んでしまうのか？　四季が移りかわってもみずみずしい常緑樹のように、左脳を精神の経年変化から守っているものは何なのか？　もしかすると、脳は年齢とともに少しずつ中身を新しくしていて、そうした更新プロセスは左脳のほうが活発なのではないか？　こんな疑問が浮かんできた私は、「ヒューマンブレインマッピング２００３」のポスター展示会場に戻り、手がかりになる研究はないか探しはじめた。

スポーツの世界では、「鍛えないと衰える」ことはすでに常識だ。しかし最近、同じことが脳にも当てはまることがわかってきた。脳科学では、ここ一〇年で次々と新しい事実が判明し、それまで絶対的な真実とされていたこともひっくり返されている。たとえばほんの二〇年前まで、脳の神経細胞（ニューロン）は生まれたときにもう数が決まっていて、年齢とともに減っていくだけと思われていた。あとから新しいニューロンが生まれることはぜったいにない。これは政治イデオロギーに関係なく真実と認められていたようで、はるか昔、私が学生生活を送っていたころのモスクワ大学でもそう教わった。そして私は、冗談半分、疑い半分で、そのことをＮＮＮの原理と呼んだ――「ノー・ニュー・ニューロンズ(新しいニューロンは出てこない)」の略語だ。

だが人体のほかの部分は、たいてい再生能力を持っている。神経科学者たちは、NNNの原理があるゆえに脳は特別なのだと考えた。だが同時に、それがすべての生きものに通用しないこともわかっていた。ある種の鳥やラットの脳は、ニューロンが再生することが確認されていたからだ。

フェルナンド・ノッテボームやジョゼフ・アルトマンといった先駆的な研究者は、ニューロンが再生する動物の研究を人間に活かすことを提唱していたが、当時の神経生物学界は見向きもしなかった。人間の脳で新しいニューロンが再生できないのは、古いニューロンにはそれまでに得た知識や記憶、自分が自分であるよりどころが蓄積されていて、おいそれと捨てられないからだ――そんな風に考えられていたのだ。

たしかに人間はほかの動物にくらべて、これまでに蓄積したり、学習したりした知識に頼る部分が大きい。だが私たちが好むと好まざるとにかかわらず、古いニューロンは失われていく。どんなに健康な人でも、CTやMRIで脳をスキャンしてみると、年齢によって脳の様子がはっきり変わっている――それはニューロンが失われたからだ。ふつうの老化では、パターン認識に使う一般記憶が蓄積される新皮質をはじめ、皮質下構造、それに脳の奥深くで脳脊髄液を満たしている脳室でもニューロンが減ることがわかっている。新皮質も加齢によるニューロン損失が避けられないのに、過去に築いた知識が失われないのはなぜだろう? おそらく私たちの記憶、とくに一般記憶は重複がたくさんあって、在庫に余裕があるからだろう。

ＮＮＮの原理は長いあいだ鉄の掟とされていたが、それをくつがえすきっかけをつくったのが、エリザベス・グールドを中心とするグループの研究である。グールドたちは、複数の種のサルで、ニューロンが増殖していることを確認したのだ。サルはヒトにとても近いので、人間には関係ないと突きはなすことはできない。しかもこの研究結果が話題を呼んだのは、新しいニューロンの増殖が、前頭葉、側頭葉、頭頂葉の異種感覚統合野で起こっていたからである。さらに海馬でも、一生を通じて新しいニューロンが成長していることがわかった。これらの場所はいずれも、複雑な認知作業を行なうときに重要な役割を果たすところだ。つまり、通常の老化だけでなく、アルツハイマー病をはじめとするさまざまな認知症になったとき、とくに影響を受けやすいところでもある。新皮質およびその他の領域（たとえば新しい記憶の形成に欠かせない海馬）で、死ぬまでニューロンが増えつづけるとすれば、認知症の治療に新しい可能性が開けることになる。

いままでは、ＮＮＮ説は完全に否定されている。生まれてまもなく、ニューロンが成長をやめるというのは事実ではなく、実は高齢になっても、ニューロンは幹細胞から成長しつづけるのだ。私たちの脳は、自らを修復したり、若返らせたりする能力を持っている。

さらに重要なことに、新しいニューロンが成長する速さは、認知活動に左右される——これは、筋肉を鍛えて太くするのとちょっと似ている。このことを実証したのが、生物医学の研究では世界的に知られるサルク研究所だった。回し車やトンネルなど、「脳を刺激する知育道具」をたくさん揃えた環境にマウスを置いたところ、何もない環境より最高一五パーセントも新しいニューロンが増えていたし、知能テストでも好成績をあげた。そして、ニューロンの増加がとくに顕著なのが海馬だということもわかった。海馬は記憶と関係が深いところであり、アルツハイマー病の初期段階でいちばん影響を受ける器官なので、これは注目すべき点である。また当然のことながら、新しいニューロンの成長を促進する物質（脳由来神経栄養因子、略してＢＤＮＦと呼ばれる）も、訓練によって増えるという。

さらに最近では、人間でも同様の結果が報告されるようになり、科学や医療の現場で大きな話題を呼んでいる。

そのひとつが、おとなの海馬でも新しいニューロンが出現しているという衝撃的な事実だ。これを最初に報告したのは、スウェーデン人のペーテル・エリクソンである。続いて、健康な脳だけでなく、アルツハイマー病に冒された脳でも、新しいニューロンが増殖することがわかった。筋肉が「使いこむと太くなる」ように、ニューロンは「使えば使うほど増えていく」ものらしい。

精神活動が脳のありかたを変えていくという発想は、研究者のあいだで支持を増やしている。ジェフリー・シュワーツとシャロン・ベグリーが書いた『マインド・アンド・ブレイン *The Mind and the Brain*』でも、このテーマが扱われている。だが、活発な精神活動は、人間の脳に具体的に何をもたらすのか？　もし一〇年前にこの質問をされていたら、ニューロンどうしの接続が増えて、より強固になるという答えが返ってきただろう。樹状突起やシナプスが勢いよく成長し、神経伝達物質の分子がくっつく受容体部位が発達する。さらに、血液（と酸素）を運ぶ小さな入れ物も数が増える。

もちろん一〇年後のいまでも、これらの答えは基本的に変わらない。しかし今日では、そこに脳の可塑性というもっと驚くべき発見が加わっている。これは最初、哺乳動物を対象とした研究で明らかになった。認知作業をやればやるほど、脳のさまざまな場所で新生ニューロンが盛んに誕生することがわかったのだ。複雑な意思決定を行なう前頭前野や、記憶とかかわりが深い海馬でも、新しいニューロンができる。

哺乳動物の脳は、神経生物学的にどれも同じ仕組みを持っている。だから当然、人間の脳も生涯を通じて新しいニューロンを作りつづけると予測できる。もっとも、人間の脳で証拠が見つからないと断定はできないし、認知活動によってニューロン生産が活発になるかどうかも確認できない。一〇年前だったら、突拍子もない話で片づけられていただろう。もし私が二〇年前にそういう主張を耳にしていたら、可能性を検討することもバカバカしいと腹を立てていたはずだ。それが正しいことだとも知らないで！

環境によって脳の一部の構造が変わり、肉眼でもはっきりわかるくらい大きくなるという証拠は、ほかならぬタクシードライバーによってもたらされた。この報告は、あまりにシンプルで、なおかつ因果関係がはっきりしていただけに、とても印象的だった。ロンドンのタクシードライバーは、市内のあらゆる道に精通し、行きかたや目的地をすべて頭にたたきこんでいる。そんな彼らの海馬は、ふつうの人より明らかに大きいのである。しかもその大きさは、ドライバーとしての経験年数にきれいに比例していた。ドライバーを長くやっている人ほど、海馬が大きいということだ。これは、ある種の認知活動の量が増えると、その活動に関係する神経構造が大きくなるという直接的な関係を物語っている。

タクシードライバーと海馬の話には、興味ぶかい点がいくつかある。第一に、役割の大きい神経構造は、おとなになってからも成長を続けるということ。そして――こちらのほうがさらに重要だが――神経構造の成長は、たくさん使うことで促進されるということだ。ドライバー経験が長いということは、それだけ年齢も高くなっており、海馬は老化して萎縮していてもおかしくない。ところが実際には、経験豊かな年長ドライバーほど、海馬は大きくなっていた。たえず海馬を刺激して、認知活動を盛んに行なってきた積みかさねが、老化の影響をある程度帳消しにしたのだろう。

活発な認知活動を続けていると、海馬では新しいニューロンが増殖しやすくなることがわかった。しかもおとなの海馬でのニューロン増殖は、とても巧妙で回復力に富んだプロセスだ。たとえば、アルツハイマー病、レヴィ小体型痴呆、エイズ脳症などで脳に炎症が起きると、増殖は止まる(これはおそらく、さまざまなニューロンに発達する前の脳幹細胞を、炎症が破壊するからだと思われる)。しかし炎症がおさまれば、ニューロン発生はふたたびはじまるのだ。

認知活動で鍛えると、新しいニューロンが成長する。この事実がわかったところで、次の疑問が湧いてくる。ニューロンが増えたら、いったいどうなるのか？　脳は、異質な働きがたくさん詰まった多様性の高い器官だ。場所によって、担当する精神機能が異なっているし、精神活動が異なれば、使われる脳の場所も変わってくる。脳をたくさん使うと、新しいニューロンが成長しやすいと言っても、精神活動の種類によって、刺激を受ける脳の領域もちがうはずだ。

海馬が大きくなるのは、空間記憶を多用する活動のときだけで、それ以外の刺激では反応しないのだろうか？　逆に、まったく別の種類の認知作業によって、大きく発達する場所がほかにもあるのだろうか。タクシードライバーの海馬が大きくなるのだとすれば、作家は左側頭葉が、建築家は頭頂葉が、成功した起業家は前頭葉が発達するということ？　さらに言うなら、タクシードライバー以外にも、海馬が大きくなる職業はあるのだろうか。

認知を担当する脳の領域は、その作業の種類によって異なる。だからニューロン増殖が起こる領域も、認知作業によって変わってくるはずだ。だが「はず」だけでは不充分である。それを直接確かめられる証拠はないものか。

バイリンガルの脳とミュージシャンの頭

ロンドンのタクシードライバーと海馬の関係は驚くべき事実だが、それだけに特殊といえなくもない。ほかの例がぜひほしいところだ。科学的な主張は、それが大胆であればあるほど、そして重要な意味を持てば持つほど、正しいと認められるまでのハードルが高くなる。これは科学界の絶対的な掟だ。だからタクシードライバーの話も、最初は慎重な受けとめかたをされていた。

しかしブレインマッピングの会場を歩いていた私は、ＭＲＩを使った心強い研究発表を二つも見つけることができたのである。

最初の研究は、ロンドンにある神経学研究所のウェルカム・イメージング神経科学科で行なわれたもので、側頭葉、頭頂葉、後頭葉が出合う角回という場所の大きさを、ＭＲＩを使って測定していた。角回は異種感覚統合野の一部で、視覚や聴覚、触覚による刺激がここでひとつに統合される。とくに左半球の角回は、「前／後」「上／下」「右／左」、受動態、所有格といった言葉の関係構造を扱うところだ。なぜそれがわかるかというと、脳卒中や銃撃などで左角回が傷ついた人は、重い言語障害になるからである。角回は脳のなかでいちばん研究されている場所であり、私の師アレクサンドル・ルリアの著書『外傷性失語症』をはじめとして、数多くの論文や著作でくわしく論じられている。

ウェルカム・イメージングのポスターの前で、若い研究者が緊張した様子でうろうろしていたので、彼に説明してもらうことにした。バイリンガルとモノリンガルの左角回をくらべたら、バイリンガルのほうに灰白質がたくさん存在していた。さらに、灰白質の下にある白質も、バイリンガルのほうがはるかに密度が高かったという。わかりやすく言いかえるならば、一種類の言葉しか話せない人より、二種類の言葉を操れる人のほうが、ニューロンの数が多く、さらにニューロンどうしの接続も密だということだ。

私もバイリンガルなので(正確には三種類の言語を使えるのでトライリンガルだが、それはさておき)、左角回がふつうより大きいはずだ。そのことを喜びながら、私はこの研究が持つ意味を考えた。灰白質は、ニューロンと、ニューロンどうしの局所的で短い接続で構成されている。バイリンガルの左角回で灰白質が多いのは、皮質領域での盛んな認知活動によって、ニューロンの数が増え、またニューロン間の接続も促進されたことを意味する。

ニューロンは、その機能を果たすところで発生するわけではない。側脳室の壁のところで、未分化の幹細胞として誕生する。その後さまざまな種類の神経細胞に分化していき、生まれ故郷から遠く離れた場所へと移動する。となると新生ニューロンの数はもちろん、増えたニューロンがどこに行くかということも、認知活動による刺激が左右していると思われる。

だが、それだけではない。バイリンガルは、左角回に灰白質が多いだけでなく、左半球全体で白質の密度も高い。白質は、ミエリンに包まれた長い神経線維で構成されていて、皮質を広い範囲にわたって接続している。認知活動を活発にすると、この長距離連絡もまた良くなるのである。このことは、ニューロンの数が増えるのと負けず劣らず重要だ。脳の複雑な働きには、いろんな場所に存在する膨大な数のニューロンが相互に関係しており、ニューロンどうしを連絡するネットワークの質も大きな役割を果たしているからだ。バイリンガルの場合、左脳だけでなく右脳も白質の密度が高いことがわかっている。これは、第二外国語を習得するときに右脳もかかわっていることを物語っており、バイリンガルの脳をスキャンして調べた研究結果とも一致する。

この研究が優れているのは、子どものときに第二言語を習得した早期バイリンガルだけでなく、もっと大きくなってから習得した後期バイリンガルに関しても調べていることだ。左半球の灰白質の増加は、どちらのグループでも確認することができた。つまり認知活動が脳を強化する効果は、若いときにかぎらないということだ。人生の後半に入っても、充分に脳は鍛えられるのである。

そしてもうひとつの研究は、プロフェッショナルの音楽家とそうでない人(大多数の人は後者に属するだろう)を対象に、ヘッシュル回と呼ばれる皮質領域の大きさをくらべたものだった。ヘッシュル回は、音情報を処理するのに不可欠なところだ。結果を見ると、音楽家のヘッシュル回は、ふつうの人の二倍も大きかった。さらに、過去一〇年間に音楽を演奏した頻度が高い人ほど、ヘッシュル回も大きくなっていることがわかった。やはり脳のなかでは、特定の認知活動に対応する領域がきちんと決まっているのだ。

「ヒューマンブレインマッピング2003」から数か月後、ジャグリングと脳に関する研究が、権威ある科学誌『ネイチャー』で報告された。ジャグリングの経験がまったくない健康な人に、三個のボールを同時に投げあげる技を三か月間練習させる。そして最低六〇秒間できるようになった人を対象に、特訓前と後の脳をMRIでスキャンして比較した。すると左右の半球の側頭葉、そして左半球の頭頂葉で灰白質が増えていることがわかった。しかし練習をやめて三か月後にふたたび調べたところ、どちらの場所でも灰白質は減っていた。技能を練習すると、対応する脳の領域ではわりあい短期間でニューロンが増えるようだ。

だがへそまがりな人からは、こんな反論が出るだろう。音楽家は生まれつきヘッシュル回が大きかったのではないか？　つまり、音楽の才能に恵まれていたということだ。タクシードライバーにしても、もともと海馬が大きくて、複雑な道順を記憶しやすい人だけが、ドライバーとして長続きしたのだろう。そうでない者は中途で挫折していたのだ。生まれたときから左角回が大きい人は、言語が得意だから、母語のほかにもうひとつ習得する余裕があるのだ。たしかに生まれもった傾向や特徴は、私たちの運命を大きく左右するが、それだけですべてが説明できるわけではない。なぜなら、海馬やヘッシュル回の大きさは、特定の認知作業を長い時間やりつづけた人ほど大きくなるし、ジャグリングの特訓のあと、一度増えた灰白質は減ってしまうのだ。生まれたときに持っている傾向が、実際にどの程度まで表現されるかは、その後いかに練習したり、脳を使ったりするかにかかっている。

老いていく右脳と左脳

ではこれらの研究が、私たちの実際の生活とどうかかわってくるのか考えてみよう。どんな人でも、仕事や趣味の関係で、ほかの人より長時間、あるいはたくさん回数をこなしている認知活動があるはずだ。音楽や外国語を学んだり、ジャグリングの技を練習したりといったことも、もちろんそこに含まれる。ただ、それによって具体的にどんな恩恵があるのか。認知活動の種類によって、ニューロンが増える場所は異なるし、教育や職業、経験も人それぞれなので、影響の出かたはまちまちだろう。それでも、多様性の海のなかから、共通するテーマを見つけることはできないだろうか。

ということで、ふたたび右脳と左脳に注目する。すでに見てきたように、ものごとを学習するとき、最初の段階は右脳が中心的な役割を果たし、慣れてくると左脳が主役になる。つまり人は、人生経験を積めば積むほど、いろんな分野の認知活動をこなしたり、技能を発揮したりするとき、左脳をたくさん使うようになるのだ。したがって、認知活動という刺激の恩恵は、右脳より左脳のほうが多く受けることになる。

こうしてブレインマッピングの学会が終わるころ、私は核心に触れた手ごたえを感じていた（ひとりよがりかもしれないが、あながちはずれてもいないだろう）。この学会で私が学んだのは、次の二点だ。

●年齢が高くなるにつれて、右脳は、左脳より速く老化していく。
●左脳は生涯を通じて、右脳より精神活動の恩恵を多く受ける。

この二つをまとめると、こういうことになる。

●左脳は、認知活動によって強化されるため、老化の影響を受けにくい。

教育が脳を痴呆から守ってくれる可能性があることは、すでに述べた。高い教育を受けた人は、筋肉より頭を使う仕事につく可能性が高い。そのため日々の高度な認知活動を通じて、たえず脳を鍛え、強化しつづけることになる。しかもそうした「予防効果」は、右脳より左脳に顕著に現われるのである。

痴呆を研究する神経科学者を悩ませるのは、初期段階の痴呆がさまざまな顔を持つことだ。痴呆の初期症状にはいろいろなものがあり、とくにアルツハイマー病ではそれが顕著である。アルツハイマー病の場合、患者の多くに最初に見られるのは記憶障害だが、それでも全体の七〇パーセント程度である。残り三〇パーセントは、言語や空間識、遂行能力、さらには人格の変化といった記憶以外の症状からはじまるという。

このように初期症状がたくさんあるということは、ひょっとするとアルツハイマー病はひとつの疾病ではなく、いろんな病気の集まりなのではないか？　一九八〇年代にはそういう指摘もされていたが、いまではこの説は否定されている。最初の症状の現われかたが多様なのは、患者がそれまで積みかさねてきた認知活動によって、劣化に強いニューロンと、そうでないニューロンの色わけができていることの裏返しなのだろう。むろん、この色わけは人それぞれだ。繰りかえし行なわれてきた認知活動に関しては、それに対応する脳の領域のニューロンが保護されて、初期痴呆の脅威に強くなるし、そうでない領域は手薄になるのではないか。これはまだ仮説にすぎないが、説得力はある。

この理屈で行くと、作家が認知症になるときは、言語能力より空間能力が先にやられることになる。建築家は反対に、言語能力が先におかしくなり、空間能力はあとあとまで無傷なままだろう。企業を率いて経営戦略を立てる人は、脳のほかの部分が衰えても、前頭葉は最後まで正しく機能する。そしてロンドンのタクシードライバーは、言葉が怪しくなり、遂行能力が衰えても、記憶だけは確かなはずだ。

神経病理学的には、明らかにアルツハイマー病などの痴呆の徴候が出ているにもかかわらず、頭がしっかり働き、認知能力も衰えていない高齢者の例は、すでに報告されている（しかも報告数は増えるいっぽうだ）。ニューヨークにあるアルバート・アインシュタイン・カレッジ・オブ・メディシンと、サンディエゴにあるカリフォルニア大学が共同で行なった研究では、そうした人は平均的な高齢者より脳が重く、ニューロンの数も多いことがわかった。それは生涯にわたって、活発で熱心な認知活動を続けてきたことを物語っている。

前にも紹介したが、ミネソタ州マンケートにあるノートルダム教育修道女会の修道女を調べた研究もある。修道女たちは、知的活動を盛んに行ない、刺激にあふれた生活を送っている。そして高齢に達しても精神的な活力を失うことなく、驚くほどの長寿をまっとうしていた。アルツハイマー病など、彼女たちには無縁であるかのように思われる。ところが死後の脳を解剖してみたところ、一部の修道女には、アルツハイマー病が発症している徴候がはっきり確認できた。これはやはり、生涯休みなく知的活動に従事したことで、ニューロンが増殖し、またニューロンどうしの接続も増えて、保護作用が働いたと考えるのが、いちばん納得がいく。

第十五章　パターンを増やす脳ドリル

スポーツ選手、芸術、そしてアインシュタインのヴァイオリン

精神活動が、脳そのものを変える可能性がある——これを裏づける研究結果が、最近になって続々と発表されている。高齢に差しかかった人でも、積極的に頭を使っていれば、老化への抵抗力がつくはずだ。そのことを早くから主張してきた私は、認知能力訓練プログラムを開発した。このプログラムは好評で、いまも多くの参加者を集めている。

教育に、精神能力の低下や痴呆を食いとめ、脳を守る働きがあることは以前から知られていた。高い教育を受けた人は、頭脳労働が求められる職業を選ぶことが多いので、学歴が低い人より生涯にわたって頭をよく使う。でも、仕事の場で神経をすりへらすような作業をするより、神経心理学的な根拠に基づいた認知訓練をするほうが、よほど楽しいし効果も高いのではないだろうか。

人類はこの世に登場したときから、二つの気晴らしで憂さを吹きとばしていた。それはスポーツであり、芸術である。クレタ島のクノッソスに残る古代クレタ文明の迷宮には、壁に雄牛と踊る人びとを描いたフレスコ画がある(スポーツと芸術を兼ねているのだろう)。古代エジプトにも、レスリングの技をていねいに解説した精巧な装飾のパピルス文書があった。組織的なスポーツ競

技会（つまりオリンピックだ）の起源は、言うまでもなく古代ギリシャである。そして今日のマンハッタンでも、羽振りのいい暮らしをしている人たちは、ブロードウェイの舞台と、近くのスポーツジムに同じくらい熱心に通う。

スポーツと芸術——この二つは私たちの生活にすっかり浸透している。当たり前すぎて、いまさら効用について考えることもないだろう。しかもスポーツと芸術が進化の過程で登場したときの事情と、現代社会での意味が同じであるはずがない。では、スポーツと芸術が持つ、今日ならではの効用とは何なのだろう？

スポーツのほうは、直感的に理解しやすい。心肺機能をはじめとして身体が強くなり、規律を守る感覚を身につけられる。何かあったときにふんばりがきく。身体の鍛錬は、人類が出現する前からすでに行なわれていたと考えられる。たいていの哺乳動物は、とっくみあいのような荒っぽい遊びをするが、それはスポーツの前身と言えなくもない。わが家の愛犬ブリットも、家のなかをめまぐるしく走りまわったり、私と綱引きをしたがったりと、少しもじっとしていないときがある。スポーツは、異性に肉体を誇示する手段であるとか、男性の闘争衝動を平和的に解消するための儀式だとかいう説もあるが、現代社会ではさほど意味を持たなくなっている。そもそも、スポーツに励む行為がすべて競争かというと、そうではない。私のアパートメントにはスポーツクラブもあるが、そこのプールに向かうとき、異性に自分をアピールしようとか、攻撃的な衝動を何とかしようといった気持ちはさらさらない。親族に心臓発作を起こした者が多いから、自分はそうならないために心臓をじょうぶにしておこう。ただそれだけである。

では芸術はどうだろう？　芸術もまた、私たちの生活に深く根をおろしており、それだけに芸術の起源とか、効用といったことには、ほとんど考えがおよばない。たとえ考えたにしても、人類の文明における芸術のはじまりとか、芸術が果たした役割は、あまりに大きすぎて納得のいく答えは見つからないだろう。

芸術は科学と同じく、世界の理解を助けてくれるとよく言われる。たしかにそのとおりだが、それを言うなら人間が行なうほかのすべての営みも同じわけで、とくに何の説明にもなっていない。科学も芸術も大脳の活動だが、芸術は「真か偽か」という二者択一では片づけられないので、間接的にしか世界を理解する手助けにならない。それに芸術は科学とちがって、つねに前進するというものでもない（一九世紀の科学より、二一世紀のいまの科学のほうが進んでいることに異論はないだろう。だが現代美術が、ルネサンス美術より進んでいると言えるだろうか？　古代ギリシャの美術とくらべたら？）。

宗教儀式のなかに、芸術の起源を見いだそうとする試みも行なわれている。なるほど過去にはそういうこともあったかもしれない（立証するのは難しいが）。しかしアルチュール・ランボーやウィリアム・ヘンリーの冒瀆的な詩、サルマン・ラシュディの物議をかもした小説が、宗教に支えられていると言えるだろうか？　それでも彼らの作品は、まちがいなく偉大な芸術である。

芸術は科学とちがって感情を伝えるものであり、芸術の役割はそこにある――これもよく言われることだ。だがエッシャーのだまし絵やヤーコフ・アガムのキネティック・アートは、どう見ても感情的ではない。数学的な手法で構築された、知性を強く感じさせるものばかりだ。音楽にしても、一七世紀に花開いたフーガ形式の精密さはほとんど数学だし、記号学者ウンベルト・エーコの文章や、二〇世紀初頭の実験詩も分析的で、情の入る余地がない。

私自身は、スポーツと芸術は、起源も役割も似ているのではないかと考えている。ただし、スポーツの存在理由《レゾンデートル》が肉体、心臓、肺、筋肉を鍛錬することだとすれば、芸術の存在理由《レゾンデートル》は精神を鍛えることであり、その多彩な表現形式で、脳のさまざまな知覚や認知機能を刺激することである。その意味で芸術は、精神がすこやかな状態を保つうえで不可欠なツールである。頭を使うだけなら、実用的な頭脳作業だけで充分ではないかという意見もあるだろう。だがそうした作業は無味乾燥で繰りかえしが多く、またその人の職業や社会的な役割によって、内容が制限される。それにくらべて芸術はもっと普遍的で、職業や年齢に関係なく、精神や感覚、そして脳そのものを刺激することができる。

芸術が脳を鍛えるという発想は、人びとの意識(あるいは潜在意識)にすでに浸透していると言っていいだろう。親が幼児に(ときには胎児にも)モーツァルトを聴かせるのは、美しい音楽が知能の発達をうながすことを期待してのことだ。アインシュタインのヴァイオリンやチャーチルの絵のように、科学や政治の世界で傑出した人が、芸術にも造詣が深かった例はたくさんある。

かつて私のもとで研究していたベス・ニーマンが、おもしろい話をしてくれた。数か月前にピアノを習いはじめた彼女は、それ以来、音楽とは関係ない分野でも認知能力がとぎすまされ、もののごとを明瞭にとらえられるようになったという。これは、世間で言われる「モーツァルト効果」に近い。クラシック音楽を聴くと、すべての感覚が鋭くなるというのだ。アインシュタインやチャーチルも、そんな現象をみずから経験していたのかもしれない。

加齢と認知能力

高齢化が進むにしたがって、私が診察する患者も六〇代から八〇代が増えてきた。彼らはひとり残らず、認知能力が衰えはじめた徴候におびえている。彼らが不安に感じているのは、もっぱら記憶力の低下だ。しかし記憶はとても複雑な働きであり、自分で「もの忘れが激しい」と感じるときは、背後にさまざまな変化が隠れていることがある。また、頭がぼんやりするようになった、決断力が鈍ってきた、気が短くなったという変化に、老いを見てとる人もいる。

そんな患者たちには、まず神経心理学的なテストを受けてもらう。言語能力、注意力、記憶力、問題解決能力などを、体系的かつ詳細に調べるのだ。一般に、自分の精神世界を本人が見つめて下す評価は、正確とはおよそ言えないことが多い。だから患者の自己診断をうのみにしてはいけないのだ。いささか乱暴なたとえだが、神経心理学者がやることは歯科医といっしょだ。患者が歯の痛みを訴えたとき、新米の歯科医なら、痛む部分だけX線写真を撮るだろう。だがベテランになると、口腔全体の写真を撮って、患者の言っているのとはまったくちがう場所に患部を見つける――これがいわゆる「関連痛現象」である。

テストをしてみて、ほんとうに認知能力の衰退が確認できることもあるが、いっぽうで本人の主張と裏腹に、そうした徴候が皆無という場合もある。明らかに痴呆の初期症状を示していたり、少なくとも軽い認知障害に陥っている人もいたが、多くの人は痴呆とは無縁で、活発な毎日を送っていた。

それでも患者たちは、認知能力が落ちたことを嘆く。いくら病気を疑う証拠はないといっても、患者の訴えを無視するわけにいかない。それに神経心理学的テストでは見すごしてしまうような、微妙な変化が起こっているのかもしれない。五年前、一〇年前、二〇年前の本人と比較できればわかりやすいのだが、一般的には難しい。となると、統計データが描きだす年齢や教育程度ごとの「平均像」と突きあわせて判断するしかないだろう。だが、もし患者がもともとずばぬけた知的能力の持ち主だったら？　認知能力が大幅に落ちたあとでも、「平均」よりはまだまだ上ということになる。私はこれを「アインシュタイン現象」と名づけている。もしアインシュタインのＩＱが二〇下がったら、本人は頭の働きがちがってきたことをはっきり意識するだろう。だがそれでも、凡人にくらべたらまだはるかにＩＱは高いのだ。

もともと知能が高いのに、年齢とともに自分の認知能力に不安を抱きはじめて、何とかしたいと考えている患者には、どんなアドバイスをすればいいだろう？　実は、彼らが必要としているのは診断ではない。手助けである。そこで私は、助手のピーター・ラング、ドミトリ・ブガコフ、ラリータ・クリシュナムルシー、マイケル・ジマーマン、エリック・ローゼンウィンケル、ジャッキ・バーネットとともに、認知能力訓練プログラムを開発した。このプログラムをつくるにあたって、私たちが意識したのは、巷によくあるスポーツクラブをまねることだった。身体のかわりに認知を鍛えるメンタル・エクササイズだと考えれば、誰もが理解しやすい。スポーツクラブには、鍛えたい筋肉別にいろんな種類のマシンが置いてある。私たちの認知能力訓練プログラムは、ダンベルやランニングマシンのかわりにコンピュータを使い、記憶力、注意力、言語能力、推理能力、問題解決能力などを強化する。個々のエクササイズはパズル形式になっていて、やさしいレベルからだんだん難易度を上げていく。

実際にプログラムをはじめるときには、まず参加者の認知能力を知るための「体力測定」を行なう。そして参加者の長所と弱点を見きわめて、その人だけのエクササイズ・メニューを作成する。できあがったエクササイズ・メニューは弱点克服に重点を置いているが、それを聞くとたいていの参加者は意外そうな顔をする。「楽にできるエクササイズがほかにたくさんあるのに、どうして難しいものをやらなくてはならないのか？」だが、前に述べたように、集中的な認知作業を行なうことで、それに対応する脳の領域が強くなるのであれば、苦手な分野に力を入れるのも当然である。ゴルファーもハンディキャップを減らしたいときは、自分がいちばん弱いところを矯正するはずだ。

この方法は、脳卒中や脳外傷患者に行なってきた従来のリハビリとは正反対だ。これまでのリハビリでは、損なわれた機能を迂回して、ほかで補うことを主眼としてきた。しかし近年の理学療法では、身体が本来持っている可塑性を評価する動きが出ている。

これまでの理学療法は、患者が腕や脚の機能を失ったとき、元気なほうの腕や脚にかわりをさせるというのが基本的な考えだった。しかし最近、アラバマ大学バーミンガム校のエドワード・タウブの研究が大きなきっかけとなって、それまでとまったく異なる大胆なリハビリ手法が登場してきた。それは、元気なほうの腕や脚を鍛えるのではなく、ストラップで拘束してわざと動けなくするというものだ。そうすることで、機能を失った腕や脚に、かつての動きを思いださせようというのである。話だけ聞くと現実ばなれした方法に思えるが、実際には数多くの成功例がある。この訓練によって、損傷した脳の領域に新しいニューロンが生まれ、ニューロン接続が増えたのだろう。あるいは、損傷部分のすぐそばの領域が、かわりを務めるようになったのかもしれない。

認知能力訓練プログラムに話を戻そう。スポーツクラブは定期的に通わないと効果が出ないが、認知フィットネスも同様だ。そのため参加者には、週に二、三回は訓練を行なうよう指導する。一回にこなすのは六種類ほどのエクササイズで、所要時間は一時間ほど。最初のころは、パーソナル・トレーナーがついて一対一で実施していたが、そのうち興味ぶかい「カップル現象」が見られるようになった。参加者が友だちや、配偶者を誘ってくるようになったのだ。ただしいっしょに訓練を受けるのではない。向かいあって腰をおろし、それぞれが別のモニターを見ながらエクササイズを行なう。

参加者のなかには、この訓練を使命のように感じて、ひたすらモニターをにらんでエクササイズに励む人もいる。また、最初はうさんくさそうに参加していた人も、若いトレーナーと親しい関係ができてくると、それが励みになってエクササイズに精を出すようになった。認知能力を伸ばすことが主目的の訓練だが、そこに一種のセラピー的な効用もあることがわかったのだ。参加者の多くは競争心を刺激されて、セッションごとに成績を競いあった。そして訓練の成果がめざましいと大喜びするし、伸びがいまひとつだとくやしがったりしていた。

多くの高齢者にとって、競争意識に燃えてがんばるというのは、久しくなかった経験だ。これもまた、活力をよみがえらせるうえで大きな効果があった。この訓練は、参加者からのフィードバックを参考に、回を重ねるごとに改良を加えているし、参加する高齢者の顔ぶれも多彩になってきた。そこで次に、そんな参加者を何名か紹介しよう。

ルイーズ

七二歳のルイーズは、現役時代はライター兼編集者だった。いまの住まいはマンハッタンのこぎれいなアッパーイーストサイドだが、聡明で遠慮がなく、何でもとことん突きつめていく性格は典型的な「ダウンタウンのニューヨーカー」だ。

ルイーズは七〇歳を過ぎたころから、記憶力と注意力の衰えが気になりはじめた。食事を終えたあとの食器を、台所ではなく寝室に持っていったり、コンロの火を消しわすれたり、トイレを流さないまま出てきたりするようになったのだ。これはアルツハイマー病にちがいない。身体より先に精神がダメになるのだ——ルイーズはそう思いこみ、絶望で目の前が真っ暗になった。

ルイーズは、ニューヨークの有名な神経科医の紹介で私のところにやってきた。だがMRI検査も、神経心理学的なテストの結果も異常はない。「アインシュタイン現象」の可能性を否定できなかった私が、認知能力訓練プログラムの話をすると、ルイーズは一も二もなく飛びついた。こうして彼女は、プログラム初代の参加者となった。

ルイーズはエクササイズを続けるうちに、当初の絶望感は消えて、認知能力がみなぎってくる感覚を経験した。記憶力の低下は否めないが、プログラムを通じて、自分にはまだできることがたくさんあるとわかってきたのだ。

数年後、ルイーズは地元の大学に入学した。訓練プログラムはやめたものの、彼女はよく電話をかけてきて、大学での様子を報告してくれる。成績がクラスで中ぐらいで、トップになれないことが不満な様子だ。でも彼女は少し前まで、アルツハイマー病の不安に恐れおののいていたのだ(結局は思いすごしだったのだが)。それがいまは、五六年ぶりに大学に通い、孫ほどの年齢差がある学生たちといっしょに勉強しているのだから、大したものだ。

その後ルイーズとは、私の著作の出版記念パーティを開いたときに再会した。彼女は学部を卒業したあと、福祉の分野で修士課程に進んでいた。認知能力の訓練プログラムのおかげで、人生が大きく変わったとルイーズは言う。エクササイズをこなしたあとは、決まって記憶力が良くなり、頭の回転が速くなったというのだ。アルツハイマー病への恐怖から解放され、失ったと思っていた自信と能力を取りもどして、ルイーズは新しい人生を歩みはじめた。脳を鍛えることは、身体を鍛えるのと同じくらい大切だと痛感した彼女は、訓練プログラムによって、記憶力や注意力、推理能力を「自分でコントロール」できるようになったと語る。

エレナ

ルイーズは認知能力訓練プログラムを受けることで、五六年ぶりに学ぶ意欲をよみがえらせた。そしてもうひとり、このプログラムのおかげで、八二歳になるいまも現役の女優として活動している人がいる。エレナである。小柄な身体に、皮肉のきいたウィット、強烈な毒舌の持ち主であるエレナは、権威が大嫌い。私が助手たちに接するときの態度が悪いと見るや、容赦なく呼びつけて叱りとばす。

エレナが私のところに来たのは、認知能力訓練プログラムの話を聞いた友人の紹介だった。そのころ彼女は、もの忘れがひどくなって気がふさいでいた。人前では冗談にしていたが、内心は不安でそれどころではなかった。やがて記憶のつまずきは、仕事にも支障をきたすようになってくる。たいして長くないせりふさえ、うまく言えなくなってきたのだ。「［言葉が］頭からこぼれてしまったみたい」と彼女は表現した。

プログラムに参加した当初、エレナはコンピュータの前に座って課題をこなすよりも、トレーナーとのおしゃべりに熱心だった。それでもしだいにプログラムがおもしろくなったようで、楽しんでエクササイズに取りくむようになった。もうこれ以上良くならないと悲観していた記憶力も改善されて、先日はとうとう「せりふをしっかり頭に刻みつけて」舞台をこなすことができた。プログラムに参加して二年半たったいま、彼女は「朝目ざめたら、記憶力が完全に戻っていたなんてことも夢ではない」と思っている。

A博士

A博士（九〇歳）は、医師として社会的に成功を収めた人で、プライドが高く要求の多い性格だ。彼の場合、水頭症をわずらっている点で、ほかのケースよりいささか複雑だった。水頭症とは、脳のなかに脳脊髄液がたまってしまう病気で、高齢者では痴呆の原因になることも少なくない。A博士は、脳脊髄液を腹腔に流すため、手術でシャントと呼ばれる細い管を入れたばかりだった。

A博士は、やはり現役時代は専門職だった妻に連れられてやってきた。妻は、夫の認知能力の衰えが心配でたまらない様子だ。それでも高学歴とあって、二人は認知能力訓練プログラムのことをうのみにできないらしく、あれこれ細かく質問をした。プログラムの参加が決まったところで、私たちは例によって神経心理学的テストを博士に受けてもらい、認知能力の評価を行なった。

エクササイズを開始して三か月後、私たちは博士にもう一度評価テストを実施した。すると記憶力、注意力など、認知能力は全般にわたって明らかに改善されているという結果が出た。このように、定期的に認知能力を評価することは、プログラムの効果を知るうえで重要だが、どんなに精密なテストでも、実際の生活ぶりを正確に把握することはできない。だから私たちは、プログラム参加者とその家族に、エクササイズの効果をふだんの生活で実感できるかどうかたずねることにしている。結局のところ、いちばん大切なのはそこなのだ。もちろんA博士と妻にも、同じ質問をしてみた。

博士は、週二回のエクササイズによって、記憶力が明らかに良くなったと答えた。今日何をしたか、昨日何をしたかということを覚えていられるし、友人や親戚と会って話をしたこと、そのときにどんな気持ちだったかも記憶に残っている。

そして妻も、プログラムのおかげで夫が明らかに変わったと証言した。プログラムに参加するまで、博士は「老人性痴呆が少しずつ進んでいるのではないか」と本気で心配していたという。

ところがいまは、集中力が出てきて、最近のことも覚えていられるようになった。何より無気力な状態を脱して、コンサートや演劇を楽しみ、読書の時間が増え、ピアノにも触るようになった。

だが博士は、水頭症の治療としてシャントを入れていた。認知能力の改善は、その効果とも考えられるのではないか？　たしかにシャントを入れたあとでＭＲＩ検査をしたら、広がっていた側脳室は小さくなっていたし、症状もおさまっていた。もっともシャントの効果は、挿入後数週間で現われるのがふつうだ。博士が認知能力訓練プログラムをはじめたのは、シャント挿入から二か月後だった。そのあいだに実施した神経心理学的なテストから考えると、やはり認知能力の復活は、プログラムと関係が深いと言わざるを得ないだろう。

ポール

私たちのプログラムが、治療というより予防に貢献することもある。その成功例が、事業家のポールである。精力的で頭の切れるポールは、六五歳という実年齢よりはるかに若く見える。むろん、認知能力の衰えを匂わせるような徴候はまだ皆無だ。大変な読書家でもあるポールは、会うたびに新しい本を持ってきていた。彼がプログラムへの参加を決めたのは、いまの頭の働きを落とさず、なるべく長持ちさせたいと思ったからだ。エクササイズをはじめたポールは、以前より分析力がつき、焦点を絞りこんで思考できるようになったと感じている。また、未経験の複雑な事態にも、臆せず対処できるようになった。たとえば、先日シェーンベルクの音楽をはじめて聴く機会があったという。ポールはそのときのことをこう語っている。「私は無調音楽の響きにアレルギーを起こすどころか、新しい挑戦を歓迎したよ。そして音の配列や和音、さらには曲全体を分析しながら聴くことができた」

さらにポールは、不快な状況に置かれたときも、すぐに反応してしまうのではなく、相手の話に耳を傾けたり、行動する前に考えたりできるようになった。衝動に走ることが少なくなったのだ。知的能力そのものが向上したとは思わないが、いまある能力をうまく活用するすべを学んだとポールは語る。

B博士

高齢者がよく口にするのは「記憶力の衰え」だが、それ以外の変化を意識する人もいる。医師をセミリタイアしたB博士は、すでにプログラムを受けていた友人に聞いてやってきた。彼はとても熱心で、自分の患者にも参加を勧めるほどだった。B博士に言わせると、このプログラムによって記憶が良くなっただけでなく、「行動するとき、いろんな選択肢が見えてくるようになった」し、「事前の計画が周到に」なり、「失敗から学習できる」ようになったという。日々の活動そのものに、自信がみなぎってきたというのである。これは明らかに、前頭葉の働きである遂行機能が向上したことを意味している。

このように、私たちのプログラムに参加する高齢者は、それまで歩んできた人生もさまざまだし、抱えている不安や懸念も、そしてプログラムへの期待もいろいろだ。ある男性参加者は、自分の気持ちをこんな詩にしている。

言葉を懸命に探しているときに、聞こえてくるのは誰の声？
私の記憶は、かつては金庫のように頑丈で、
それでいて必要なときは、すぐに中身を出してくれたのに、
いまはまちがってばかり。もどかしくて、情けない。

この男性のような人のために、私たちのプログラムは力になることができるだろうか？　プログラム参加の前後で、標準的な神経心理学的テストで評価すると、参加者の多くは明らかに認知能力が改善している。また改善が見られなかった人でも、少なくとも能力の劣化は起こっていなかった。何もしないと認知能力は衰えるのがふつうなので、これだけでも良い知らせと言える。そして目に見えにくい形ではあるが、プログラムの成功を確信させてくれるのは、参加者本人が日常生活のなかで活発な頭脳活動を取りもどすことだ。それは、そばで見守る家族にとっても心強い変化である。

優れた理論ほど、実用的なものはない――私たちの認知能力訓練プログラムは、アルバート・アインシュタインのこの言葉をモットーにしている。脳が生涯にわたって変化しつづけること、つまり若返る力を最後まで持っている事実をより深く理解すれば、私たちはみずみずしく豊かな精神の寿命を、いま以上に延ばせるはずだ。

エピローグ　知恵というごほうび

生まれてはじめてＭＲＩ検査を経験してから二年半後、私はもう一度同じ検査を受けた。進行性の脳疾患を匂わせる徴候はまったくなく、前回サンフォード・アンティンが「偽像ではないか」と指摘した小さな影も消えていた。やはり何かの傷か汚れだったのだろう。どうやら私の老いはじめている脳は、もうしばらく良好な状態で働いてくれそうだ——いつまでかはわからないが。

では、私には知恵がついただろうか？　少なくとも、自分が知恵者だとうぬぼれない程度に賢くなった。パターン認識の引きだしが年齢相応に増えたこともあって、周囲の状況を理解し、適切に行動する能力は身についている。私は六歳のとき、近所に住む一五歳の子と話をしながら、「一五歳になるとどんなことを考えているんだろう？」と思っていた。そしていま、五八歳にしてまずまずの脳を持っている私は、そのことに満足しつつも、七〇歳、八〇歳になったらどうなるのかと想像を働かせている。

この本を書こうと思ったのは、自分自身の精神が人生という四季をすごしながら、どう変化していくか知りたかったからだ。年齢にともなう精神の変化は、どういうメカニズムで起こるのか

——そんな疑問から出発した私は、精神の変化を文化的、神経生物学的な視点からとらえ、両者を統合して、いわば「精神の自然誌」を描きだそうとした。もちろん、ここに記された「精神の自然誌」には、抜けおちている部分もたくさんある。たとえば、道徳性とか、霊的な側面にはまったく触れていない。

それでも、この本を書きながら浮かびあがってきた「精神の自然誌」は、自分自身の経験や印象と重ねあわせても納得のいくものだ。人の精神は、年齢とともにただ下り坂を転がっていくのではない。年をとってからも、進歩したり、新しく獲得できることがたくさんある。もちろん、だからといって、老年に差しかかっている私の不安がやわらぐわけではないし、そうなるべきでもないだろう。そうした不安を抱えているからこそ、時間は無限ではなく、浪費してはならないと肝に銘じることができるのだ。

この本で描いた「精神の自然誌」は、心強い二つのメッセージを投げかけている。ひとつは、頭脳を酷使して、知的活動を精力的に行なってきた人は、脳が「頑丈なよろい」で武装しているようなもので、神経の衰退を寄せつけないということだ。この「よろい」は具体的には、パターン認識を行なうための認知テンプレート、すなわちアトラクタの集まりである。それは老人になったら自然に身につくようなものではない。若いときにいろいろなことを経験し、問題に直面するたびに頭を使って乗りこえてきた人、積極的に知力を鍛えてきた人だけに与えられるごほうびである。前半生に行なった知的活動の質と規模が、晩年の精神の質を左右する。

もうひとつのメッセージは、いくら若いときの研鑽によって脳が「頑丈なよろい」で守られていても、その上にあぐらをかいてはいけないということだ。人は何歳になっても、新しい挑戦を求め、自分の頭脳に課題を与えつづけなくてはいけない。ランナーはひたすら走りつづけるうちにハイな状態になるが、知的刺激を思うぞんぶん浴びて、頭をフル回転させることに喜びを感じる人がどれくらいいるだろうか。創造的な活動をしているからといって、その人の精神が創造性にあふれているとはかぎらない。私が少年のとき、両親が親しくしていた有名なチェスプレーヤーがこう言った。「チェスを手で打つ人はたくさんいるが、頭で打っている人はめったにいない」どんな高度な知的職業でも、うっかりすると惰性に流される。自動車の組み立てラインよろしく、お決まりの作業だけを繰りかえす状態にいつ陥らないともかぎらない。

毎日熱心に身体を鍛えている人は、その恩恵を生涯にわたって受けられる。反対にだらけきった生活をしてきた人には、それなりの報いがあるはずだ。精神も同じことで、知的なハードルを積極的に飛びこえようとする人もいれば、面倒に感じて避けて通る人もいる。後者のような人は、もし許されるならば、気楽にやりすごせる範囲でしか頭を使わないだろう。だが気楽な範囲というのは、知的な停滞ゾーンであることに気づいていない。発明王トーマス・エディソンも言っている。「考えることこそほんとうの努力であり、それをしないですませる手段はない」

身体だけでなく、頭脳も鍛錬をおろそかにしていると、それなりのツケが回ってくる。柔軟性のある若いときに精神を甘やかし、生活するのに困らないレベルでしか頭を使わないでいたら、年をとってから痛い目にあうだろう。反対に、自分にあえて知的負荷をかけ、たえず高いレベルで頭を働かせるよう努力していれば、老齢を迎えても脳は「頑丈なよろい」で守られ、すこやかで豊かな精神生活を送れるはずだ。

むろん年をとってからも、頭脳に休みを与えることなく、知的な刺激を求めていかなくてはいけない。脳は死ぬまで、外からの刺激に反応して成長を続けるからだ。

賢人、知恵者はどんな文化でも尊敬を集める存在だ。だが、生まれたときから賢人だったという人はひとりもいない。頭を懸命に働かせ、知恵を少しずつ積みあげる長い旅を続けてきた者だけが、賢人になれる。だから賢人はみんな年寄りだ。加齢は知恵とひきかえに支払わねばならない代償だが、知恵そのものの価値は数字では表わせない。

私は数年後、またＭＲＩ検査を受けるつもりだ。そのときは脳室がいまより少し大きくなり、脳溝が浅くなっているかもしれない。だが私は、うろたえることなく余裕でその事実を受けとめるだろう。私の脳には、アトラクタがたくさん蓄積されている。未経験の課題に直面しても、パターン認識を大いに活用して解決策を見つけだしていけば、それがまた刺激となって、私の老いた脳にも新しいニューロンが誕生するはずだ。そんな作業の繰りかえしでつくりあげたのがこの本であり、あわよくば次の作品も世に送りだしたいと私は思っている。

謝辞

この本を形にするうえで、大いに尽力してくれた人びとを紹介しよう。カーライル・アンド・カンパニーのミシェル・テスラーは、私の代理人として、この本の企画をゴサム・ブックスに通してくれた。ゴサムはまさにぴったりの版元で、編集者のブレンダン・ケーヒルとアシスタントのパトリック・マリガンは、まだアイデアの段階から、辛抱づよく、前向きに私を導いてくれた。執筆の準備段階では、とくに専門的な話に関してドミトリ・ブガコフにずいぶん助けてもらった。ピーター・ラングは、本文でも紹介したように認知能力訓練プログラムで、私の右腕として活躍している。この本のイラストはリチャード・ガリーニが担当してくれた。またフィオナ・スティーヴンズ、ケイト・エドガー、セルゲイ・ナゼフ、ラリータ・クリシュナムルシー、ブレンダン・コナーズは、折りに触れて助言を提供してくれた。この本の土台となった貴重な考察や経験は、私の患者や、認知能力訓練プログラムの参加者との共同作業から得られたものだ——本文には、彼らの体験談も引用させてもらった。「スティーヴ」のエピソードを本書に入れることに関しては、彼の父親が許可してくれた。この本で紹介する題材を、講義のなかで事前に聞かされた学生たちにも感謝したい。

そして忘れてはならないのが、愛犬ブリットだ。バルト海沿岸の町リガで育った私は、少年のころ二頭の犬を飼っていた。そのころ父はスターリンのつくった「ホテル」、つまり収容所暮らしを余儀なくされていたし、母は大学教師の職を追われ、家族を養うために工場で長時間勤務についていた。二頭の犬と私は、共同住宅でいつもいっしょに過ごしていて、私は三歳のころから、犬たちを親友だと思っていた。おとなになってからも、犬を飼いたくてたまらなかったのだが、移動の多い忙しい生活と、自由な立場を守るために、なかなかその機会がなかった。この本を書こうと思ったのは、中年の危機とやらに突入したことがきっかけだが、そのついでに、私は犬を飼うことを決心した。そしてやってきたのが、ブルマスチフの子犬ブリットだ。善良な性質と知性を兼ねそなえ、高貴なたたずまいのブリットは、いまや私の親友であり、伴侶である。

ニューヨークの私のアパートメントは、セントラルパークのすぐそばにあるのだが、それまで居間の窓から広い芝生や緑したたる木々を眺めるくらいで、地の利をほとんど活かしてこなかった。それがいまでは、柄にもなく早起きをしてブリットを散歩に連れていき、公園で何時間も過ごすようになった。ペット同伴可のシープ・メドウ・カフェでエスプレッソを飲んだり、ベセスダ噴水に腰かけて、考えをまとめたり、ノートパソコンに文章を打ちこんだりする。そのあいだブリットは、私の足元でうたた寝をするか、ビスケットをおねだりするか、ベンチの脚をかじったりするのだが、ほとんどの時間はただ無為に流れていく。公園でのこのひとときは、マンハッタンでのせわしない生活から逃れて、思索だけに集中できる時間だ。ブリットとの散歩をひと夏続けながら、あれこれ思いついたことをまとめたのが、この本だと言ってもいいだろう。

この本は、ベビーブーム世代の同輩たちに捧げたい。彼らが抱える不安と希望は、そのまま私の不安と希望でもある。

訳者あとがき

本書は"The Wisdom Paradox How Your Mind Can Grow Stronger As Your Brain Grows Older"（Gotham Books刊）の翻訳である。

筆者のエルコノン・ゴールドバーグは、旧ソ連出身の認知神経科学者だ。ソ連を代表する神経心理学者、アレクサンドル・ロマノヴィッチ・ルリアの流れを汲み、現在はニューヨーク大学医学部の神経学臨床教授を務めるかたわら、神経心理学のクリニックも開設している。一般読者向けの著作としては、脳の仕組み、とりわけ前頭葉の働きに重点を置いて、人間の成熟や道徳性、法と社会といったテーマを論じた"Executive Brain : Frontal Lobes and the Civilized Mind"があり、本書は第二作といった位置づけになる。そしてここでのテーマは、「知恵」である。

人間誰しも、年をとれば老化は避けられない。身体のいろんなところにガタが来るし、もちろん脳にも老いの影は忍びよる。ものの名前がすぐに出てこない、記憶が混乱する、細かい計算が面倒になる……情けないかぎりだ。

ところが世の中には、老いてなお気力・知力ともにみなぎり、現役として最前線で活躍しながら、良くも悪くも社会に少なからぬ影響を与えている人が少なからず存在する。本書でも、著名な政治家や芸術家がたくさん登場するが、もう少し身近な例をひとつ紹介しよう。

新聞やテレビでも紹介されたのでご存じの読者もいるだろうが、前川製作所という産業用冷凍機メーカーには、ついこのあいだまで、何と九五歳のサラリーマンエンジニアがいた。名前は井上和平さん。毎朝、自宅から東京都江東区にある本社まで電車で通勤し、技術顧問として研究に励んでいた。長野オリンピックで使われたアイスリンク製氷装置には、井上さんが開発を手がけたモーターが採用されたそうだ。「ついこのあいだまで」と書いたのは、このたび前川製作所に確認したところ、二〇〇六年八月一一日に退職されたという話だからだ。この原稿を書いているのが九月中旬なので、ほんとうについ先月まで現役だったことになる。

退職後も井上さんはお元気だということだが、これだけ長く現役を続けているあいだには、老化による心身の衰えはいろいろな面で現われていたはずだ。それでも九五歳という驚異的な年齢まで働くことができたのはなぜか。

ゴールドバーグは、その疑問を解くカギが、いわゆる「老人の知恵」にあるのではないかと考えた。分別とか洞察力と言いかえてもいいだろう。広い視野からバランスよくものごとをとらえ、考えられるあらゆる可能性を列挙して、そのなかから最善の方向性を見つけだす——時の年輪を重ねた者だけが手にすることができる円熟した能力、それが知恵ということになるだろう。知恵の豊かさということに関しては、やはり若者よりも、年寄りのほうに(おおむね)軍配が揚がる。

ゴールドバーグは、私たちの脳が行なっている「パターン認識」という情報処理作業をもとに、人が知恵を充実させていく過程を、認知神経科学の立場から解きあかしていく。パターン認識の引きだしを増やし、知恵を積みかさねた脳は、老化による神経の機能低下にもびくともしない。

もちろん、ただ漠然と歳月を過ごすだけでは、年をとっても知恵者にはなれないのだが、くわしくは本文をお読みいただきたい。

最後に、翻訳に際して二つほどお断りをさせていただく。訳出の際、本筋とは関係ない余談的な部分や、冗長なところは適宜割愛している。そのため巻末のチャプター・ノートについては、本文に対応する箇所が存在しないものもある。もともと原書のチャプター・ノートからして、筆者の参照メモ的なものであり、本文のページや行数が厳密に示されているわけではないので、これは一種の参考文献として眺めていただきたい。

そして用語について。昨今は、「痴呆」という漢字の与えるイメージが悪く、患者の尊厳を損ねるとして、とくに高齢者福祉や行政の現場では、「認知症」と言いかえることが多くなっている。もっとも医学用語としての痴呆はいまも使われており、この言いかえに関しては、専門家のあいだでもまだ決着がついていない。また、認知症という表現自体が、正確さを欠くことも問題視されている。そこで本書の翻訳では、"dementia"を「認知症」と機械的に置きかえることはせず、文脈に応じて「痴呆」も使用している。

二〇〇六年九月

藤井留美

老いて賢くなる脳

2006（平成18）年10月25日　第1刷発行

著　者　エルコノン・ゴールドバーグ
訳　者　藤井留美
発行者　大橋晴夫
発行所　日本放送出版協会
〒150-8081 東京都渋谷区宇田川町41-1
電話　03-3780-3319（編集）
048-480-4030（販売）
ホームページ http://www.nhk-book.co.jp
振替 00110-1-49701
印　刷　三秀舎／大熊整美堂
製　本　石津製本所

定価はカバーに表示してあります。
乱丁・落丁本はお取り替えいたします。

ISBN4-14-081145-5 C0045 Printed in Japan

著者
エルコノン・ゴールドバーグ Elkhonon Goldberg
認知神経科学者、臨床神経心理学者。ニューヨーク大学医学部神経学教授。臨床医療、認知神経科学の研究、教育の三本柱で活躍中。前作 *Executive Brain* は世界11か国で出版された。ニューヨーク在住。

訳者
藤井留美 ふじいるみ
翻訳家。上智大学外国語学部卒業。主な訳書にアラン・ピーズ、バーバラ・ピーズ『話を聞かない男、地図が読めない女』『本音は顔に書いてある』『嘘つき男と泣き虫女』（以上、主婦の友社）、ウィリアム・C・デメント『ヒトはなぜ人生の3分の1も眠るのか？』（講談社）、デヴィッド・スノウドン『100歳の美しい脳』（DHC）などがある。

校正　（株）白鳳社　酒井清一

CHAPTER NOTES
＊見出しの「　」は本文に対応する文章を表わす。

はじめに

トルストイの『アンナ・カレーニナ』：Tolstoy, L.(2003). *Anna Karenina*. New York：Barnes & Noble Classics.(レフ・ニコラエウィッチ・トルストイ『アンナ・カレーニナ(上・下)』東海大学出版会 2000 年)

著者の自伝のようなもの：Goldberg, E.(2001; paperback 2002). *The Executive Brain：Frontal Lobes and the Civilized Mind*. Oxford; New York：Oxford University Press.

第 1 章　あなたの脳の一日

精神と肉体の二元性について：Damasio, A.(1994). *Descartes' Error; Emotion, Reason, and the Human Brain*. New York：Putnam Publishing Group(アントニオ・R・ダマシオ『生存する脳：心と脳と身体の神秘』講談社); Pinker, S.(2002). *The Blank Slate：The Modern Denial of Human Nature*. New York：Viking.(スティーブン・ピンカー『人間の本性を考える：心は「空白の石版」か(上・中・下)』日本放送出版協会 2004 年); Koestler, A.(1967). *The Ghost in the Machine*. London,：Hutchinson(アーサー・ケストラー『機械の中の幽霊』筑摩書房 1995 年); Goldberg, E.(2001; paperback 2002). *The Executive Brain：Frontal Lobes and the Civilized Mind*. Oxford; New York： University Press.

ハーバート・サイモンの研究について：Simon, H. A.(1996). *The Sciences of the Artificial*(3rd ed.). Cambridge, MASS.：MIT Press.(ハーバート・A・サイモン 『システムの科学』パーソナルメディア 1999 年)

アトラクタについて：Grossberg, S.(Ed.).(1988). *Neural Networks and Natural Intelligence*. Cambridge：MIT Press.

「目覚まし時計のアラームが鳴った。容赦ない音が、脳幹、視床、聴覚野を揺さぶり、……」神経解剖学、神経心理学の側面から見た人間の仕組みについて：Kolb, B., & Whishaw, I. Q.(1996). *Fundamentals of Human Neuropsychology*(4th ed.). New York：W. H. Freeman.

右脳がうまく機能していない：Rourke, B. P.(1989). *Nonverbal Learning Disabilities：The Syndrome and the Model*. New York：The Guilford Press.(バイロン・P・ルーケ『非言語性学習能力障害：症状と神経心理学的モデル』岩崎学術出版社 1995 年)

アルツハイマー病における海馬：de Leon, M. J., Convit, A., George, A. E., Golomb, J., de Santi, S., Tarshish, C., et al.(1996). In vivo structural studies of the hippocampus in normal aging and in incipient Alzheimer's disease. *Annals of NY Acad Sci*, 777, 1-13.

前頭前野の機能と機能不全について：Goldberg, E.(2001 paperback; 2002). *The Executive Brain：Frontal Lobes and the Civilized Mind*. Oxford; New York：Oxford University Press.

注意欠陥多動性障害：Barkley, R. A.(1997). *ADHD and the Nature of Self-Control*. New York：The Guilford Press.

第 2 章　脳の四季

脳の成長に関して：Brown, M., Keynes, R., Lumsden, A.(2002). *The Developing Brain*. New York：Oxford University Press：Harvey, D.S., et al., Eds.(2000). *Development of the Nervous*

火口のふたり

白石一文

「私、賢ちゃんの身体をしょっちゅう思い出してたよ」互いに溺れるいとこ同士の賢治と直子の行きつく先は？　極限の愛と官能の著者新境地！

▼一四七〇円

おしかくさま

谷川直子

先行き不安なバツイチ49歳のミナミ。彼女は、おしかくさまというお金の神様に出会って……〝現代の神〟お金を問う、第49回文藝賞受賞作。

▼一二六〇円

生まれることは屁と同じ

深沢七郎対談集

深沢七郎

不気味なユーモアと痛快な毒の使い手・深沢七郎、待望の単行本未収録対談集。【対談相手】野坂昭如、秋吉久美子、高峰秀子、五木寛之他。

▼一七八五円

おかんの昼ごはん

親の老いと、本当のワタシと、仕事の選択

山田ズーニー

母の老い、本当の「ワタシ」、仕事の選択。心揺さぶられる大人のアイデンティティを取り上げた、「ほぼ日」連載の大反響コラム集。

▼一四七〇円

三島由紀夫、左手に映画

子供の頃から映画を愛した三島。思い入れの映画論、原作映画、演じた作品、監

出版のご案内

2012年12月

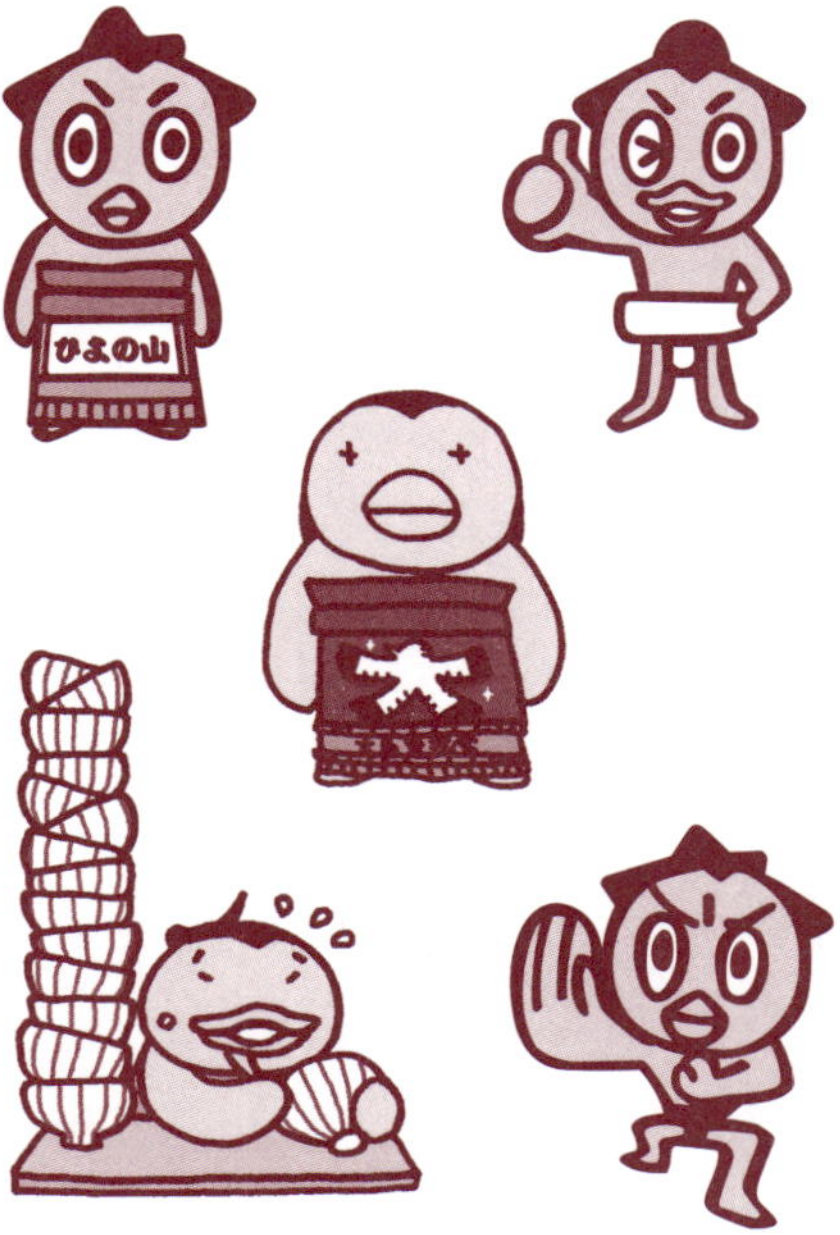

これからでる本

ハッキヨイ！ せきトリくん
わくわく大相撲ガイド

日本相撲協会監修
2013年1月刊行

河出書房新社
〒151-0051 東京都渋谷区千駄ヶ谷2-32-2 tel:03-3404-1201
http://www.kawade.co.jp/

System. New York：Academic Press; Carpenter, M. B., & Parent, A.(1995). *Carpenter's Human Neuroanatomy*(9th ed.). Baltimore：Lippincot, Williams & Wilkins.

神経ダーウィニズム：Edelman,G. M.(1987). *Neural Darwinism：The Theory of Neuronal Group Selection*. New York：Basic Books.

老化していく脳について：Raz, N.(2000). Aging of the brain and its impact on cognitive performance：integration of structural and functional findings. In F. Craik & T. Salthouse (Eds.), *The Handbook of Aging and Cognition*(2nd ed., p. 1). Mahwah, NJ：Lawrence Erlbaum Associates.

ナフタリ・ラズのアスクレピオスに関する記述：*Ibid*.

「神経機能の進化と解体」：Jackson, H.(1884). Evolution and dissolution of the nervous system. *Cronian Lecture. Selected papers, 2*.

認知のエイジング：Craik F. & Salthouse T., Eds.(2000). *The Handbook of Aging and Cognition* (2nd ed.). Mahwah, NJ：Lawrence Erlbaum Associates; D. C. Park & N. Schwartz, Eds. (2000). *Cognitive Aging：A Primer*. Philadelphia：Psychology Press.(デニス・C・パーク、ノバート・シュワルツ編著『認知のエイジング：入門編』北大路書房 2004年)

前頭前野について：Goldberg, E.(2001; paperback 2002). *The Executive Brain：Frontal Lobes and the Civilized Mind*. Oxford; New York：Oxford University Press.

常生活をこなす高齢者にかんする記述：Park, D., & Gutchess, A.(2000). Cognitive aging and eryday life. In D. C. Park & N. Schwarz(Eds.), *Cognitive Aging：A Primer*. Philadelphia：ychology Press.(前掲書『認知のエイジング：入門編』)

おける経験的認知力について：Raz, N.(2000). Aging of the brain and its impact on itive performance：integration of structural and functional findings. In F. Craik & T. use(Eds.), *The Handbook of Aging and Cognition*(2nd ed., p. 47). Mahwah, NJ：Lawrence n Associates.

脳は老いてこそますます盛んになる

ァウスト』：Goethe, J. W. v.(1994). *Faust. Parts 1 and 2*. New York：Continuum. ァウスト(1・2)』岩波書店 1958年)

nstantino, M.(1993). *Gaudi*. Secaucus, NJ：Chartwell Books, Inc.

ーゼス：Nikola-Lisa,W. (2000). *The Year with Grandma Moses*(1st ed.). New Holt.(W. ニコラ－リサ『モーゼスおばあさんの四季：絵と自伝でたどるモーゼの世界』BL出版 2003年)

作：Wiener, N.(1948). *Cybernetics*. New York：J. Wiley; Wiener, N.(1964). (ノィーナー『サイバネティックス：動物と機械における制御と通信』岩波書店 *and Golem, Inc.：A Comment on Certain Points Where Cybernetics Impinges on Religion*. MIT Press.(ノーバード・ウィーナー『科学と神：サイバネティックスと宗教』み年)

ga, M.(2001). *Museo Chillida-Leku*(2nd ed.)：Chillida-Leku S. L.; Weber, S., M., Trier, E., & de Baranano, K.(2002). *Chillida*. Kéunzelsau：Swiridoff.

ーニングに関する議論は、主として Sally Yard と Edvard Lieber の研究にもと(1997). *Willem de Kooning*. New York：Rizzoli; Lieber, E.(2000). *Willem de* *tions in the Studio*. New York：Abrams.

の記述：Yard, S.(1997). *Willem de Kooning*. New York：Rizzoli.

おけば、明日また同じ絵を描かずにすむからね」：Lieber からの引用：Lieber, E. (2000). *Willem de Kooning：Reflections in the Studio*. New York：Abrams.

「私のパレットは、ふたたびオフトーンの色彩にあふれている。いままでは、自分が知らなかったことを知ろうとしていたが、いまは何を知っているのかわからなくなっている」：Lieber からの引用：*Ibid*.

「様式なんていんちきだ……様式を確立したいと願うのは、不安な気持ちの言い訳にすぎない」：Yard からの引用：Yard, S.(1997). *Willem de Kooning*. New York：Rizzoli.

「デヴィッド・ローザンドはこう書いている。『より巧妙に計算された均等なリズム、広がりのある空間……新しい秩序と新しい静寂が支配している……デ・クーニングは画法を純化させた。感覚的だった部分は高い精神性を帯びて、物質的な起源をかすかにたどることができる』」：*Ibid* p. 104.

「ヴィヴィアン・レイナーは、『これまでも自然から遠ざかることのなかったデ・クーニングだが、いまはかつてないほど自然に近づいている』と評した」：Raynor, V.(June 13, 2002). *The New York Times*, p. A18.

プラトンと知恵に関して：Plato(2000). *The Republic*. Mineola, NY：Dover Publications.（プラトン『国家(上・下)』岩波書店 1979 年） Quoted after Csikszentmihalyi, M., & Rathunde, K. (1990). The psychology of wisdom：an evolutionary interpretation. In R. Sternberg(Ed.) *Wisdom：Its Nature, Origins, and Development*.(pp. 25–51). New York：Cambridge University Press, p. 33.

ニュートン、カント、ファラデーの物忘れについて：Sacks, O.(2003), E・ゴールドバーグへの私信

シャノンのアルツハイマー病について：Johnson, G.(February 27, 2001). Mathematician dies at 84. *The New York Times*.

レーガンの遺伝的リスク要因について： Altman, L. K.(June 15, 2004). A recollection of early questions about Reagan's health. *The New York Times*, pp. F 5, 10.

ヒトラーのパーキンソン病について：Irving, D.(1983). *The Secret Diaries of Hitler's Doctor*. New York：William Morrow.

パーキンソン病と痴呆に関して：Aarsland, D., Andersen, K., Larsen, J. P., Lolk, A., & Kragh-Sorensen, P.(2003). Prevalence and characteristics of dementia in Parkinson disease：an 8-year prospective study. *Archives of Neurol, 60*(3), 387–392.

ヒトラーの精神状態について：Speer, A.(1981). Inside the Third Reich：Memoirs. New York：Collier Books.

ヒトラーとスターリンの記憶力低下について：Neumayr, A.(1995). *Dictators in the Mirror of Medicine*. Medi-Ed Press.

スターリンの精神状態に関する議論は次の著作に基づいている：Conquest, R.(1992). *Stalin：Breaker of Nations*. New York：Penguin（ロバート・コンクエスト『スターリン：ユーラシアの亡霊』時事通信社 1994 年); Brent, J., & Naumov, V. P.(2003). *Stalin's Last Crime：The Plot against the Jewish Doctors, 1948*(1st ed.). New York：HarperCollins.

スターリンの老衰、フルシチョフ、ジラス、ヴィノグラドフの証言を含む：Montefiore, S. S. (2004). *Stalin：The Court of the Red Tsar*. New York：Alfred A. Knopf; Neumayr, A.(1995). *Dictators in the Mirror of Medicine*, Medi-Ed Press.

レーニンの脳卒中：Clark, R. W.(1988). *Lenin, the Man Behind the Mask*. London; Boston：Faber and Faber; Volkogonov, D. A., & Shukman, H.(1994). *Lenin：A New Biography*. New York：Free Press.（ドミトリー・ヴォルコゴーノフ『レーニンの秘密(上・下)』日本放送出版協会 1995 年）

レーニン梅毒説：Chivers, C. J.(June 22, 2004). A retrospective diagnosis says Lenin had syphilis. *The New York Times*, p. F 3; Golding, M.(July 18, 2004). "Psychiatrists Say Lenin Died of Syphilis." Reuters.

毛沢東の心身状態：Li, Z.(1994). *The Private Life of Chairman Mao：The Memoirs of Mao's Personal Physician*. New York：Random House.(李志綏 『毛沢東の私生活(上・下)』 文藝春秋 1996年)

ALSにともなう痴呆：Strong, M. J.(2001). Progress in clinical neurosciences：the evidence for ALS as a multisystems disorder of limited phenotypic expression. *Canadian J Neurol Sci, 28*(4), 283-298.

最後まで国の頂点に立っていたヒトラー、スターリン：Bullock, A.(1993). *Hitler and Stalin：Parallel Lives*. New York：Vintage Books.(アラン・ブロック『ヒトラーとスターリン：対比列伝(第1～3巻)』草思社 2003年)

ウッドロウ・ウィルソンのホワイトハウス最後の数年間：Smith, G.(1982). *When the Cheering Stopped：The Last Years of Woodrow Wilson*. Alexandria, VA：Time-Life Books.

フランクリン・デラノ・ローズヴェルトの精神力と意思決定力：Jenkins, R.(2001). *Churchill：A Biography*(1st ed.)(p. 774). New York：Farrar, Straus and Giroux.

フランクリン・デラノ・ローズヴェルトが「仕事に打ちこもうとする姿勢に翳りが見えはじめた」同書より引用：*Ibid*(p. 774).

チャーチルの精神活動のつまずきと発作：Danchev, A., & Todman, D.(Eds.).(2001). *War Diaries 1939-1945：The Diaries of Field Marshal Lord Alanbrooke*：Orion Publishing Co.; Jenkins, R.(2001). *Churchill：A Biography*(1st ed.). New York：Farrar, Straus and Giroux.

チャーチル「栄光に包まれながらも職務には不適」：Quoted from Jenkins, R.(2001). *Churchill：A Biography*(1st ed.)(p. 845). New York：Farrar, Straus and Giroux.

マーガレット・サッチャーの脳卒中について：BBC.(2002). *Thatcher suffers 'minor stroke'*. Retrieved January 26, 2002, from http：//news.bbc.co.uk./1/hi/uk/1783722.stm; Lyall, S.(June 8, 2004). Thatcher's tribute was waiting：*The New York Times*, p. A 23.

ブレジネフの老衰：Volkogonov, D.(1998). *The Rise and Fall of the Soviet Empire：Political Leaders from Lenin to Gorbachev*. New York：HarperCollins.

サクセスフル・エイジング：Rowe, J., & Kahn, R.(1998). *Successful Aging*. New York：Random House.(ジョン・W・ローウェ、ロバート・L・カーン『年齢の嘘：医学が覆した6つの常識』日経BP社 2000年)

第4章　知恵は国境を越える

知恵に関する心理学的研究を総合的に概観した研究は： Sternberg, R.(Ed.).(1990). *Wisdom：Its Nature, Origins, and Development*. New York：Cambridge University Press.

ピーター・トンプソンへのインタビュー：Thompson, P.(2003). *Wisdom：The Hard-Won Gift*. Adelaide：Griffin Press.

ミハイ・チクセントミハイとケヴィン・ラスンデ：Csikszentmihalyi, M., & Rathunde, K.(1990). The psychology of wisdom：an evolutionary interpretation. In R. Sternberg(Ed.), *Wisdom：Its Nature, Origins, and Development*(pp. 25-51). New York：Cambridge University Press：pp. 25-51.

ソフォクレスの言葉：Sophocles(2003). *Antigone*. New York：Oxford University Press. Quoted after *Ibid*.(ソフォクレス『アンティゴネー』岩波書店 1961年)

聖書における知恵の記述：*The Holy Bible：Proverbs, 4：7*.(2002). Grand Rapids, MI：Zondervan. Quoted after *Ibid*.(旧約聖書4章7節)

ジェームズ・ビレンとローレル・フィッシャーの記述： Birren, J., & Fisher, L.(1990). The elements of wisdom：overview and integration. In R. Sternberg(Ed.), *Wisdom：Its Nature, Origins, and Development*(pp. 317-332). New York：Cambridge University Press：p. 319.

ポール・バルテスとジャッキ・スミス、知恵の樹、専門的知識：Baltes, P., & Smith, J.(1990). Toward a psychology of wisdom and its ontogenesis. In R. Sternberg(Ed.), *Wisdom：Its Nature, Origins, and Development*(pp. 87-120). New York：Cambridge University Press.
知恵の樹：*Ibid*.; Sears, E.(1986). *Ages of Man：Medieval Interpretations of the Life Cycle*. Princeton：Princeton University Press.
知恵の七柱：Lawrence, T. E.(1991). *Seven Pillars of Wisdom：A Triumph*(1st Anchor Books ed.). New York：Anchor Books.(T. E. ローレンス『知恵の七柱』平凡社 1969年)
「知恵を正しく、完全に理解するには、誰よりもすぐれた知恵が求められる」：Quoted from Sternberg, R.(1990). Understanding wisdom. In R. Sternberg(Ed.), *Wisdom：Its Nature, Origins, and Development*(p. 3). New York：Cambridge University Press.
ロバート・スターンバーグの知恵と創造性に関する記述：Sternberg, R.(1985). Implicit theories of intelligence, creativity and wisdom. *Journal of Personality and Social Psychology, 49*(3), 607-627.
ダニエル・ロビンソンの知恵に関する記述：Robinson, D.(1990). Wisdom through ages. In R. Sternberg(Ed.), *Wisdom：Its Nature,Origins, and Development*(p. 21). New York：Cambridge University Press.
J・F・C・フラーの天才に関する言葉：Quoted after Bose, P.(2003). *Alexander the Great's Art of Strategy*. New York：Gotham Books.(パーサ・ボース『アレクサンドロス大王：その戦略と戦術』ホーム社 2004年)
ウィリアム・ワーズワースの言葉：Quoted after Greenberg, N.(2003). "The Executive Brain：Frontal Lobes and the Civilized Mind," by Elkhonon Goldberg. *Human Nature Review, 3*, 422-431. Original source：Wordsworth, W.(1969). "William Wordsworth's Letter to Lady Beaumont, 21 May 1807." In E. de Selincourt(Ed.), *Letters of William and Dorothy Wordsworth Vol. 2*.
カール・R・ロジャーズの言葉：Quoted from Rogers, C. R.(1961). *On Becoming a Person：A Therapist's View of Psychotherapy*. Boston：Houghton Mifflin.(カール・R・ロジャーズ『ロジャーズが語る自己実現の道』岩崎学術出版社 2005年)
ロバート・スターンバーグの判断力と知恵に関する記述：Sternberg, R.(1985). Implicit theories of intelligence, creativity and wisdom. *Journal of Personality and Social Psychology, 49*(3), 607-627.
テミトスクレスは「その性格ではなく、才能が偉大だった」：Quoted after Bose, P.(2003). *Alexander the Great's Art of Strategy*(p. 81). New York：Gotham Books.(前掲書『アレクサンドロス大王：その戦略と戦術』)
知恵、創造性、知性に関する一般的認識：Sternberg, R.(1990). Wisdom and its relations to intelligence and creativity. In R. Sternberg(Ed.), *Wisdom：Its Nature, Origins, and Development*(p. 145). New York：Cambridge University Press.
人間の属性とその望ましさ、年齢：Heckhausen, J., Dixon, R., & Baltes,P.(1989). Gains and losses in development throughout adulthood as percieved by different adult age groups. *Developmental Psychology, 25*, 109-121.
マリオン・パールマターの知恵と年齢に関する調査：Orwoll, L.& Perlmutter, M.(1990). The study of wise persons：integrating a personality perspective. In R. Sternberg(Ed.), *Wisdom：Its Nature, Origins, and Development*(pp. 160-180). New York：Cambridge University Press.

第5章　パターン・パワー

「哺乳類としての知恵」：Fuster, J. M.(2003). *Cortex and Mind：Unifying Cognition*. New York：

Oxford University Press.

すぐ使えるが、環境による仕上げが必要な神経ネットワーク：Hubel, D. H., & Wiesel, T. N.(1963). Receptive fields of cells in striate cortex of very young, visually inexperienced kittens. *J Neurophysiol, 26*, 994–1002; Hubel, D. H., & Wiesel, T. N.(1979). Brain mechanisms of vision. *Sci Am, 241*(3), 150–162.

霊長類の文化：Wrangham, R. W., & Chicago Academy of Sciences.(1994). *Chimpanzee Cultures*. Cambridge：Published by Harvard University Press in cooperation with the Chicago Academy of Sciences.

霊長類の言語：Savage-Rumbaugh, S., Shanker, S. G., & Taylor, T. J.(2001). *Apes, Language, and the Human Mind*. New York：Oxford University Press.

言語学習：Pinker, S.(1994). *The Language Instinct*(1st ed.). New York：W. Morrow and Co.(スティーブン・ピンカー『言語を生みだす本能(上・下)』 日本放送出版協会 1996 年)

エスキモーの言葉：Pullum, G. K.(1991). *The Great Eskimo Vocabulary Hoax and Other Irreverent Essays on the Study of Language*. Chicago：University of Chicago Press.

クリック言語：Stephenson, J.(2000). *The Language of the Land：Living among The Hadzabe in Africa*(1st ed.). New York：St. Martin's Press.

口笛言語：Meyer, J.(2004). Bioacoustics of human whistled languages：an alternative approach to the cognitive processes of language. *Anais da Academia Brasiliera de Ciências, 76*(2), 406–412.

生物体の行動の複雑さと環境について： Simon, H. A.(1996). *The Sciences of the Artificial*(3rd ed.). Cambridge：MIT Press.(前掲書『システムの科学』)

創発する複雑さ：Wolfram, S.(2002). *A New Kind of Science*. Champaign, IL：Wolfram Media, Inc.

言語の皮質表象：Martin, A., Haxby, J. V., Lalonde, F. M., Wiggs, C. L., & Ungerleider, L. G.(1995). Discrete cortical regions associated with knowledge of color and knowledge of action. *Science, 270*(5233), 102–105; Martin, A., Wiggs, C. L., Ungerleider, L. G., & Haxby, J. V.(1996). Neural correlates of category-specific knowledge. *Nature, 379*(6566), 649–652. Also, for more detailed discussion on the topic see：Goldberg, E.(1989). Gradiental approach to neocortical functional organization. *J Clin Exp Neuropsychol, 11*(4), 489–517; Goldberg, E.(1990). Higher Cortical Functions in Humans：The Gradiental Approach. In E. Goldberg (Ed.), *Contemporary Neuropsychology and the Legacy of Luria*(pp. 229–276). Hillsdale, NJ：Lawrence Erlbaum Associates; Goldberg, E.(2001). *The Executive Brain：Frontal Lobes and the Civilized Mind*. Oxford; New York：Oxford University Press.

ヴィゴツキーの著作：Vygotsky, L. S.(1962). *Thought and Language*. Cambridge, Mass.：MIT Press; Rieber, R. W., Robinson, D. K., & Bruner, J. S.(Eds.).(2004). *The Essential Vygotsky*. Kluger Academic/Plenum.

ルリアの研究者人生：Luria, A. R., Cole, M., & Cole, S.(1979). *The Making of Mind：A Personal Account of Soviet Psychology*. Cambridge：Harvard University Press; Goldberg, E.(1990). Tribute to Aleksandr Romanovich Luria(1902–1977). In E. Goldberg(Ed.), *Contemporary Neuropsychology and the Legacy of Luria*(pp. 1 – 9). Hillsdale, NJ：Lawrence Erlbaum Associates; Moskovich, L., Bougakov, D., DeFina, P., & Goldberg, E.(2002). A. R. Luria：Pursuing Neuropsychology in a Swiftly Changing Society. In A. Stringer, E. Cooley & A. L. Christensen (Eds.), *Patways to Prominence in Neuropsychology*. New York：Psychology Press.

ルリアの神経心理学研究：Luria, A. R.(1970). *Traumatic Aphasia*. The Hague：Mouton; Luria,A. R.(1966). *Higher Cortical Functions in Man*. New York：Basic Books.

創発的な皮質組織：Goldberg, E.(1989). Gradiental approach to neocortical functional organization. *J Clin Exp Neuropsychol, 11*(4), 489–517; Goldberg, E.(1990); Higher Cortical Functions

in Humans : The Gradiental Approach. In E. Goldberg (Ed.), *Contemporary Neuropsychology and the Legacy of Luria* (pp. 229-276). Hillsdale, NJ : Lawrence Erlbaum Associates.
機能的皮質組織の傾斜的発達 : *Ibid*.

第6章　メモリーレーンの冒険

記憶における新皮質の役割 : Goldberg, E., & Barr, W. (1992). Selective knowledge loss in activational and representational amnesias. In L. Squire & N. Butters (Eds.), *Neuropsychology of Memory* (pp. 72-80). New York : The Guilford Press; Fuster, J. M. (2003). *Cortex and Mind : Unifying Cognition*. New York : Oxford University Press.
記憶における他の構造の役割 : Goldberg, E., & Barr, W. (1992). Selective knowledge loss in activational and representational amnesias. In L. Squire & N. Butters (Eds.), *Neuropsychology of Memory* (pp. 72-80). New York : The Guilford Press.
忘れることのない記憶 : Luria, A. R. (1968). *The Mind of a Mnemonist : A Little Book About a Vast Memory*. New York : Basic Books.
健忘の諸原因 : Squire, L., & Schacter, D. (Eds.). (2002). *Neuropsychology of Memory* (3rd ed.). New York : The Guilford Press.
知覚と記憶は同じ皮質領域を共有する : Kosslyn, S. M., Thompson, W. L., & Alpert, N. M. (1997). Neural systems shared by visual imagery and visual perception : a positron emission tomography study. *Neuroimage, 6* (4), 320-334; Kosslyn, S. M., Thompson, W. L., Kim, I. J., & Alpert, N. M. (1995). Topographical representations of mental images in primary visual cortex. *Nature, 378* (6556), 496-498.
「反響回路」: Hebb, D. O. (1949). *The Organization of Behavior : A Neuropsychological Theory*. New York : Wiley.
「長期増強」: Bashir, Z. I., Bortolotto, Z. A., Davies, C. H., Berretta, N., Irving, A. J., Seal, A. J., et al. (1993). Induction of LTP in the hippocampus needs synaptic activation of glutamate metabotropic receptors. *Nature, 363* (6427), 347-350.
記憶における海馬の役割 : Maviel, T. et al. (2004). Sites of neocortical reorganization critical for remote spatial memory. *Science, 305*, 96-99; Remondes, M., & Schuman, E. M. (2004). Role for a cortical input to hippocampal area CA1 in the consolidation of a long-term memory. *Nature, 431* (7009), 699-703.
記憶形成の研究における電気ショック刺激 : Glickman, S. E. (1961). Perseverative neural processes and consolidation of the memory trace. *Psychol Bull, 58*, 218-233; McGaugh, J. L. (1972). The search for the memory trace. *Ann NY Acad Sci, 193*, 112-123.
「パーマストア」: Bahrick, H. P. (1984). Semantic memory content in permastore : fifty years of memory for Spanish learned in school. *J Experimental Psychol Gen, 113* (1), 1-29.
パーマストア内での記憶の配分 : *Ibid*.
「逆向性健忘」: Goldberg, E., Antin, S. P., Blider, R. M., Jr., Gerstman, L. J.,Hughes, J. E., & Mattis, S. (1981). Retrograde amnesia : possible role of mesencephalic reticular activation in long-term memory. *Science, 213* (4514), 1392-1394; Goldberg, E., & Barr, W. (1992). Selective knowledge loss in activational and representational amnesias. In L. Squire & N. Butters (Eds.), *Neuropsychology of Memory* (pp. 72-80). New York : The Guilford Press.
逆向性健忘の時間的傾斜 : Barr, W. B., Goldberg, E., Wasserstein, J., & Novelly, R. A. (1990). Retrograde amnesia following unilateral temporal lobectomy. *Neuropsychologia, 28* (3), 243-255.

第7章　いつまでも消えない記憶

「神経ダーウィニズム」：Edelman, G. M.(1987). *Neural Darwinism：The Theory of Neuronal Group Selection*. New York：Basic Books.

手続き記憶と宣言記憶について：Cohen, N. J., & Squire, L. R.(1980). Preserved learning and retention of pattern-analyzing skill in amnesia：dissociation of knowing how and knowing that. *Science, 210*(4466), 207-210.

エピソード記憶と意味記憶について：Tulving, E.(1983). *Elements of Episodic Memory*. New York：Oxford University Press.(エンデル・タルヴィング『タルヴィングの記憶理論：エピソード記憶の要素』 教育出版 1985年)

「スティーヴ」のケースについてさらにくわしいことは：Goldberg, E., Antin, S. P., Bilder, R. M., Jr., Gerstman, L. J., Hughes, J. E., & Mattis, S.(1981). Retrograde amnesia：possible role of mesencephalic reticular activation in long-term memory. *Science, 213*(4514), 1392-1394. この論文の標題が示すように、記憶障害を引きおこす損傷は中脳腹側部にあった。これもまた、記憶に脳幹がかかわっていることを裏づけている。次の文献も参照。E. Goldberg, J. Hughes, S. Mattis & S. Antin.(1982). Isolated retrograde amnesia：Different etiologies, same mechanisms? *Cortex, 18*, 459-462.

一般記憶と特定記憶：Goldberg, E., & Barr, W.(1992). Selective Knowledge Loss in Activational and Representational Amnesias. In L. Squire & N. Butters(Eds.), *Neuropsychology of Memory*(pp. 72-80). New York：The Guilford Press; Goldberg, E., & Barr, W.(2003). Knowledge Systems and Material-Specific Memory Deficits. In J. H. Byrne(Ed.), *Learning and Memory*. New York：Macmillan Reference.

逆向性健忘における一般記憶と特定記憶：Barr, W. B., Goldberg, E., Wasserstein, J., & Novelly, R. A.(1990). Retrograde amnesia following unilateral temporal lobectomy. *Neuropsychologia, 28*(3), 243-255.

一般記憶は、長期記憶への格上げが早い：Goldberg, E., & Barr, W.(1992). Selective Knowledge Loss in Activational and Representational Amnesias. In L. Squire & N. Butters(Eds.), *Neuropsychology of Memory*(pp. 72-80). New York：The Guilford Press; Maviel, T., Durkin, T. P., Menzaghi, F., & Bontempi, B.(2004). Sites of neocortical reorganization critical for remote spatial memory. *Science, 305*(5680), 96-99.

脳の可塑性については、次の優れた著作を参照：Schwartz, J., & Begley, S.(2002). *The Mind and the Brain：Neuroplasticity and the Power of Mental Force*. New York：Regan Books.(ジェフリー・M・シュウォーツ、シャロン・ベグレイ 『心が脳を変える：脳科学と「心の力」』 サンマーク出版 2004年)

サルのパターン増強：Wang, X., Merzenich, M. M., Sameshima, K., & Jenkins, W. M.(1995). Remodelling of hand representation in adult cortex determined by timing of tactile stimulation. *Nature, 378*(6552), 71-75.

人間のパターン増強：Pascual-Leone, A., & Torres, F.(1993). Plasticity of the sensorimotor cortex representation of the reading finger in Braille readers. *Brain, 116*(Pt 1), 39-52; Elbert, T., Pantev, C., Wienbruch, C., Rockstroh, B., & Taub, E.(1995). Increased cortical representation of the fingers of the left hand in string players. *Science, 270*(5234), 305-307.

パターン増強と高齢における精神の明晰さ：Golden, D.(1994, July). Building a Better Brain. *Life*, 62-70.

学習時の脳代謝量：Haier, R. J., Siegel, B. V., Jr., MacLachlan, A., Soderling, E., Lottenberg, S., & Buchsbaum, M. S.(1992). Regional glucose metabolic changes after learning a complex visuospatial/motor task：a positron emission tomographic study. *Brain Res, 570*(1-2), 134-143.

作業への慣れがもたらす皮質活動の変化：Dobbins, I. G., Schnyer, D. M., Verfaellie, M., &

Schacter, D. L.(2004). Cortical activity reductions during repetition priming can result from rapid response learning. *Nature, 428*(6980), 316-319.
プリオンと記憶について：Wickelgren, I.(2004). Neuroscience. Long-term memory：a positive role for a prion? *Science, 303*(5654), 28-29.
記憶の再構築：Lee, J. L., Everitt, B. J., & Thomas, K. L.(2004). Independent cellular processes for hippocampal memory consolidation and reconsolidation. *Science, 304*(5672), 839-843.
アトラクタ、アトラクタ状態、引きこみ領域：Grossberg., S.(Ed.).(1988). *Neural Networks and Natural Intelligence*. Cambridge：MIT Press; Fuster, J. M.(2003). *Cortex and Mind：Unifying Cognition*. Oxford; New York：Oxford University Press.
「縮　退」：Edelman, G. M.(1987). *Neural Darwinism：The Theory of Neuronal Group Selection*. New York：Basic Books.
数学におけるアトラクタ：Professor Alan Snyder(2003), E・ゴールドバーグへの私信
記憶としてのアトラクタ：Hopfield, J. J.(1982). Neural networks and physical systems with emergent collective computational abilities. *Proceedings of Natl Acad Sci USA, 79*(8), 2554-2558.
脳のアトラクタ様回路：Cossart, R., Aronov, D., & Yuste, R.(2003). Attractor dynamics of networks UP states in the neocortex. *Nature, 423*(6937), 283-288.
分類作業におけるアトラクタ的効果：Freedman, D. J., Riesenhuber, M., Poggio, T., & Miller, E. K.(2001). Categorical representation of visual stimuli in the primate prefrontal cortex. *Science, 291*(5502), 312-316.
「適応共鳴理論(ART)」：Grossberg, S.(1987). Competitive learning：from interactive activation to adaptive resonance. *Cognitive Science, 11*, 23-63; Grossberg, S.(Ed.).(1988). *Neural Networks and Natural Intelligence*. Cambridge：MIT Press.
モジュールに関するゴールドバーグの研究：Goldberg, E.(1995). Rise and fall of modular orthodoxy. *J Clin Exp Neuropsychol, 17*(2), 193-208.

第8章　知恵を生みだすからくり

直観的意思決定：Simon, H. A.(1996). *The Sciences of the Artificial*(3rd ed.). Cambridge：MIT Press.(前掲書『システムの科学』)
「種としての知恵」：Fuster, J. M.(2003). *Cortex and Mind：Unifying Cognition*. Oxford; New York：Oxford University Press.
問題解決におけるパターン認識：Simon, H. A.(1996). *The Sciences of the Artificial*(3rd ed.). Cambridge：MIT Press.(前掲書『システムの科学』)
天才に関するハロルド・ブルームの考察：Bloom, H.(2002). *Genius：A Mosaic of One Hundred Exemplary Creative Minds*. New York：Warner Books.
人間の偉大な業績に関するチャールズ・マリーの研究：Murray, C. A.(2003). *Human Accomplishment：The Pursuit of Excellence in the Arts and Sciences, 800 BC to 1950*. New York：HarperCollins.
ピーター・トンプソンの知恵に関する著作：Thompson, P.(2003). *Wisdom：The Hard-Won Gift*. Adelaide：Griffin Press.
アラン・スナイダーのTMS実験：Snyder, A. W., Mulcahy, E., Taylor, J. L., Mitchell, D. J., Sachdev, P., & Gandevia, S. C.(2003). Savant-like skills exposed in normal people by suppressing left fronto-temporal lobe. *Journal of Integrative Neuroscience*, 2：2.
習慣に関するウィリアム・ジェームズの言葉：*The Principles of Psychology*(Vol. 1). New York：Dover.(ジェームス『現代思想新書　第6』　三笠書房 1940年)

叙述的知識、真実の知識：Goldberg, E., Harner, R., Lovell, M., Podell, K., & Riggio, S.(1994). Cognitive bias, functional cortical geometry, and the frontal lobes：laterality, sex, and handedness. *Journal of Cognitive Neuroscience, 6*(3), 276-296; Goldberg, E., & Podell, K.(2000). Adaptive decision making, ecological validity, and the frontal lobes. *J Clin Exp Neuropsychol, 22*(1), 56-68.

規範的知識、行為者主体の知識：*Ibid*.

第9章　意思決定の最前線

前頭葉ロボトミー：Valenstein, E.(1986). *The Great and Desperate Cures*. New York：Basic Books.

意思決定全般および細部の作業と前頭前野：Koechlin, E., Basso, G., Pietrini, P., Panzer, S., & Grafman, J.(1999). The role of the anterior prefrontal cortex in human cognition. *Nature, 399*(6732), 148-151.

合理的問題解決における前頭前皮質の働きについて：Kroger, J. K., Sabb, F. W., Fales, C. L., Bookheimer, S. Y., Cohen, M. S., & Holyoak, K. J.(2002). Recruitment of anterior dorsolateral prefrontal cortex in human reasoning：a parametric study of relational complexity. *Cereb Cortex, 12*(5), 477-485.

帰納的推論、演繹的推論における前頭前野の働きについて：Osherson, D., Perani, D., Cappa, S., Schnur, T., Grassi, F., & Fazio, F.(1998). Distinct brain loci in deductive versus probabilistic reasoning. *Neuropsychologia, 36*(4), 369-376.

「遂行記憶」：Fuster, J. M.(2003). *Cortex and Mind：Unifying Cognition*. New York：Oxford University Press.

「前頭葉はそんな遂行記憶の保管庫なのである」：*Ibid*.

認知神経科学や実験心理学で研究される作意、倫理的行動、道徳性、共感：Goldberg, E.(2001; paperback 2002). *The Executive Brain：Frontal Lobes and the Civilized Mind*. Oxford; New York：Oxford University Press.

「社会神経科学」：Cacioppo, J. T.(2002). *Foundations in Social Neuroscience*. Cambridge：MIT Press.

「行動経済学」：Kahneman, D., & Tversky, A.(2000). *Choices, Values, and Frames*. New York：Cambridge University Press.

「神経経済学」：Sanfey, A. G., Rilling, J. K., Aronson, J. A., Nystrom, L. E., & Cohen, J. D.(2003). The neural basis of economic decisionmaking in the ultimatum game. *Science, 300*(5626), 1755-1758.

「ニューロマーケティング」：Thompson, C.(October 26, 2003). There Is as Sucker Born in Every Medial Prefrontal Cortex. *New York Times Magazine*, 54-57.

機能的脳画像と選挙運動のイメージ戦略：Tierney, J.(April 20, 2004). Using M. R. I.'s to See Politics on the Brain. *The New York Times*, pp. A1, A17.

知的障害者の死刑：Beckman, M.(2004). Neuroscience. Crime, culpability, and the adolescent brain. *Science, 305*(5684), 596-599.

図12：Adapted from Vogeley, K., Podell, K., Kukolja, J., Schilbach, L., Goldberg, E., Zilles, K., et al.(2003). Recruitment of the Left Prefrontal Cortex in Preference-Based Decisions in Males (fMRI Study). Paper presented at the Ninth Annual Meeting of the Organization for Human Brain Mapping, New York.

図13：Adapted from Brodmann, K.(1909). *Vergleichende Lokalisationslehre der Grosshinrinde in ihren Prinzipien dargestellt auf Grund des Zellenbaues*. Leipzig：Barth.

《アダムの創造》：Goldberg, E.(2001; paperback 2002). *The Executive Brain：Frontal Lobes and*

the Civilized Mind. Oxford; New York：Oxford University Press.

共感と前頭葉：Singer, T., Seymour, B., O'Doherty, J., Kaube, H., Dolan, R. J., & Frith, C. D.(2004). Empathy for pain involves the affective but not sensory components of pain. *Science, 303*(5661), 1157-1162.

心の理論と前頭葉：Fletcher, P. C., Happe, F., Frith, U., Baker, S. C., Dolan, R. J., Frackowiak, R. S., et al.(1995). Other minds in the brain：a functional imaging study of "theory of mind" in story comprehension. *Cognition, 57*(2), 109-128; Stone, V. E., Baron-Cohen, S., & Knight, R. T.(1998). Frontal lobe contributions to theory of mind. *J Cogn Neurosci, 10*(5), 640-656.

前頭葉損傷にともなう洞察力の喪失：Goldberg, E.(2001; paperback 2002). *The Executive Brain：Frontal Lobes and the Civilized Mind*. Oxford; New York：Oxford University Press.

犯罪性、反社会的性格、衝動的攻撃性と前頭前野の機能不全：Raine, A., Buchsbaum, M., & LaCasse, L.(1997). Brain abnormalities in murderers indicated by positron emission tomography. *Biol Psychiatry, 42*(6), 495-508; Raine, A., Lencz, T., Bihrle, S., LaCasse, L., & Colletti, P.(2000)：Reduced prefrontal gray matter volume and reduced autonomic activity in antisocial personality disorder. *Arch Gen Psychiatry, 57*(2), 119-127; discussion 128-129.

因果関係の学習と前頭葉：Turner, D. C., Aitken, M. R., Shanks, D. R., Sahakian, B. J., Robbins, T. W., Schwarzbauer, C., et al.(2004). The role of the lateral frontal cortex in causal associative learning：exploring preventative and super-learning. *Cereb Cortex, 14*(8), 872-880.

複雑な言語の「A ならば B」構造：Fitch, W.T., & Hauser, M. D.(2004). Computational constraints on syntactic processing in a nonhuman primate. *Science, 303*, 377-380.

後悔の経験：Camille, N., Coricelli, G., Sallet, J., Pradat-Diehl, P., Duhamel, J. R., & Sirigu, A.(2004). The involvement of the orbitofrontal cortex in the experience of regret. *Science, 304*(5674), 1167-1170.

前頭前野の神経経路のミエリン化：Goldberg, E.(2001; paperback 2002). *The Executive Brain：Frontal Lobes and the Civilized Mind*. Oxford; New York：Oxford University Press.

「紡錘細胞」：Allman, J. M., Hakeem, A., Erwin, J. M., Nimchinsky, E., & Hof, P.(2001). The anterior cingulate cortex. The evolution of an interface between emotion and cognition. *Ann NY Acad Sci, 935*, 107-117.

情動的知性：Goleman, D.(1995). *Emotional Intelligence*. New York：Bantam Books.(ダニエル・ゴールマン『EQ：こころの知能指数』 講談社 1998年)

行動の概念記憶：Fuster, J. M.(2003). *Cortex and Mind：Unifying Cognition*. New York：Oxford University Press.

老いても頭脳の働きが衰えない人と生理的に活発な前頭葉：Cabeza, R,. Anderson, N. D., Locantore, J. K., & McIntosh, A. R.(2002). Aging gracefully：compensatory brain activity in high-performing older adults. *Neuroimage, 17*(3), 1394-1402; Rosen, A. C., Prull, M. W., O' Hara, R., Race, E. A., Desmond, J. E., Glover, G. H., et al.(2002). Variable effects of aging on frontal lobe contributions to memory. *Neuroreport, 13*(18), 2425-2428.

エグゼクティブとしての才能：Goldberg, E.(January 2004). Train the Gifted. *Harvard Business Review*, 31.

前頭葉損傷と IQ：Goldberg, E.(2001; paperback 2002). *The Executive Brain：Frontal Lobes and the Civilized Mind*. Oxford; New York：Oxford University Press.

第 10 章　未知のこと、旧知のこと――脳の右と左

グロスバーグの「適応共鳴」：Grossberg, S.(1987). Competitive learning：from interactive activation to adaptive resonance. *Cognitive Science, 11*, 23-63.

脳梁について：Kolb, B., & Whishaw, I. Q.(1996). *Fundamentals of Human Neuropsychology*(4th ed.). New York：W. H. Freeman.

失語症と左右の脳の損傷：Luria, A. R.(1966). *Higher Cortical Functions in Man*. New York：Basic Books.

子どもの失語症と左右の脳の損傷：Bates, E.(1999). Plasticity, localization and language development. In S. Broman & J. Fletcher(Eds.), *The Changing Nervous System：Neurobehavioral Consequences of Early Brain Disorders*(pp. 214-253). New York：Oxford University Press.

左側頭葉への電気的刺激と、幻覚的言語体験：Ojemann, G. A.(1983). Brain organization for language from the perspective of electrical stimulation mapping. *Behavioral and Brain Sciences, 6*, 189-230.

統合失調症における幻聴：Nasrallah, H. S.(Ed.).(1991). *Handbook of Schizophrenia*. New York; Amsterdam：Elsevier.

"病理学的"左きき：Orsini, D. L., & Satz, P.(1986). A syndrome of pathological left-handedness. Correlates of early left hemisphere injury. *Arch Neurol, 43*(4), 333-337.

「ウィリアムズ症候群」：オリヴァー・サックス博士からE・ゴールドバーグへの私信

右脳損傷と相貌失認、失音楽症について：Luria, A. R.(1966). *Higher Cortical Functions in Man*. New York：Basic Books.

左脳の側頭平面と前頭弁蓋：Geschwind, N., & Levitsky, W.(1968). Human brain：left-right asymmetries in temporal speech region. *Science, 161*(837), 186-187.

大型類人猿と脳の「言語構造」：LeMay, M., & Geschwind, N.(1975). Hemispheric differences in the brains of great apes. *Brain Behav Evol, 11*(1), 48-52; Gannon, P. J., Holloway, R. L., Broadfield, D. C., & Braun, A. R.(1998). Asymmetry of chimpanzee planum temporale：humanlike pattern of Wernicke's brain language area homolog. *Science, 279*(5348), 220-222.

アウストラロピテクスの脳の非対称性：LeMay, M.(1976). Morphological cerebral asymmetries of modern man, fossil man, and nonhuman primate. *Ann NY Acad Sci, 280*, 349-366.

「ヤコブレフのねじれ」：Geschwind, N., & Galaburda, A. M.(1985). Cerebral lateralization. Biological mechanisms, associations, and pathology. *Arch Neurol, 42*(5), 422-459.

側頭平面と前頭弁蓋の大きさのちがい：Geschwind, N., & Levitsky, W.(1968). Human brain：left-right asymmetries in temporal speech region. *Science, 161*(837), 186-187.

脳の非対称と皮質の厚さ：Galaburda, A. M., LeMay, M., Kemper, T. L., & Geschwind, N.(1978). Right-left asymmetrics in the brain. *Science, 199*(4331), 852-856; Diamond, M. C., Dowling, G. A., & Johnson, R. E.(1981). Morphologic cerebral cortical asymmetry in male and female rats. *Exp Neurol, 71*(2), 261-268; Diamond, M. C.(1985). Rat forebrain morphology：Right-left; male-female; young-old; enriched-impoverished. In S. D. Glick(Ed.), *Cerebral laterality in nonhuman species*. New York：Academic Press.

脳の非対称と紡錘細胞：Blakeslee, S.(December 9, 2003). Humanity? Maybe It's in the Wiring. *The New York Times*, pp. F1, 6.

脳の非対称性と神経伝達物質の経路：Glick, S. D., Ross, D. A., & Hough, L. B.(1982). Lateral asymmetry of neurotransmitters in human brain. *Brain Res, 234*(1), 53-63; Sholl, S. A., & Kim, K. L.(1990). Androgen receptors are differentially distributed between right and left cerebral hemispheres of the fetal male rhesus monkey. *Brain Res, 516*(1), 122-126; Ebstein, R. P., Novick, O., Umansky, R., Priel, B., Osher, Y., Blaine, D., et al.(1996). Dopamine D4 receptor (D4DR) exon III polymorphism associated with the human personality trait of novelty seeking. *Nat Genet, 12*(1), 78-80.

海馬の左右非対称とNMDA受容体：Kawakami, R., Shinohara, Y., Kato, Y., Sugiyama, H., Shigemoto, R., & Ito, I.(2003). Asymmetrical allocation of NMDA receptor epsilon2 subunits

in hippocampal circuitry. *Science, 300*(5621), 990-994.
ショウジョウバエの脳の非対称：Isabel, G., Pascual, A., & Preat, T.(2004). Exclusive consolidated memory phases in drosophila. *Science, 304*(5673), 1024-1027.
圧縮知識の貯蔵庫としての左脳：Goldberg, E., & Costa, L. D.(1981). Hemisphere differences in the acquisition and use of descriptive systems. *Brain Lang, 14*(1), 144-173.
左きき者の半球専門化：Rasmussen, T., & Milner, B.(1977). The role of early left-brain injury in determining lateralization of cerebral speech functions. *Ann NY Acad Sci, 299*, 355-369.

第 11 章　脳の重心移動

「新旧情報分担説」：Goldberg, E., & Costa, L. D.(1981). Hemispheric differences in the acquisition and use of descriptive systems. *Brain Lang, 14*(1), 144-173.
慣れた言語作業と「ひねりの入った」言語作業と大脳半球：*Ibid*.
慣れた言語作業と不慣れな言語作業と大脳半球：Marzi, C. A., & Berlucchi, G.(1977). Right visual field superiority for accuracy of recognition of famous faces in normals. *Neuropsychologia, 15*(6), 751-756.
機能的脳画像技術と右から左への「重心移動」：Haier, R. J., Siegel, B. V., Jr., MacLachlan, A., Soderling, E., Lottenberg, S., & Buchsbaum, M. S.(1992). Regional glucose metabolic changes after learning a complex visuospatial/motor task：a positron emission tomographic study. *Brain Res, 570*(1-2), 134-143; Raichle, M. E., Fiez, J. A., Videen, T. O., MacLeod, A. M., Pardo, J. V., Fox, P. T., et al.(1994). Practice-related changes in human brain functional anatomy during nonmotor learning. *Cereb Cortex, 4*(1), 8 - 26; Gold, J. M., Berman, K. F., Randolph, C., Goldberg, T. E., & Weinberger, D.(1996). PET validation of a novel prefrontal task：Delayed response alteration. *Neuropsychology, 10*, 3-10; Tulving, E., Markowitsch, H. J., Craik, F. E., Habib, R., & Houle, S.(1996). Novelty and familiarity activations in PET studies of memory encoding and retrieval. *Cereb Cortex, 6*(1), 71-79; Berns, G. S., Cohen, J. D., & Mintun, M. A.(1997). Brain regions responsive to novelty in the absence of awareness. *Science, 276*(5316), 1272-1275; Martin, A., Wiggs, C. L., & Weisberg, J.(1997). Modulation of human medial temporal lobe activity by form, meaning, and experience. *Hippocampus, 7*(6), 587-593; Shadmehr, R., & Holcomb, H. H.(1997). Neural correlates of motor memory consolidation. *Science, 277*(5327), 821-825; Henson, R., Shallice, T., & Dolan, R.(2000). Neuroimaging evidence for dissociable forms of repetition priming. *Science, 287*(5456), 1269-1272.
EEG ガンマ帯と大脳半球：Kamiya, Y., Aihara, M., Osada, M., Ono, C., Hatakeyama, K., Kanemura, H., et al.(2002). Electrophysiological study of lateralization in the frontal lobes. *Japanese Journal of Cognitive Neuroscience, 3：1*, 88-191.
図 14：*Ibid*.
音楽の初心者、専門家と大脳半球：Bever, T. G., & Chiarello, R. J.(1974). Cerebral dominance in musicians and nonmusicians. *Science, 185*(150), 537-539.
子どもの言語獲得における右脳の役割。くわしくは：Goldberg, E., & Costa, L. D.(1981). Hemispheric differences in the acquisition and use of descriptive systems. *Brain Lang, 14*(1), 144-173; Bates, E.(1999). Plasticity, Localization and Language Development. In S. Broman & J. Fletcher(Eds.), *The Changing Nervous System：Neurobehavioral Consequences of Early Brain Disorders*(pp. 214-253). New York：Oxford University Press; Bates, E., & Roe, K.(2001). Language Development in Children with Unilateral Brain Injury. In C. A. Nelson & M. Luciana (Eds.), *Handbook of Developmental Cognitive Neuroscience*. Cambridge：MIT Press.
おとなの右脳損傷と言語への影響：Basser, L. S.(1962). Hemiplegia of early onset and the faculty

of speech with special reference to the effects of hemispherectomy. *Brain, 85*, 427-460; Dennis, M., & Whitaker, H. A.(1976). Language acquisition following hemidecortication : linguistic superiority of the left over the right hemisphere. *Brain Lang, 3*(3), 404-433; Bates, E.(1999). Plasticity, Localization and Language Development. In S. Broman & J. Fletcher (Eds.), *The Changing Nervous System : Neurobehavioral Consequences of Early Brain Disorders* (pp. 214-253). New York : Oxford University Press.

言語と年齢における右脳の役割：*Ibid*.

言葉クイズにおける「あ、そうか！」体験：Jung-Beeman, M., Bowden, E. M., Haberman, J., Frymiare, J. L., Arambel-Liu, S., Greenblatt, R., et al.(2004). Neural activity when people solve verbal problems with insight. *PLoS Biol, 2*(4), E97.

第二言語に関する脳のダイナミクス：Kim, K. H., Relkin, N. R., Lee, K. M., & Hirsch, J.(1997). Distinct cortical areas associated with native and second languages. *Nature, 388*(6638), 171-174; Lee, S., Yeon, E., Lee, D., & Jung, K.(2003). Cortical Representations in Korean-English Bilinguals. Ninth Annual Meeting of the Organization for Human Brain Mapping Conference, New York City; Mechelli, A., Noppeney, U., O'Doherty, J., Ashburner, J., & Price, C.(2003). A Voxel-Based Morphometry Study of Monolinguals, Early Bilinguals and Late Bilinguals. Ninth Annual Meeting of the Organization for Human Brain Mapping Conference, New York City; Meyer, M., Goddard, G., Simonotto, E., McNamara, A., Azuma, R., Flett, S., et al. (2003). Differential Brain Responses to L1 and L2 in Near-Native L2 Speakers. Ninth Annual Meeting of the Organization for Human Brain Mapping Conference, New York City.

バイリンガルの右脳卒中：Barbara Kapetanakes, E・ゴールドバーグへの私信

連合失認と左脳損傷：Goldberg, E.(1990). Associative agnosias and the functions of the left hemisphere. *J Clin Exp Neuropsychol, 12*(4), 467-484.

観念失行と左脳損傷：Ibid.

右脳機能不全の理解におけるバイロン・ロークの貢献：Rourke, B. P.(1989). *Nonverbal Learning Disabilities : The Syndrome and the Model*. New York : The Guilford Press.(前掲書『非言語性学習能力障害：症状と神経心理学的モデル』)

生涯を通じて続く右から左への「認知活動の重心移動」：Cabeza, R., Grady, C. L., Nyberg, L., McIntosh, A. R., Tulving, E. Kapur, S., et al.(1997). Age-related differences in neural activity during memory encoding and retrieval : a positron emission tomography study. *J Neurosci, 17*(1), 391-400; Madden,D. J., Turkington, T. G., Provenzale, J. M., Denny, L. L., Hawk, T. C., Gottlob, L. R., et al.(1999). Adult age differences in the functional neuroanatomy of verbal recognition memory. *Hum Brain Map, 7*(2), 115-135; Aihara, M., Aoyagi, K., Goldberg, E., & Nakazawa, S.(2003). Age shifts frontal cortical control in a cognitive bias task from right to left : part I. Neuropsychological study. *Brain & Development, 25*, 555-559; Brown, T. T., Lugar, H. M., Coalson, R. S., Miezin, F. M., Petersen, S. E. & Schlaggar, B. L.(2004). Developmental changes in human cerebral functional organization for word generation. *Cereb Cortex*, bhh129 (Electronic version).

高齢者の左前頭前野の活動：Cabeza, R., Anderson, N. D., Locantore, J. K., & McIntosh, A. R. (2002). Aging gracefully : compensatory brain activity in high-performing older adults. *Neuroimage, 17*(3), 1394-1402.

ジェイソン・ブラウンとジョゼフ・ジャッフィの左右脳優位に関する研究：Brown, J. W., & Jaffe, J.(1975). Hypothesis on cerebral dominance. *Neuropsychologia, 13*(1), 107-110.

機能的脳画像技術と前頭葉、作業への慣れ：Jahanshahi, M., Dirnberger, G., Fuller, R., & Frith, C. D.(2000). The role of the dorsolateral prefrontal cortex in random number generation : a study with positron emission tomography. *Neuroimage, 12*(6), 713-725; Reichle, E. D., Carpenter, P.

A., & Just, M. A. (2000). The neural bases of strategy and skill in sentence-picture verification. *Cognit Psychol, 40*(4), 261–295.
創造性に関するカールソンの実験：Carlsson, I., Wendt, P. E., & Risberg, J. (2000). On the neurobiology of creativity. Differences in frontal activity between high and low creative subjects. *Neuropsychologia, 38*(6), 873–885.
創造性の高い人と右脳の活動：Martindale, C., & Hines, D. (1975). Creativity and cortical activation during creative, intellectual and EEG feedback tasks. *Biol Psychol, 3*(2), 91–100; Carlsson, I., Wendt, P. E., & Risberg, J. (2000). On the neurobiology of creativity. Differences in frontal activity between high and low creative subjects. *Neuropsychologia, 38*(6), 873–885.

第 12 章　プロザック号のマゼラン

左脳損傷とうつ病：Gainotti, G. (1972). Emotional behavior and hemispheric side of the lesion. *Cortex, 8*(1), 41–55; Narushima, K., Kosier, J. T., & Robinson, R. G. (2003). A reappraisal of poststroke depression, intra- and inter-hemispheric lesion location using meta-analysis. *J Neuropsychiatry Clin Neurosci, 15*(4), 422–430.
右脳損傷と躁病：Goldstein, K. (1939). *The Organism*. New York：American Books; Gainotti, G. (1972). Emotional behavior and hemispheric side of the lesion. *Cortex, 8*(1), 41–55.
右脳損傷と「疾病否認」：Heilman, K., & Valenstein, E. (Eds.). (1993). *Clinical Neuropsychology*. New York：Oxford University Press. (K・M・ヘイルマン、E・バレンスティン『臨床神経心理学』 朝倉書店 1995 年)
「左半側無視」：*Ibid*.
「エイリアン・ハンド」現象：Goldberg, G., & Bloom, K. K. (1990). The alien hand sign. Localization, lateralization and recovery. *Am J Phys Med Rehabil, 69*(5), 228–238.
左前頭葉損傷とうつ病：Robinson, R. G., Kubos, K. L., Starr, L. B., Rao, K., & Price, T. R. (1984). Mood disorders in stroke patients. Importance of location of lesion. *Brain 107*(Pt. 1), 81–93; Davidson, R. (1995). Cerebral Asymmetry, Emotion, and Affective Style. In R. Davidson & K. Hugdahl (Eds.), *Brain Asymmetry* (pp. 361–388). Cambridge：MIT Press.
右前頭葉損傷と躁病または多幸症：Starkstein, S. E., Boston, J. D., & Robinson, R.G. (1988). Mechanisms of mania after brain injury. 12 case reports and review of the literature. *J Nerv Ment Dis, 176*(2), 87–100.
病的な泣きと笑い：Tucker, D. M., Stenslie, C. E., Roth, R. S., & Shearer, S. L. (1981). Right frontal lobe activation and right hemisphere performance. Decrement during a depressed mood. *Arch Gen Psychiatry, 38*(2), 169–174; Sackeim, H. A., Greenberg, M. S., Weiman, A. L., Gur, R. C., Hungerbuhler, J. P., & Geschwind, N. (1982). Hemispheric asymmetry in the expression of positive and negative emotions. Neurologic evidence. *Arch Neurol, 39*(4), 210–218.
リチャード・デヴィッドソンの研究：Davidson, R. (1995). Cerebral Asymmetry, Emotion, and Affective Style. In R. Davidson & K. Hugdahl (Eds.), *Brain Asymmetry* (pp. 361–388). Cambridge：MIT Press.
情動の表現と認識：*Ibid*.
不快な、あるいは悲しい映像と右脳の活動：Tomarken, A. J., Davidson, R. J., Wheeler, R. E., & Doss, R. C. (1992). Individual differences in anterior brain asymmetry and fundamental dimensions of emotion. *J Pers Soc Psychol, 62*(4), 676–687.
記憶喪失と右前頭葉の活動：Davidson, R. (1995). Cerebral Asymmetry, Emotion, and Affective Style. In R. Davidson & K. Hugdahl (Eds.), *Brain Asymmetry* (pp. 361–388). Cambridge：MIT Press.

瞑想と左前頭前野の活動：Kalb, C.(November 10, 2003). Faith and Healing. *Newsweek, CXLII*, 44-56.
情動のスタイルと半球の活動：Davidson, R.(1995). Cerebral Asymmetry, Emotion, and Affective Style. In R. Davidson & K. Hugdahl(Eds.), *Brain Asymmetry*(pp. 361-388). Cambridge：MIT Press.
左前頭葉の活動が阻害されたときの悲しみの感情と落ちこみ：Henriques, J. B., & Davidson, R. J. (1991). Left frontal hypoactivation in depression. *J Abnorm Psychol, 100*(4), 535-545.
否定的情動時の右前頭葉の活動：Wheeler, R. E., Davidson, R. J., & Tomarken, A. J.(1993). Frontal brain asymmetry and emotional reactivity：a biological substrate of affective style. *Psychophysiology, 30*(1), 82-89.
バーチャル野球ゲーム実験：Eisenberger, N. I., Lieberman, M. D., & Williams, K. D.(2003). Does rejection hurt? An FMRI study of social exclusion. *Science, 302*(5643), 290-292.
乳児の左右前頭葉の活動：Davidson, R. J., & Fox, N. A.(1989). Frontal brain asymmetry predicts infants' response to maternal separation. *J Abnorm Psychol, 98*(2), 127-131.
左右の扁桃体の活動：Roeder, C., Mueller, J., Sommer, M., Zanella, F., & Linden, D.(2003). Valence But Not Arousal Correlates with Limbic Activity in Emotional Probe Processing in Female Subjects. Paper presented at the Human Brain Mapping, New York City.
右扁桃体と恐怖の表情の理解：Thomas, K. M., Drevets, W. C., Whalen, P. J., Eccard, C. H., Dahl, R. E., Ryan, N. D., et al.(2001). Amygdala response to facial expressions in children and adults. *Biol Psychiatry, 49*(4), 309-316.
レストランのメニューから選ぶ：Arana, F. S., Parkinson, J. A., Hinton, E., Holland, A. J., Owen, A. M., & Roberts, A. C.(2003). Dissociable contributions of the human amygdala and orbitofrontal cortex to incentive motivation and goal selection. *J Neurosci, 23*(29), 9632-9638.
右扁桃体と全般性不安障害：De Bellis, M.D., Casey, B. J., Dahl, R. E., Birmaher, B., Williamson, D. E., Thomas, K. M., et al.(2000). A pilot study of amygdala volumes in pediatric generalized anxiety disorder. *Biol Psychiatry, 48*(1), 51-57.
右扁桃体と恐怖の表情：Anderson, A. K., Spencer, D. D., Fulbright, R. K., & Phelps, E. A.(2000). Contribution of the anteromedial temporal lobes to the evaluation of facial emotion. *Neuropsychology, 14*(4), 526-536.
情動制御に関与する脳構造：Kolb, B., & Whishaw, I. Q.(1996). *Fundamentals of Human Neuropsychology*(4th ed.). New York：W. H. Freeman.
神経伝達物質(ノルエピネフリンとドーパミン)の左右差：Glick, S. D., Ross, D. A., & Hough, L. B.(1982). Lateral asymmetry of neurotransmitters in human brain. *Brain Res, 234*(1), 53-63.
ドーパミンとお決まりの行動：Tucker, D. M., & Williamson, P. A.(1984). Asymmetric neural control systems in human self-regulation. *Psychol Rev, 91*(2), 185-215.
ドーパミンと依存：*Ibid*.
ノルエピネフリンと新しもの好き：*Ibid*.
うつ病とノルエピネフリン：Delgado, P. L., & Moreno, F. A.(2000). Role of norepinephrine in depression. *J Clin Psychiatry, 61 Suppl 1*, 5-12.
うつ病とセロトニン：D'Haenen, H., Bossuyt, A., Mertens, J., Bossuyt-Piron, C., Gijsemans, M., & Kaufman, L.(1992). SPECT imaging of serotonin2 receptors in depression. *Psychiatry Res, 45*(4), 227-237.
ケイ・レッドフィールド・ジャミソンの創造性と精神疾患の研究：Jamison, K.(1994). *Touched with Fire：Manic Depressive Illness and the Artistic Temperament*. New York：Free Press Paperbacks; Jamison, K.(1997). *An Unquiet Mind：A Memoir of Moods and Madness*. New York：Vintage Books.(ケイ・ジャミソン『躁うつ病を生きる：わたしはこの残酷で魅惑的な病気を愛

せるか？』新曜社 1998年）
ジャブロウ・ハーシュマンとジュリアン・レイブの躁うつ病と創造性の研究：Hershman, D. J., & Leib, J. (1988). *The Key to Genius：Manic-Depression and the Creative Life*. Amherst, NY：Prometheus Books.
ミケランジェロとうつ病：Hershman, D. J., & Lieb, J. (1998). *Manic Depression and Creativity*. Amherst, NY：Prometheus Books.
ナポレオン、ヒトラー、スターリンの躁うつ病：Hershman, D. J., & Lieb, J. (1994). *A Brotherhood of Tyrants：Manic-Depression & Absolute Power*. Amherst, NY：Prometheus Books.
ポチョムキンの躁うつ病：Binyon, T. (2003). *Pushkin：A Biography*. New York：Knopf.
痴呆のリスク要因としてのうつ病： Roberts, G. W., Leigh, P. N., & Weinberger, D. R. (1993). *Neuropsychiatric Disorders*. London：Wolfe.
チャールズ・マリーによる歴史的人物の順位づけ：Murray, C. A. (2003). *Human Accomplishment：The Pursuit of Excellence in the Arts and Sciences, 800 BC to 1950*. New York：HarperCollins.
創造的性格に関するコニー・ストロングとテレンス・ケッターの研究：Strong, C., & Ketter, T. (2002, 5/21/2002). *Negative Affective Traits and Openness Have Differential Relationships to Creativity*. Paper presented at the APA Annual Meeting, Philadelphia, PA.
躁状態とうつ状態の脳活動パターン：Dr. David Silbersweig から E・ゴールドバーグへの私信
躁うつ病の脳活動プロファイル：Baxter, L. R., Jr., Schwartz, J. M., Phelps, M. E., Mazziotta, J. C., Guze, B. H., Selin,C. E., et al. (1989). Reduction of prefrontal cortex glucose metabolism common to three types of depression. *Arch Gen Psychiatry, 46*(3), 243-250; Delvenne, V., Delecluse, F., Hubain, P. P., Schoutens, A., De Maertelaer, V., & Mendlewicz, J. (1990). Regional cerebral blood flow in patients with affective disorders. *Br J Psychiatry, 157*, 359-365; Migliorelli, R., Starkstein, S. E., Teson, A., de Quiros, G., Vazquez, S., Leiguarda, R., et al. (1993). SPECT findings in patients with primary mania. *J Neuropsychiatry Clin Neurosci, 5*(4), 379-383; Bonne, O., Krausz, Y., Gorfine, M., Karger, H., Gelfin, Y., Shapira, B., et al. (1996). Cerebral hypoperfusion in medication resistant, depressed patients assessed by Tc99m HMPAO SPECT. *J Affect Disord, 41*(3), 163-171.
うつ病の分類：*Diagnostic and Statistical Manual of Mental Disorder—IV— Text Revision* (4th ed.) (2000). Washington, DC：American Psychiatric Association.
年齢にともなう扁桃体の活動変化：Leigland, L. A., Schulz, L. E., & Janowsky, J. S. (2004). Age related changes in emotional memory. *Neurobiol Aging, 25*(8), 1117-1124.

第13章　夏の盛り

年齢とともに脳溝が浅くなる：Rettmann, M., Prince, J., & Resnick, S. (2003). *Analysis of Sulcal Shape Changes Associated with Aging*. Ninth Annual Meeting of the Organization for Human Brain Mapping Conference, New York City.
脳の島と加齢：Grieve, S., Clark, R., & Gordon, E. (2003). *Brain Volume and Regional Tissue Distribution in 193 Normal Subjects Using Structural MRI：The Effect of Gender, Handedness and Age*. Ninth Annual Meeting of the Organization for Human Brain Mapping Conference, New York City.
老化した脳の 3D 画素形態計測：Taki, Y., Goto, R., Evans, A., Sato, K., Kinomura, S., Ono, S., et al. (2003). *Voxel Based Morphometry of Age Related Structural Change of Gray Matter for Each Decade in Normal Male Subjects*. Ninth Annual Meeting of the Organization for Human Brain Mapping Conference, New York City.
高齢うつ病患者の脳の体積減少：Ballmaier, M., Kumar, M., Sowell, E., Thompson, P., Blanton,

R., Lavretsky, H., et al.(2003). *Cortical Abnormalities in Elderly Depressed Patients*. Ninth Annual Meeting of the Organization for Human Brain Mapping Conference, New York City.
年齢、性別、きき手と脳の大きさ：Rex, D., & Toga, A.(2003). *Age, Gender, and Handedness Influences on Relative Tissue Volumes in the Human Brain*. Ninth Annual Meeting of the Organization for Human Brain Mapping Conference, New York City.
ウェクスラー成人知能検査結果の年齢による変化：Lezak, M. D., Howieson, D. B., & Loring, D. W.(2004). *Neuropsychological Assessment*(4th ed.). New York：Oxford University Press.

第14章　脳は使えば使うほど元気になる

フェルナンド・ノッテボームと神経可塑性：Nottehbom, F.(1977). Asymmetries of neural control of vocalization in the canary. In S. Harnard, R. W. Doty, L. Goldstein, & J. Jaynes(Eds.), *Lateralization in the Nervous System*(pp. 23-44). New York：Academic Press.
サルのニューロン増殖：Gould, E., Reeves, A. J., Graziano, M. S., & Gross, C. G.(1999). Neurogenesis in the neocortex of adult primates. *Science, 286*(5439), 548-552.
海馬のニューロン増殖：Gould, E., & Gross, C. G.(2002). Neurogenesis in adult mammals：some progress and problems. *J Neurosci, 22*(3), 619-623.
脳のなかで加齢や認知症の影響を受けやすいところ：Raz, N.(2000). Aging of the brain and its impact on cognitive performance：integration of structural and functional findings. In F. Craik & T. Salthouse(Eds.), *The Handbook of Aging and Cognition*(2nd ed., pp. 1-90). Mahwah, NJ：Lawrence Erlbaum Associates.
「脳由来神経栄養因子」：Cotman, C. W., & Berchtold, N. C.(2002). Exercise：a behavioral intervention to enhance brain health and plasticity. *Trends Neurosci, 25*(6), 295-301.
神経可塑性を概観するには：Schwartz, J., & Begley, S.(2002). *The Mind and the Brain：Neuroplasticity and the Power of Mental Force*. New York：Regan Books.(前掲書『心が脳を変える：脳科学と「心の力」』)
人間の海馬における神経発生：Eriksson, P. S., Perfilieva, E., Bjork-Eriksson, T., Alborn, A. M., Nordborg, C., Peterson, D. A., et al.(1998). Neurogenesis in the adult human hippocampus. *Nat Med, 4*(11), 1313-1317.
アルツハイマー病における神経発生：Shors, T. J.(2003). Can new neurons replace memories lost? *Science of Aging Knowledge Environment, 49*, 35-38.
タクシー運転手の海馬：Maguire, E. A., Gadian, D. G., Johnsrude, I. S., Good, C. D., Ashburner, J., Frackowiak, R. S., et al.(2000). Navigation-related structural change in the hippocampi of taxi drivers. *Proc Natl Acad Sci USA, 97*(8), 4398-4403.
炎症と神経発生：Monje, M. L., Toda, H., & Palmer, T. D.(2003). Inflammatory blockade restores adult hippocampal neurogenesis. *Science, 302*(5651), 1760-1765.
バイリンガルの角回：Mechelli, A., Noppeney, U., O'Doherty, J., Ashburner, J., & Price, C.(2003). *A Voxel-Based Morphometry Study of Monolinguals, Early Bilinguals and Late Bilinguals*. Ninth Annual Meeting of the Organization for Human Brain Mapping Conference, New York City.
角回に関するルリアの言葉：Luria, A. R.(1970). *Traumatic Aphasia*. The Hague：Mouton.
音楽家のヘッシュル回：Schneider, P., Scherg, M., Dosch, H. G., Specht, H. J., Gutschalk, A., & Rupp, A.(2002). Morphology of Heschl's gyrus reflects enhanced activation in the auditory cortex of musicians. *Nat Neurosci, 5*(7), 688-694.
ジャグリング訓練と脳の変化：Draganski, B., Gaser, C., Busch, V., Schuierer, G., Bogdahn, U., & May, A.(2004). Neuroplasticity：changes in grey matter induced by training. *Nature, 427*

(6972), 311-312.
ネズミとヒトの細胞移動：Sanai, N., Tramontin, A. D., Quinones-Hinojosa, A., Barbaro, N. M., Gupta, N., Kunwar, S., et al.(2004). Unique astrocyte ribbon in adult human brain contains neural stem cells but lacks chain migration. *Nature, 427*(6976), 740-744.
「阻止された移動」：Rakic, P.(2004). Neuroscience：immigration denied. *Nature, 427*(6976), 685-686.
機能と神経病理学：Katzman, R., et al.(1988). Clinical, pathological, and neurochemical changes in dementia; a subgroup with preserved mental status and numerous neocortical plaques. *Ann Neurol. 23*：53-59.
ノートルダム教育修道女会：Snowdon, D.(2001). *Aging with grace*. New York：Bantam Books.（デヴィッド・スノウドン『100歳の美しい脳：アルツハイマー病解明に手をさしのべた修道女たち』DHC 2004年）

第15章　パターンを増やす脳ドリル

マッカーサー・プロジェクト：Albert, M. S., Jones, K., Savage, C. R., Berkman, L., Seeman, T., Blazer, D., et al.(1995). Predictors of cognitive change in older persons：MacArthur studies of successful aging. *Psychol Aging, 10*(4), 578-589; Rowe, J., & Kahn, R.(1998). *Successful Aging*. New York：Random House.（前掲書『年齢の嘘：医学が覆した6つの常識』）
芸術の進化論的起源に関するミラーの記述：Miller, G.(2001). *The Mating Mind*. New York：Anchor Books.（ジェフリー・F・ミラー『恋人選びの心：性淘汰と人間性の進化(1・2)』岩波書店 2002年）
"はみだし"活動としての芸術：*Ibid*.
ベス・ニーマンのモーツァルト効果：E・ゴールドバーグへの私信
「認知能力強化プログラム」：Cavallini, E., Pagnin, A., & Vecchi, T.(2003). Aging and everyday memory：the beneficial effect of memory training. *Arch Gerontol Geriatr, 37*(3), 241-257; Ball, K., Berch, D. B., Helmers, K. F., Jobe, J. B., Leveck, M. D., Marsiske, M., et al.(2002). Effects of cognitive training interventions with older adults：a randomized controlled trial. *JAMA, 288*(18), 2271-2281; Rapp, S., Brenes, G., & Marsh, A. P.(2002). Memory enhancement training for older adults with mild cognitive impairment：a preliminary study. *Aging Ment Health, 6*(1), 5-11; Schaie, K. W., & Willis, S. L.(1986). Can decline in adult intellectual functioning be reversed? *Developmental Psychology, 22*(2), 223.
タウブのリハビリ手法：Taub, E., & Morris, D. M.(2001). Constraint-induced movement therapy to enhance recovery after stroke. *Curr Atheroscler Rep, 3*(4), 279-286.

エピローグ　知恵というごほうび

サー・エドワード・ダイアーの詩： Sargent, R. M.(1968). *The Life and lyrics of Sir Edward Dyer* (formerly entitled *At the Court of Queen Elizabeth*). Oxford：Clarendon P.